JN272965

看護・医療系のための
くすりと治療の基礎知識

鳥澤保廣・蜂谷正博 編

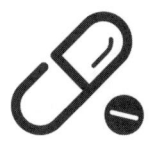

東京化学同人

まえがき

　医療に従事する皆さんは薬の学習が必須です．薬の数が増えるのは治療においては良いことですが，それを扱う医療人にとっては，知っておかなければならない新しい知識がますます増えるということです．このような状況では，丸暗記ではない，効率のよい積上げ型の学習が重要であると考え，前著「看護・医療系のためのからだと病気の基礎知識」を刊行しました．高校生物のまとめや大学で学ぶ基礎科目および専門科目"からだと病気の基礎知識"を解説した大学初年度のためのテキストです．ここでは薬についても簡単に解説しました．

　本書は前著の姉妹編として，現場の治療を意識した"薬の使い方"について解説したものです．したがって，看護・医療系の皆さんが，大学初年度の基礎学習時に，短時間で薬のアウトラインを知るためのテキストです．本書の特徴は，まずコンパクトであること，さらに実践的であることの2点です．そのような視点から薬の基礎学習を目指しています．

　1章では薬とは何かを改めて考えることから出発し，薬のありがたさと危なさの両面を意識していただきます．薬と薬でないものを区別するために，薬とサプリメントの比較，薬とビタミンの比較などからスタートしています．また，薬の知識を自分で整理するための"お薬マイノート"を提案しました．3章以降では，薬物療法の基本となる代表的な治療薬の例をあげました．薬物治療の方法，薬の効き方および薬の正しい使い方を学習します．本書では特に，薬のありがたさ（効力）と薬の危なさ（副作用，危険性）の両方に焦点を当てて解説しています．

　このように，基礎から応用までを概観した内容になっているので，教科書としてだけでなく，看護の対象になっている患者さんにも簡単な薬のテキストとして目を通していただけるとありがたいと思います．

　医療の現場では常に薬の危険性と直面します．薬の使用にあたっては守るべきルールがあり，正しい薬を渡すこと，正しく薬を飲むこと，そして飲む人を見守ることが医療従事者の重要な仕事になります．基礎固めをし

ながら，お薬マイノートなどを作って学習効率を上げ，無理なく応用，実践ができるように進んでいただきたいと思います．

2013 年 7 月

編者を代表して

鳥澤保廣

目　次

第Ⅰ部　くすりの基礎

第1章　看護目線でながめるくすりの基礎 ………… 鳥澤保廣・関塚雅之 … 3
　1・1　薬の学習：看護目線で …………………………………………… 3
　1・2　薬の定義と区別 …………………………………………………… 3
　1・3　まずビタミンから始める ………………………………………… 5
　1・4　お薬手帳とお薬マイノート ……………………………………… 5
　1・5　お薬マイノートの書き方 ………………………………………… 6
　1・6　薬の名前：一般名と商品名 ……………………………………… 8
　1・7　薬の形（外形） …………………………………………………… 9
　1・8　薬の構造式：化学構造式になじむこと ………………………… 11
　1・9　薬の分類：薬のまとめ …………………………………………… 11
　　　1・9・1　法的な分類：薬事法による ………………………… 12
　　　1・9・2　販売形態による分類：一般用医薬品（OTC薬） … 12
　　　1・9・3　使用目的による分類 ………………………………… 12
　　　1・9・4　剤形による分類 ……………………………………… 12
　　　1・9・5　作用メカニズムによる分類：薬理学の目線 ……… 13
　　　1・9・6　化学構造による分類：化学の目線 ………………… 13
　　　1・9・7　先発薬と後発薬：薬の古さ・新しさ ……………… 15
　1・10　薬の危なさ ……………………………………………………… 15

第2章　身近なくすりの化学 ………………………… 鳥澤保廣・関塚雅之 … 19
　2・1　最古の薬 …………………………………………………………… 20
　　　2・1・1　薬の歴史 ……………………………………………… 20
　　　2・1・2　活性酸素 ……………………………………………… 20

2・2 尿素も薬……………………………………………………………22
　　2・2・1 尿素と尿酸……………………………………………22
　　2・2・2 診断薬としての尿素…………………………………23
2・3 ビタミンという薬…………………………………………………24
2・4 アミノ酸の重要性…………………………………………………25
2・5 ホルモンの構造と分類……………………………………………26
2・6 コレステロールは本当に悪者？…………………………………27
2・7 窒素を含む化合物…………………………………………………28
2・8 ニトログリセリンから学ぶこと…………………………………29
2・9 一酸化窒素（NO）のすごいパワー……………………………30
2・10 ピリジンとジヒドロピリジン……………………………………31
2・11 神と悪魔の薬：サリドマイド……………………………………31
2・12 ボツリヌス毒素を薬として使う…………………………………33
2・13 アスピリンは薬の王様です………………………………………33
2・14 アドレナリンと薬（交感神経と薬）……………………………34
2・15 アセチルコリンと薬（副交感神経と薬）………………………35
2・16 ヒスタミンと薬……………………………………………………36
2・17 神と悪魔の薬：麻薬（合成麻薬）………………………………38
2・18 ワクチンという予防薬……………………………………………39
2・19 神と悪魔が潜む薬を知る…………………………………………40
　●2章の発展：学生レポートから……………………………………41
　　①放射線の化学と癌の治療…………………………………………41
　　②たばこの化学………………………………………………………43

第Ⅱ部　くすりと治療の実践

第3章　重要なくすりと治療……………………鳥澤保廣・蜂谷正博…47
●病気の原因と治療………………………………………………………47
3・1 循環器・血液系の病気と治療……………………………………49
　高　血　圧………………………………………………………………49

虚血性心疾患（狭心症，心筋梗塞）……………………………… 50
　　心　不　全………………………………………………………… 53
　　不　整　脈………………………………………………………… 55
　　貧　　　血………………………………………………………… 56
　　白　血　病………………………………………………………… 59
　　悪性リンパ腫……………………………………………………… 60
　　　◆ 癌の薬いろいろ ① アルキル化薬，代謝拮抗薬，分子標的薬………… 63
3・2　脳・神経系の病気と治療…………………………………………… 64
　　脳　梗　塞………………………………………………………… 64
　　脳　出　血………………………………………………………… 65
　　くも膜下出血……………………………………………………… 66
　　パーキンソン病…………………………………………………… 67
　　認　知　症………………………………………………………… 68
3・3　呼吸器系の病気と治療……………………………………………… 72
　　気管支喘息………………………………………………………… 72
　　慢性閉塞性肺疾患（COPD）…………………………………… 74
　　肺　　　炎………………………………………………………… 76
　　肺　　　癌………………………………………………………… 78
3・4　消化器系の病気と治療……………………………………………… 80
　　消化性潰瘍（胃・十二指腸潰瘍）……………………………… 80
　　胃　　　癌………………………………………………………… 82
　　大　腸　癌………………………………………………………… 83
　　潰瘍性大腸炎……………………………………………………… 84
　　食　道　癌………………………………………………………… 84
　　イレウス（腸閉塞）……………………………………………… 86
　　ウイルス性肝炎…………………………………………………… 87
　　肝　硬　変………………………………………………………… 89
　　肝　　　癌………………………………………………………… 90
　　　◆ 癌の薬いろいろ ② 白金製剤，トポイソメラーゼ阻害薬，
　　　　　　　　　　　　　　微小管阻害薬，抗癌性抗生物質……………… 92

- 3・5 内分泌・代謝系の病気と治療 ……………………………………… 93
  - 糖尿病 …………………………………………………………………… 93
  - 痛　風 …………………………………………………………………… 96
  - 脂質異常症 ……………………………………………………………… 97
  - 甲状腺機能亢進症 ……………………………………………………… 99
  - 副腎疾患 ………………………………………………………………… 100
- 3・6 免疫系の病気と治療 ………………………………………………… 103
  - 関節リウマチ …………………………………………………………… 103
  - 全身性エリテマトーデス ……………………………………………… 104
- 3・7 感染症と治療 ………………………………………………………… 106
  - 結　核 …………………………………………………………………… 106
  - インフルエンザ ………………………………………………………… 107
  - 食中毒 …………………………………………………………………… 107
  - HIV 感染症/エイズ …………………………………………………… 108
  - 院内感染 ………………………………………………………………… 109
  - 皮膚感染症 ……………………………………………………………… 111
    - ◆ 感染症治療薬のまとめ …………………………………………… 112
- 3・8 腎・泌尿器系の病気と治療 ………………………………………… 114
  - 腎不全 …………………………………………………………………… 114
  - 急性糸球体腎炎 ………………………………………………………… 116
  - ネフローゼ症候群 ……………………………………………………… 117
- 3・9 生殖器系の病気と治療 ……………………………………………… 119
  - 生殖器の癌（乳癌，子宮癌） ………………………………………… 119
    - ◆ 抗癌剤のまとめ …………………………………………………… 124
- 3・10 こころの病気と治療 ………………………………………………… 125
  - うつ病（気分障害） …………………………………………………… 125
  - 躁うつ病（気分障害） ………………………………………………… 126
  - 統合失調症 ……………………………………………………………… 127
    - ● 薬と病気をもっと詳しく知るために：参考になるウェブサイト … 128
    - ● 確認問題の解答 …………………………………………………… 128

第4章　くすりの効き方のメカニズム……………蜂谷正博・鳥澤保廣…129

- 4・1　高血圧治療薬……………………………………………………129
  - 4・1・1　アンギオテンシン変換酵素阻害薬（ACE 阻害薬）………129
  - 4・1・2　カルシウム拮抗薬……………………………………130
  - 4・1・3　β遮断薬………………………………………………131
- 4・2　狭心症治療薬……………………………………………………131
- 4・3　糖尿病治療薬……………………………………………………132
  - 4・3・1　スルホニル尿素薬……………………………………132
  - 4・3・2　α-グルコシダーゼ阻害薬……………………………132
- 4・4　高脂血症治療薬…………………………………………………133
- 4・5　痛風治療薬………………………………………………………134
  - 4・5・1　発作時（前兆期）：コルヒチン………………………134
  - 4・5・2　発作時（極期）：解熱鎮痛消炎薬……………………135
  - 4・5・3　尿酸産生抑制薬………………………………………135
- 4・6　抗癌剤……………………………………………………………135
  - 4・6・1　従来型抗癌剤…………………………………………136
  - 4・6・2　分子標的薬……………………………………………136
- 4・7　感染症治療薬……………………………………………………137
  - 4・7・1　抗菌薬…………………………………………………137
  - 4・7・2　抗ウイルス薬…………………………………………138

第5章　リスクから見たくすり：
　　　　実例に学ぶくすりの危なさ………………岡田裕子…141

- 5・1　薬は両刃の剣……………………………………………………141
- 5・2　高濃度塩化カリウム製剤による医療事故を検証する………142
  - 5・2・1　高濃度塩化カリウム製剤はどんな薬？ なぜ危険？…142
  - 5・2・2　事故の概要……………………………………………142
  - 5・2・3　原因の検証と再発防止への取組み…………………145
- 5・3　ハイリスク薬：リスクから見た薬……………………………147
  - 5・3・1　抗癌剤…………………………………………………147
  - 5・3・2　免疫抑制薬……………………………………………154

5・3・3　血液凝固阻止薬……………………………………………… 157
　　　5・3・4　ジギタリス製剤……………………………………………… 160
　　　5・3・5　テオフィリン製剤…………………………………………… 161
　　　5・3・6　糖尿病治療薬………………………………………………… 162
　5・4　間違えやすい薬の名前………………………………………………… 166
　　　5・4・1　サクシンとサクシゾンの誤使用…………………………… 166
　　　5・4・2　名称の類似による医療事故防止対策の強化・徹底……… 166
　5・5　大事なのは"知識"と"意識"……………………………………… 169

第6章　臨床検査……………………………………………関塚雅之… 171
　6・1　血液に関する検査……………………………………………………… 172
　6・2　肝臓の機能に関する検査……………………………………………… 174
　　　6・2・1　血液生化学検査……………………………………………… 175
　　　6・2・2　免疫学的検査………………………………………………… 180
　6・3　腎臓の機能に関する検査……………………………………………… 180
　　　6・3・1　尿中一般検査………………………………………………… 181
　　　6・3・2　血液生化学検査……………………………………………… 182
　6・4　電解質バランスに関する検査………………………………………… 183
　6・5　糖，脂質，尿酸値の検査……………………………………………… 186
　6・6　画像診断および心臓の機能に関する検査…………………………… 195
　6・7　腫瘍マーカーに関する検査…………………………………………… 198
　6・8　健康診断………………………………………………………………… 200
　6・9　検査値から考える疾患の治療：実例集……………………………… 202

付　　録……………………………………………………………………… 209
　付録A　本書収載の医薬品一覧表……………………関塚雅之・岡田裕子… 211
　付録B　よく用いられる腫瘍マーカー………………………関塚雅之… 222
　付録C　癌検診で行われるおもな検査………………………関塚雅之… 225
　付録D　本書収載医薬品の商品名と一般名の対照表…………………… 226

索　　引……………………………………………………………………… 229

コラム 目次

コラム 1	薬の動態	17
コラム 2	硬水と軟水	21
コラム 3	カテコールアミン	53
コラム 4	アドレナリンとその受容体に作用する薬	55
コラム 5	治療関連性（二次性）白血病	60
コラム 6	脳卒中	66
コラム 7	てんかん	71
コラム 8	ステロイド薬の副作用	74
コラム 9	チアノーゼ	75
コラム 10	シスプラチンの副作用	79
コラム 11	ピロリ菌と逆流性食道炎	82
コラム 12	食道癌とアセトアルデヒドの関係	85
コラム 13	肝臓と検査値	89
コラム 14	各種の癌と腫瘍マーカー	91
コラム 15	糖尿病の合併症	96
コラム 16	薬害エイズ問題	109
コラム 17	体液＝体の中の液体成分（復習）	118
コラム 18	抗癌剤と副作用	122
コラム 19	イリノテカンの下痢対策	152
コラム 20	免疫抑制薬は白内障手術に影響しない？	155
コラム 21	糖尿病治療薬のコンプライアンスの確認は重要	165
コラム 22	特定保健指導	201

第 I 部

くすりの基礎

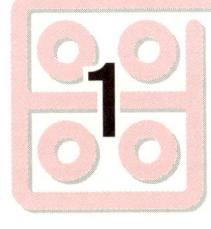

1 看護目線でながめる くすりの基礎

1・1 薬の学習: 看護目線で

　皆さんもよく知っているように，今日の高度な医療はさまざまな薬によって可能になったといっても過言ではないでしょう．したがって，薬の役割について知ることは医療の重要な課題であり，どれだけ勉強してもきりがないかもしれません．しかし看護・医療系の皆さんは，時間的にも限られた状況ですから，薬を安全に取扱うという目線で，薬の基礎知識を身につけていただきたいと思います．そのためには，薬のありがたさ（効力）を知ると同時に，危なさ（危険性）を認識することが一番の近道です．"薬になるか毒になるかはその量しだい" という昔からの名言もあります（§1・10 参照）．

　1章ではまず，薬に関するアウトラインになるルールを知り，それから自力で実例にあたるようなスタンスで学習を始めます．医療は健康を守るための科学的な実践です．正しい行為，よりよい行為を行うためにはどうしたらよいかを自問自答しながら，（受け身にならず）一歩一歩自力で，知識を整理してほしいと思います．

1・2 薬の定義と区別

　本書の姉妹編である "看護・医療系のためのからだと病気の基礎知識*" では，病気の定義を詳しく解説しました．病気は健康が損なわれた状態であり，薬はそれを元に戻す（治療する）ために使われる便利な道具（ツール）です．

---

* "看護・医療系のためのからだと病気の基礎知識", 鳥澤保廣・蜂谷正博 編, 東京化学同人 (2012).

薬を化学の目で見ると，病気の予防と治療，診断に役立つ化学物質（化合物）です．

化合物は，炭素骨格をもつ**有機化合物**とこれをもたない**無機化合物**に分けられます．そして，ほとんどの薬は有機化合物（**有機医薬品**）です．有機化学という専門科目では炭素化合物の化学をしっかり学習します．無機化合物から成る医薬品もあり，これは**無機医薬品**とよばれ炭素以外の元素，たとえば，リチウム，マグネシウム，ヨウ素といった金属やハロゲンを含んでいます．ビタミンは有機化合物（炭素化合物）ですが，ミネラルは無機化合物という分類になります．

法律上の言葉を使うと，薬事法第2条に薬（＝**医薬品**）の定義がきちんと書かれています．すなわち，医薬品とは日本薬局方に収められているもので，疾病の診断・治療・予防に用いられるものであり，身体の構造，機能に影響するものであるという定義です．したがって，薬局方に収められていないもの（健康食品のようなもの）を薬のように使ってはいけないということになります．**医薬部外品**や**化粧品**，**医療機器**という薬に似たものも薬事法で規定された分類になります（§1・9・1参照）．

しばしば薬事法違反という事件が報道されます．これは薬として認められていないものを，薬のようにして まやかしで売ったりした事件です（＝お金もうけの犯罪）．同様に，健康に良い食品や化学物質がさかんに宣伝されていますが，薬ではありませんから，健康効果を強調しすぎてはいけません．つまり，"病気から回復する"とか，"血圧が下がる"とか，"血糖値が下がる"とか，そういうことは薬のみに許された表現ということになります．個人の体験だけで安易に薬とよんではいけないということです．健康食品とよばれるものでも，病人を対象にした疾病の診断・治療・予防を目的に用いてはならないのです．（健康な人が使うのであれば構いません．）

くすりの教訓 その1

サプリメントは，病人が飲む薬でもなく，食品でもない．
栄養補助程度のものである．

1・3　まずビタミンから始める

医療系学部では大学１年生のときに**ビタミン**について学びます（化学，生物学，生化学）．看護系の皆さんは食べ物や栄養に興味があると思いますので，食べ物の話をしながら，薬の世界に入っていきましょう．食品のビタミンは重要な有機化合物ですが，同時に大変便利な生きたテキストです．というのは，ビタミンは食品（栄養素）でもあり，薬でもある　からです．２章では，水溶性ビタミンと脂溶性ビタミンに分けて，個々のビタミンにふれます（§2・3参照）．

ふだん自由に，おいしく食べられ，体の栄養になるものが食品です．ビタミンは体の中ではつくれないので，野菜や肉類から摂ることが必要です．**必須栄養素**といいます．一方，栄養が偏り，ビタミン不足になると，ビタミン欠乏症という病気になります．ビタミンを薬として飲むことで，関連した病気の治療ができます．したがってビタミンは食品でもあり，立派な薬でもあるのです．ミネラルも食品であり，薬でもあります．

くすりの教訓　その２

ビタミン，ミネラルは，使い方によって薬になり，
食品にもなる．さらには，サプリメントにもなっている．
それが薬になるのは，病気の人が飲むときである．

1・4　お薬手帳とお薬マイノート

薬について自分で学習するにはどうしたらよいでしょうか．ビタミンは大変身近な例ですが，もし身の周りにある薬を教科書に並んでいる順に覚えていったのなら，最後の薬に到達するころには初めの薬を忘れてしまいます．看護系の皆さんの場合，現実の医療現場では，ある種の限られた分野の薬を扱うことになるかもしれません．そのような現場の状況に合わせた，薬の自力学習法を考えましょう．たとえば，**お薬マイノート**を自分で作ることです．

これから先の学習で，自前のお薬マイノートを作って知識の整理をし，患者への薬の手渡し，服薬指導，管理を意識した，自力学習をしてもらいたいと思います．ご存知のように，患者は**お薬手帳**で自分の薬を管理（チェック）しています．これは簡単で，自分でシールを手帳に貼るようなシステムになっています．

さらに，**マイレポート**というものを自分で作ってみましょう．

自分が興味をもった病気や薬について自由にレポートを作るのです．看護学科の（化学の）授業で，学生に自由にレポートを書いてもらうと，健康に関するいろいろな疑問と，その解答（ヒント）が出てきます．そのなかの薬に関するレポートを参考にし，まとめてみたのが実は2章の内容です．大学1年生でも書けるお薬レポートの話題（トピックス）として2章の話題を読んで下さい．薬のよもやま話ですが，身近な薬の化学が見えてきます．（2章の最後にマイレポートの実例を示してあるので，読んで参考にして下さい．）

1・5　お薬マイノートの書き方

薬局で薬をもらうと，お薬手帳がついてきます．最近では，薬と一緒に**お薬解説書**ももらえます．自分が直接服用したり，扱った（見た）薬から順次，お薬マイノート（マイノート）に書き留めていくことは誰でも簡単にできることです．

ここで提案するマイノートでは，ノート見開き2ページに，薬の名前，外形，そして薬のありがたさと危なさをはっきりわかるように書くとよいと思います．実は，もらったお薬解説書にはその辺の情報が大変うまくまとまっています．あるいは，薬をもらったら，その解説書をノートに貼っておけばよいということです．

かぜをひいた場合を例にします．診察を受けて薬を出してもらうと，たいていの場合抗生物質が入っています．そしてお薬解説書にたとえば"ジスロマック®錠 250 mg"と書いてあって，それが抗生物質であることもわかります．ジスロマック®はファイザー社の商品名で，一般名はアジスロマイシンという，マクロライド系抗生物質です．マイノートにはつぎのように書けます．

● **お薬マイノートの書き方**（図1・1）
  1) 名前・外形：左ページ上段
         （例）ジスロマック錠® 250 mg（アジスロマイシン）
  2) ありがたさ（薬の効力）：左ページ下段
         （例）マクロライド系抗生物質
  3) 危なさ（注意事項）：右ページ上段から
         （例）下痢や発熱

危なさは，書き足していくと大変重要な情報（ヒヤリハット事例）になります．余力があったら，構造式も入れましょう．

名前・外形	ジスロマック錠® 250 mg（アジスロマイシン）	危なさ（注意事項）	下痢や発熱
構 造 式			
ありがたさ（薬の効力）	マクロライド系抗生物質		

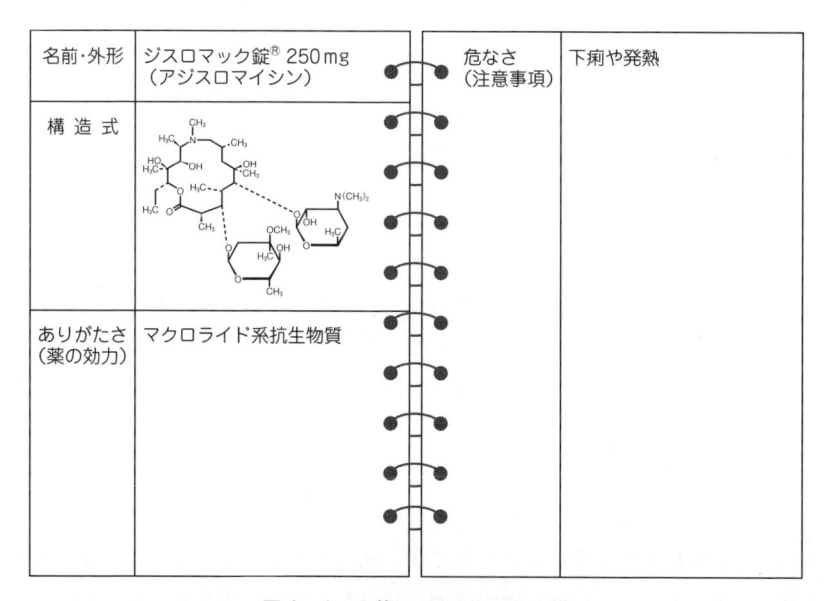

図1・1　お薬マイノートの記入例

かぜをひいたときは，このほかに，解熱鎮痛薬，整腸薬などの飲み薬，トローチ剤，うがい薬などが同時に調剤されます．たかが"かぜ"ですが，薬としてこれだけのものが利用されるのは驚きです．薬を覚えるときは，自分が飲んだ薬から，というのが一番覚えやすい学習法だと思います．無理して覚えるよりは，ノートにメモという姿勢が楽です．

1・6 薬の名前：一般名と商品名

　薬を学習する際に面倒なことの一つ目はその**名前**です．薬の学習はその名前からですが，個々の薬を区別する名前には2種類あることを知っていなければなりません．それは，**一般名**（成分名）とよばれる共通なものと，**商品名**（商標名）とよばれる製品ごとに異なるものです．人の名前は一人一つですが，一つの薬に二つ以上の名前があるということになります．お薬説明書に書いてある"ジスロマック®錠"というのは，製造会社のファイザー社の製品についている商品名であり，"アジスロマイシン"という一般名もついています．

● くすりの名前
　1) **一般名**（成分名）：有効成分について用いる共通名
　　　　　　　　　　　　（例：アジスロマイシン）
　2) **商品名**（商標名）：メーカーの製品ごとに異なる名前
　　　　　　　　　　　　（例：ジスロマック®錠）

　薬は化学物質ですから，化学の規則（命名法）に従った正式な名前（**化学名**）もありますが，これは形式的で長たらしく，薬をさす固有名詞として利用するのは実用的でないので，簡単によべる上記の二つが用いられています．医療現場ではさらにこれらのものを短くした，**略名**（例：アジスロ）でよぶこともあります．

　付録の薬の一覧表（p.211）を見て下さい．ここには薬の一般名と商品名が記されています．より身近な薬であるアセトアミノフェンとアスピリンを見て下さい．これらは大変有名で重要な薬です．病院や薬局で薬をもらう際は商品名で解説が書かれていますが，薬の学習（教科書）では一般名が使われます．

くすりの教訓　その3

薬は2種類の呼び方（名前）でよばれている．
一般名（成分名）と商品名（商標名）であり，
商品名のほうがなじみやすい．

1・7　薬の形（外形）

　薬を学習する際に面倒なことの二つ目はその**外形**の多様性です．先ほどのように薬局でかぜ薬を出してもらうと，5種類くらいの見かけの違う薬をもらうことができます．これらは，**錠剤**，**顆粒剤**，**トローチ剤**，うがい薬（**液剤**），**貼付剤**，**シロップ剤**などです．薬局で買うことのできるかぜ薬には**カプセル剤**もあります．

　薬にはなぜ，粉末（散剤），錠剤，顆粒剤，カプセル剤，液剤などの形（**剤形**）の違うものがたくさんあるのでしょうか．剤形についてよく考えると薬の理解が一歩前進し，面倒くささが面白さに変わります．

　"良薬は口に苦し"ということわざがありますが，最近では，薬の形を工夫することで，"良薬は口に甘し"となっています．薬の形は，薬を効きやすくする工夫と，飲みやすくする工夫が加えられたものだと考えて下さい．

　古典的な粉状の薬（散剤）は，今では飲みにくいといわれますが，薬剤師が量を正確に量ったり，他の薬を配合したり，調合（調剤）という観点では便利です．顆粒剤はこの粉末をさらに飲みやすくしたものといえます．たとえば，PL 顆粒®などとよばれるかぜ薬があります．

　また，幼児は薬が苦いと吐き出してしまうため，味をよくして飲みやすくしたのがシロップ剤です．できるだけ小さくした錠剤やカプセル剤も薬を飲みやすくしたものです．

くすりの教訓　その4

スプーン1杯の砂糖で薬が簡単に飲める！
Just a spoonful of sugar help can help the medicine go down !

（"メリー・ポピンズ"より）

　シロップ剤をさらに改良したものが**ドライシロップ剤**です．シロップ剤は均一な液状で（飲みやすく），効果も出やすいので，有効性の高い形といえます．しかし，長期にわたって保存するのは困難です（品質劣化）．そこで水を含まな

い粉末状で，飲みやすい味つけをしたものがドライシロップ剤です．ドライシロップ剤は粉末状ですが進化した形の薬といえます．幼児やお年寄りでもおいしく飲めること，成分が均一で吸収されやすいことなどが，大きな特長です．薬嫌いな人のための究極の剤形といえます．

ドライシロップ剤の具体例について詳しく説明します．先ほどのジスロマック®錠（アジスロマイシン）の新しい剤形としてジスロマックSR®成人用ドライシロップが開発されました．これまでの製剤（錠剤）では，1日1回3日間投与すると，7日間効果が持続するのが特徴でした．ジスロマックSR®はさらに服用回数を減らし，1回服用するだけでその効果が7日間持続するように設計された徐放性製剤です．勝手に薬を止める(休薬する)人にはもってこいです．

さまざまな剤形の具体例としては，さらに，うがい薬は**含嗽剤**，のどの薬は**トローチ剤**，解熱薬，痔の薬，下剤は**坐剤**として使うものがあります．薬を確実に速く効かせたいということです．

剤形は薬の飲み方を驚くほど簡単にします．その一例として，ボノテオ錠®50mg（ミノドロン酸）があります．これはわが国初の4週に1回投与の経口骨粗鬆症治療薬です．この薬を飲むときは特別な注意（飲み方のルール）が必要です．50mg錠で4週間効き目が持続し，毎日1mgを（28回）服用した場合と比べ，劣らない治療効果が得られたということです．薬の飲み方の選択肢が増えたということになります．

薬の代謝（動態）をうまく活かすために工夫された効果的な剤形もあります．ニトログリセリンは**舌下錠**を学ぶよいテキストです（§2・8参照）．通常，薬を飲むと酸性の胃液で溶解し，腸で吸収されます．吸収された薬は静脈から門脈を経て肝臓に至り，さらに血液に乗って全身をまわり，効果を発揮する部分（たとえば受容体や酵素）に到着します（p.17，コラム1参照）．ニトログリセリンは肝臓の酵素によって代謝されて，血管拡張作用を失ってしまうので，舌下錠の形にして舌の粘膜から吸収させ，肝臓を通らずに心臓に行くように工夫されているのです．決して飲み込んではならないのです．

関節リウマチや腰痛などに処方される非ステロイド性抗炎症薬（NSAID）のインドメタシン，ジクロフェナクなどは胃腸への副作用（胃痛，胃炎，胃潰瘍など）があるため，直接胃腸に触れないようにし，その副作用を和らげるため

に坐剤という形になっています（§2・13参照）．

　最近では赤ちゃんや幼児に薬を飲ませる際に，ゼリーに加えて飲みやすくする工夫もあります．

1・8　薬の構造式：化学構造式になじむこと

　この節では薬の構造式をいくつか紹介します（図1・2）．薬学部では構造式は重要なテーマになりますが，薬学部以外の皆さんは特徴的な官能基を認識するようにして下さい．

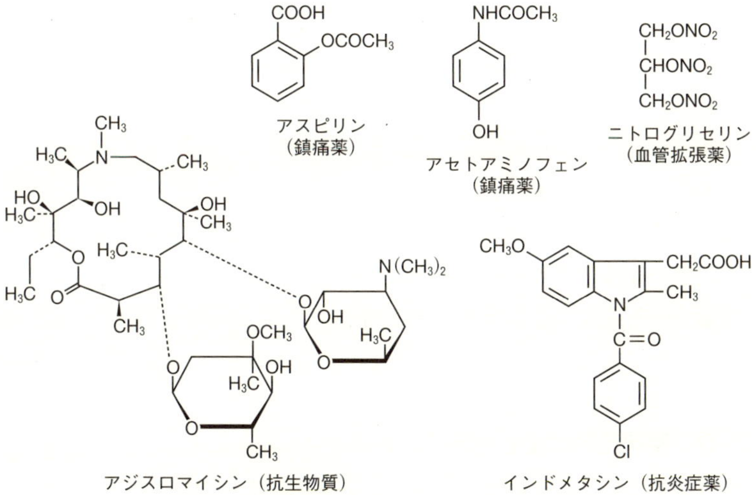

アスピリン（鎮痛薬）
アセトアミノフェン（鎮痛薬）
ニトログリセリン（血管拡張薬）
アジスロマイシン（抗生物質）
インドメタシン（抗炎症薬）

図1・2　代表的な薬の構造式　一般名で示した．

1・9　薬の分類：薬のまとめ

　薬を学習する際に面倒なことの三つ目は**分類の多様性**ですが，薬を使ううえで起こりうる間違い，危なさを知るには重要なことです．薬は，大まかに，つぎのような観点で分類が行われています．薬を使ううえでのルールや薬の性質を知ることにもなりますから，薬の間違いや危なさを知るための第一歩になると思います．

1・9・1 法的な分類: 薬事法による

薬に関する法律で最も重要なものが**薬事法**です（§1・2 参照）．薬の定義のところで解説したように，薬事法では，**医薬品**，**医薬部外品***，**化粧品**，**医療機器**に関するルールが決められています．この分類に入るもの以外を，勝手に医療の目的で使用してはいけないということです．医薬品についてはさらに，病院で医師の**処方せん**によってはじめて利用できる**処方せん医薬品**と，そうではない医薬品（**OTC 薬**）に分けられます．

1・9・2 販売形態による分類: 一般用医薬品（OTC 薬）

処方せん医薬品は医師の処方せんがないと得られず，**医療用医薬品**ともよばれます．処方せん医薬品でないものは，**一般用医薬品（OTC 薬）**ともよばれ，患者が自らの判断で，処方せんなしで自由に購入できます．すなわち，薬局やスーパー，コンビニで自由に買える医薬品を一般用医薬品として区別して販売しているということです．

一般用医薬品はさらに細かく，**第一類**，**第二類**，**第三類医薬品**に分類されています．第一類は薬剤師が販売にあたりますが，第二類と第三類は登録販売者による販売が可能になっています．医療用医薬品と一般用医薬品という分類は，行政上の分類（販売ルール）ともいえます．

1・9・3 使用目的による分類

薬を分類するには，その使用目的，すなわち適用する**疾患別**に分類するのが簡便で実践的です．たいていの教科書，解説書もそういう分類になっています．薬の使用目的による仕分けは，薬を調剤する人にとっては，最も一般的で，実用的な分類といえます．

1・9・4 剤形による分類

薬の形と使い方は表裏一体です．飲みやすく，使いやすくするために，薬の

---

* **医薬部外品**: 医薬品とほぼ同等の目的で使用されるもので作用が緩和なもの．厚生労働大臣指定の健胃薬，整腸薬のほか，制吐剤，口臭・体臭防止剤，育毛・除毛剤，殺鼠剤などで作用が緩和なものも含まれる．

形（**剤形**）が異なっていると考えて下さい．§1・7でもふれましたが，代表的な剤形を以下にあげておきます．

- 錠　剤
- カプセル剤
- 顆粒剤
- ドライシロップ剤
- シロップ剤
- 舌下錠
- 坐　剤
- 軟膏剤

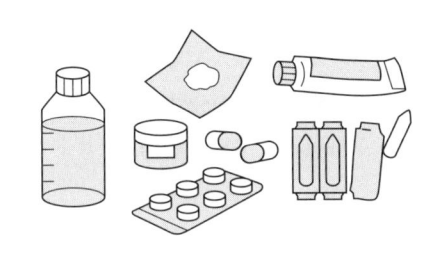

1・9・5　作用メカニズムによる分類：薬理学の目線

薬と生体の相互作用を正確に把握し，薬の作用するメカニズムを解明する学問は，**薬理学**とよばれます．この薬理学が発展するにつれ，薬がなぜ効くか，効かないかがわかってきました．薬の効くメカニズムがはっきりとわかっているものはまとめて比較するのが大変便利です．代表的なものが**酵素阻害薬**（**インヒビター**）や**受容体拮抗薬**（**アンタゴニスト**）というようなものです（4章参照）．

高血圧の薬は作用メカニズムで分類されています．酵素阻害作用や受容体拮抗作用があることがはっきりとわかっているからです．飲む方も安心です．

胃薬の仲間であるH_2ブロッカーやプロトンポンプ阻害薬（PPI）も作用メカニズムによる分類です．

1・9・6　化学構造による分類：化学の目線

薬を重要な**化学構造**によって分類することは，薬剤師や化学者にとってはありがたいことです．どこが似ていてどこが違うかが化学構造から理解できるからです．化学構造を基準にするとその薬の効き方（作用メカニズム）も似ていることが類推されます．以下に薬の化学構造による分類の例を示していきます．特に，長い歴史があり，多くの薬が知られている抗炎症薬，感染症の薬（抗生物質），癌の薬を正しく理解するための分類について説明したいと思います．

a. 抗炎症薬 薬の剤形の節（§1・7）で述べた抗炎症薬は，ステロイド骨格をもつものと，もたないものに分けられますが，**後者は非ステロイド性抗炎症薬（NSAID）**とよばれます．

アレルギーの薬については3章で解説します．抗炎症薬は痛み止め，抗アレルギー薬は咳，痒み止めという具合に使い方が違います．

● 抗炎症薬の化学構造からの分類
  1) ステロイド性抗炎症薬：短時間型（ヒドロコルチゾンなど），中時間型（プレドニゾロンなど），長時間型（デキサメタゾンなど）
  2) 非ステロイド性抗炎症薬（NSAID）：アスピリン，インドメタシン，ロキソプロフェンナトリウムなど

b. 抗生物質 微生物が産生し，他の微生物の発育を止める物質は，**抗生物質**と総称されており，その代表的なものがペニシリンやセファロスポリンなどの β-ラクタム系，ストレプトマイシンなどのアミノグリコシド系で，それぞれ構造上の特徴があります．さらに，アジスロマイシンやクラリスロマイシンのような抗生物質はマクロライド系抗生物質とよばれ，大きく構造が違うので，それぞれに特徴ある（選択的な）作用を示しています．

このような多種多様な抗生物質は天然物として単離され，その構造を修飾（改変）してすぐれた製品を作り出していますので，構造で分類すると，大変便利であって，同時に化学的に考える指針にもなるということです．これら抗生物質は作用メカニズムからも分類されます．

● 抗生物質の構造による分類
  1) β-ラクタム系抗生物質
  2) マクロライド系抗生物質
  3) テトラサイクリン系抗生物質
  4) ニューキノロン系抗菌薬　　　など

c. 抗癌剤 抗癌剤[*]の分類は大変複雑ですが，抗癌剤としてよく使われるものを，便宜的につぎのように分けて考え，それぞれの特徴を理解していくのがよいと思います．

---

[*] "がん" と "癌" を区別する場合もあるが，本書ではすべて "癌" に統一する．

● 抗癌剤の分類
 1) **アルキル化薬**（DNAと直接反応し，DNAに傷害を与える）
  ① ナイトロジェンマスタード類　② ニトロソ尿素類
  ③ トリアゼン類
 2) **白金（プラチナ）製剤**
 3) **抗癌性抗生物質**
 4) **代謝拮抗薬**（DNA合成の基質になってDNA合成の邪魔をする）
  ① プリン系　② ピリミジン系　③ 葉酸系
 5) **微小管阻害薬**（チューブリンに作用し細胞分裂を停止）
  ① ビンカアルカロイド　② タキサン系
 6) **トポイソメラーゼ阻害薬**
  ① イリノテカン　② アントラサイクリン系　③ エトポシド系
 7) **ホルモン関連抗癌剤**
  ① 男性ホルモン系　② 女性ホルモン系

1・9・7　先発薬と後発薬：薬の古さ・新しさ

　最近の薬の広告で，ジェネリック医薬品（後発医薬品）というものをよく見ます．この"ジェネリック"というのは一般的なもの，似たものというような意味です．同じ成分の薬でも，**先発薬**と**後発薬**があるということです．先発薬は，そのオリジナリティー（先発性）が特許により20～25年間守られますが，その期間が過ぎた後に，同じ成分の改良薬が後発品として発売されます．成分名は同じですが，商品名が異なる後発薬がジェネリック医薬品です．

　ジェネリック医薬品の最大の特長は価格の安さですが，同時に，先発薬の長期にわたって利用されたという使用実績，すなわち薬物治療を行ううえでの安心感も無視できないと思います．

1・10　薬の危なさ

　薬は"両刃の剣"といわれます．使い方しだいで，毒にも薬にもなるということです．薬を知るということは，その危なさを知るところまで踏み込んで考

えるということです．

　一言でいうと，薬の危なさは，その名前と量に起因する ということです．
"すべての物質は毒であり，薬になるか毒になるかは'量'によって決まる"
というルネサンス期の医師パラケルススの名言もあります．パラケルススは議論好きで，医化学の父ともよばれています．薬の危なさの実体については5章で詳しく述べますが，その前に，一般的な概念，考え方として，薬に潜む危なさについて認識しておきましょう．

　薬に関係する危なさは，つぎのような視点でながめると，よくわかります．日本語の読み間違い，数量の間違い，患者名の間違いなどはケアレスミスですが，仕事が忙しいときは起こりうる間違いです．

　具体的にどこがどのように問題になるかは，自力でよく考えて下さい．当たり前のルールを守らないと，大変なことになりますよ．

● 薬に潜む危なさ（間違い）
　1）名前の危なさ（薬の名前や患者の名前を間違える）
　2）量の危なさ（量の単位を間違える）
　3）個人差や体質による危なさ（異常反応の可能性）
　4）飲む期間による危なさ（長く飲む薬とそうでないもの）
　5）飲むタイミング，やめるタイミングによる危なさ
　6）飲み合わせ，食べ合わせによる危なさ
　7）子どもであることの危なさ
　8）お年寄りであることの危なさ
　9）妊婦であることの危なさ
　10）依存性，習慣性という危なさ

　薬の名前を間違えたり，量の単位を間違えたり，薬をやめられなくなったりという事例は，日常茶飯に起こる出来事で，なおかつ命に関わる事故になっています．小児や胎児への影響は，薬害と言っても言い過ぎではないでしょう（2章で述べます）．

　この章で薬の基礎学習がひととおり終わると薬の危なさがどんどんわかってきます．学習が進めば進むほど，"くすりは毒"ということがよくわかるように

1・10 薬の危なさ

> **コラム 1 薬の動態**
>
> 　薬の危なさを考え，それを改善しようとした場合，薬の体内での変化を知ることが鍵になることに気づきます．体内に投与された薬の吸収から排泄までの挙動（運命）を薬の**動態**（**薬物動態**）とよびます．薬のたどる運命，それはおおむね次の四つの段階に分けて考えられます．
>
> ●**薬の動態：** ① 吸収 → ② 分布 → ③ 代謝 → ④ 排泄
>
> 　この動態を調べることで，薬の主作用（**薬理作用**）や副作用がしっかりと理解されます．既存の薬の動態を知ることで問題点がはっきりし，新しい薬を作る（改良の）ヒントが得られるので，動態を知ることは薬づくり（創薬）の指針にもなるという重要な側面があります．
>
> 　よく耳にする薬の飲み合わせや食べ合わせの問題は，体の中での薬の動態が変化した結果であって，吸収や排泄の過程が通常とは異なる状態になっていると考えられます（カルシウム拮抗薬とグレープフルーツとの食べ合わせが有名）．

なります．薬の使い方を間違えることは大変危ないことであり，命に関わる事故につながるということを認識して，薬の学習を進めてもらいたいと思います．

　同時に，薬についていえることは，"過ぎたるは及ばざるが如し"ということです．薬の過剰摂取は，**オーバードーズ**（**OD**）という言葉で表現されることもあります．

> **くすりの教訓 その5 あぶなさ名言集**
>
> ・薬になるか毒になるかはその"量"によって決まる（パラケルスス）
> ・過ぎたるは及ばざるが如し（古いことわざ）
> ・むやみに薬を使うことなかれ（貝原益軒）
> ・治療法がないときは我慢するしかない（外国の格言）
> ・患者よ癌と闘うな（近藤 誠医師）

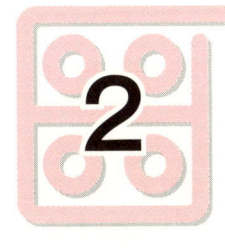

2 身近なくすりの化学

　薬にはたくさんの種類があります．その分子量で並べると，大きな分子から小さな分子までさまざまです．小さい分子量（低分子量）の薬の代表は**ホルムアルデヒド（ホルマリン）**や**炭酸リチウム（リチウムイオン）**で，大きな分子量のものは**抗体医薬**や**ワクチン**などの**生物学的製剤**です．アスピリンは薬の王様といわれますが，低分子薬の代表です（§2・13参照）．麻薬の**モルヒネ**や**コカイン**は天然から得られる薬の代表です（§2・17参照）．天然には毒になる物質も多く存在しますが，**ボツリヌス毒素**のように，薬として活用されるものもあります．

　この章では，小さい分子量の薬とその構造式（化学）を学びます．構造式に慣れると薬になるかどうかの予測もできます．小さくて覚えやすい実例（代表選手）から始めること，そして良い実例について深く考えることが一番です．なぜか？と疑問をもつことも重要です．というのは，偶然に見つかった薬や，まだわからないことが沢山あるからです．

　この章に出てくる実例をみながら，薬の二面性を知っていただきたいと思います．"くすり"のリスクは，それが薬にもなり，毒にもなることです．自然にあるものは，すべて貴重な薬であり，同時に毒です．"神と悪魔の薬"という表現は，もともと**サリドマイド**につけられた形容詞ですが，すべての薬についていえることだと思います．もう一度，パラケルススの名言を記しておきます．

> "すべての物質は毒であり，薬になるか毒になるかは
> 　その量によって決まる"　　——パラケルスス

2・1 最古の薬

2・1・1 薬の歴史

化学の授業で，"人類史上最古の薬は何でしょう？"という質問をよくします．地球の歴史とともに，薬というものを考えるのに大変良い質問です．薬学部以外の授業で学生に尋ねると，さまざまな答えが返ってきますが，正解が数人います．

薬の発見（利用）にはしっかりした記録があります．紀元前のエジプトや中国，インドではすでに，重要なことを記録する紙（パピルス）と文字がありましたから，薬の利用について公式に記録されていました．それは，天然物の利用であり，ちょうど漢方の元祖のようなものです．

しかし，薬を化学的に考えると，地球上に人類が生まれた瞬間から存在した，より普遍的な物質に気がつきます．さかのぼって，地球上に生物が存在するために必要なもの，それが最古の薬（天然物）であると考えられます．

われわれの命を育む基本的な物質としてつぎの三つの物質があります．**水**，**酸素**，**塩**．言いかえれば海と大気です．化学的な視点からは，この三つを最古の薬にしたいと思います（図2・1）．

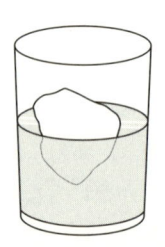

図2・1　水は人類最古の薬

薬は病気に用いられるものです．熱中症を予防するには，水と塩が必要です．呼吸ができないと苦しくて大変です．酸素をくれと叫ぶ人もいます．水と酸素と塩は人類最古の薬です．

2・1・2 活性酸素

地球が誕生した当初，**酸素**（O_2）はありませんでした．酸素は，光合成生物

2・1 最古の薬   21

> **コラム2**　硬水と軟水
>
> 　水に関する話題は尽きませんが，よく**硬水**と**軟水**という区別をすることがあります．硬水というのは，無機イオン（ミネラル）のカルシウムやマグネシウムを多く含む水のことです．これらの無機イオンが多いと飲料には適しません．
> 　さらに，硬水中でせっけんなどを使うとうまく泡立ちません．これは水に難溶なカルシウムや，マグネシウム塩ができるからです．
> 　カルシウムはCa，マグネシウムはMgであり，2価のイオンです．これに対し，カリウム（K）やナトリウム（Na）は1価のイオンです．

が炭酸ガス（二酸化炭素；CO_2）からつくり出した副生ガスでしたが，その後，地球表面を覆い，地球の大気となり，生命の星をつくり上げました．酸素を活用することで長寿命の生物が生まれ，地球の主役になりました．

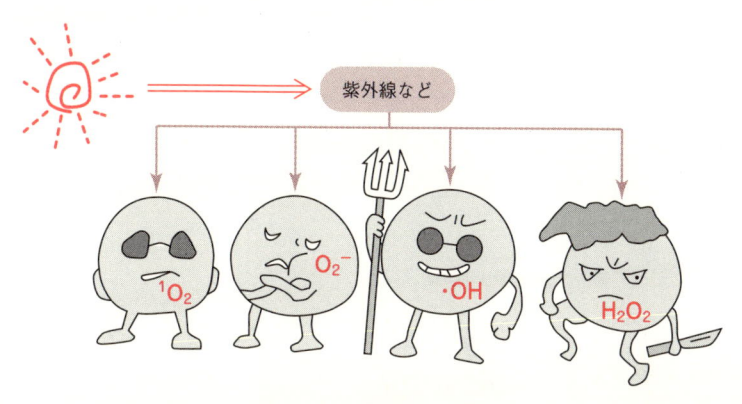

図2・2　活性酸素4兄弟

　呼吸で体内に入った酸素は生体内で活性なかたちに変身し，いろいろな分解反応（異化）や電子伝達反応（酸化還元反応）に関与します．呼吸でエネルギーを取出す反応では酸素が主役です．酸化を促進（触媒）する酵素のなかには，薬の代謝を行うものがあります（薬物代謝酵素）．免疫反応では，酸素が電子を受け取ってできたスーパーオキシド（陰イオンラジカル）が殺菌作用などの免疫反応の道具として活躍します．

酸素が還元されてできた**スーパーオキシド**（O_2^-）やそれから生じる**過酸化水素**（H_2O_2），**ヒドロキシルラジカル**（・OH），そして**一重項酸素**（$^1O_2$）の四つを**活性酸素**（**ROS**）とよびます（図 2・2）．生体内には活性酸素を消去できる酵素（SOD）もありますが，過剰な活性酸素は細胞を破壊します（癌や老化の原因）．

還元力をもつビタミンや野菜は活性酸素による細胞のダメージを防ぐので，細胞の老化を防ぎ，細胞や血管を若々しく保つと考えられます．そういう観点から，ビタミンや野菜，柑橘類やお茶というのは天然の薬とよべると思います．

2・2 尿素も薬

2・2・1 尿素と尿酸

オシッコからも薬ができます．ヒトの尿のおもな成分である**尿素**（図 2・3 a）は，成人で 1 日 30 g もつくられて（捨てられて）います．体内で発生した有毒なアンモニア（NH_3）を無毒化するためにつくられる中性の有機化合物です．尿素は無毒であり，保湿作用があるので，安価な保湿クリームとして利用されています．一方，工業的には，ホルムアルデヒド（ホルマリン）との反応で尿素樹脂ができ，さまざまなポリマー製品がつくられています．化学の力で，オシッコの成分を肌につける薬にしたり，ものつくりに利用しているのです．

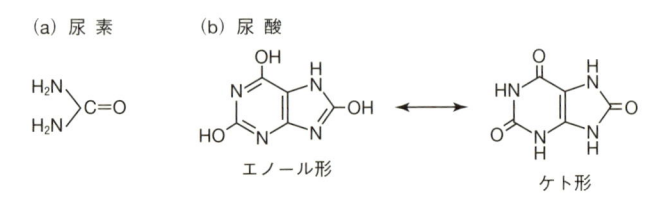

図 2・3 尿素（a）と尿酸（b）の構造

一方，鳥類では，水分節約のため**尿酸**（図 2・3 b）を排出します．この尿酸は尿素と違い，大変水に溶けにくい化合物で，病気と密接に関連しています．ヒトでは痛風や結石の原因物質と考えられています．尿酸の骨格はプリン骨格とよばれ，同じ骨格をもつ核酸や ATP とともに**プリン体**と総称されることもあ

ります．食事からのプリン体の摂り過ぎが，生活習慣病である痛風（§3・5 参照）をひき起こします．尿酸値を調べる血液や尿の検査は病気の発見につながります（§6・3 参照）．

尿素と尿酸は化学の目で見ると，大きな違いがあることに注目して下さい．

2・2・2　診断薬としての尿素

尿素はアンモニアからつくられますが，胃の中に住む細菌の**ヘリコバクター・ピロリ（ピロリ菌）**は，逆向きの反応で，尿素をアンモニアに分解する酵素（ウレアーゼ）をもっています．このアンモニアを使って胃酸を中和してしている様子を図2・4に示しました．ピロリ菌は，胃潰瘍や十二指腸潰瘍の原因となる病原菌で，尿素を使って検査する方法があります．

尿素呼気検査とよばれるピロリ菌診断法を紹介します．この診断法では，尿素の放射性同位体（^{13}C 尿素）の錠剤を飲んでから，口から出る放射性の呼気（$^{13}CO_2$）を IR（赤外吸収）で検査して，ピロリ菌の有無を診断しています．無痛であり，胃全体の様子がわかることがこの診断法の特長です．

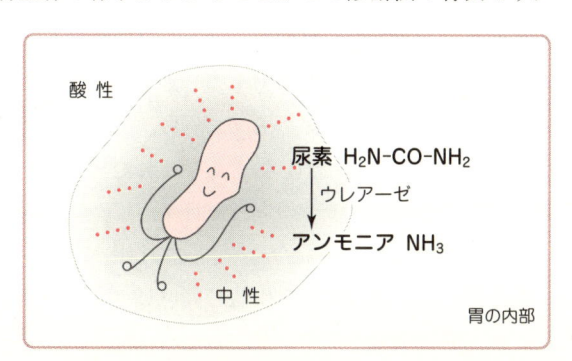

図 2・4　胃に潜むピロリ菌　●：ウレアーゼ

ピロリ菌は尿素からアンモニアを発生させて，胃の酸性を中性にして，胃に住みつきます．そして胃の粘膜に穴をあけて，潰瘍や癌の原因になります．ピロリ菌検査で菌の存在がわかったら，3種類の抗菌薬で直ちに除菌を行います（§3・4 参照）．

ピロリ菌の発見と検査法の確立，それから除菌によって，保菌者は激減しま

した．その結果，胃癌の罹患率も減少しました．他の消化器癌（食道癌，大腸癌，膵臓癌）が増える一方で，胃癌は減っています．このように，細菌が原因となる病気では，病原菌の発見が予防医療の基礎になります．

> **くすりの教訓** その6
> 診断薬も薬です

2・3 ビタミンという薬

うなぎは**ビタミン**の宝庫であり，ニンジンやピーマンにはビタミンA，豚肉にはビタミンB群，ミカンやお茶にはビタミンC，シイタケや魚にはビタミンDが含まれることはよく知られています．ビタミンは食品（栄養）と病気の関係を示すテキストです．これらビタミンが**必須栄養素**であり，体の中でつくれない微量物質であること，**欠乏症**や**過剰症**という具合に病気と直接関連があることを突き止めるまでには長い時間と労力を要しました．日本人の活躍もありました（鈴木梅太郎博士によるビタミンB_1の発見）．

ビタミンについては前章でもふれました．ありふれたビタミンの重要性を再確認して下さい．今日では，ビタミンの入った目薬，ビタミン剤と称する薬やサプリメント（栄養機能食品）が薬局やスーパーで自由に買い求められます．食品としても，薬としても，身近で利用価値の高いビタミンのパワーを正しく理解しておくことは，薬の学習の基本です．

ビタミンの分類には，水に溶けるもの（**水溶性**）とそうでないもの（**脂溶性**）という分類法が用いられます（表2・1）．

● ビタミンの分類
  1) **水溶性ビタミン**：ビタミンB群，ビタミンC，葉酸，ナイアシン，パントテン酸，ビオチン
  2) **脂溶性ビタミン**：ビタミンA，ビタミンD，ビタミンE，ビタミンK

表2・1 ビタミンのおもな生理作用と欠乏・過剰による症状

分類	おもな生理作用	欠乏症	過剰症
(a) 水溶性ビタミン			
ビタミン B_1	糖代謝に関与，神経機能の保持	脚気，多発性神経炎	―
ビタミンC	コラーゲン合成，アミノ酸，脂肪酸代謝など	壊血病	―
葉酸	アミノ酸，タンパク質の代謝	高ホモシステイン血症	―
ナイアシン	糖代謝，エネルギー代謝	ペラグラ，皮膚炎	頬の紅潮
パントテン酸	脂質代謝など	嘔吐，倦怠感	―
ビオチン	糖新生，脂肪酸代謝	―	―
(b) 脂溶性ビタミン			
ビタミンA	成長，視覚，皮膚・粘膜上皮の正常維持など	夜盲症	腹痛・吐き気，頭蓋内圧亢進症など
ビタミンD	カルシウムとリンの吸収促進，骨形成・骨吸収など	くる病，骨軟化症	高カルシウム血症
ビタミンE	生体膜構成脂質の酸化抑制	溶血性貧血，小脳失調	―
ビタミンK	特定タンパク質のグルタミン酸残基の修飾	ビタミンK欠乏性出血症	―

2・4 アミノ酸の重要性

アミノ基（NH_2）とカルボキシ基（COOH）をもつ**アミノ酸**はタンパク質をつくるブロック（単位）のようなものです．少しだけつながったものが（オリゴ）**ペプチド**，さらにたくさんつながって機能をもったものが**タンパク質**です．タンパク質は生命の起源となる物質です．

アミノ酸の薬は**アミノ酸製剤**とよばれます．最近は，スポーツ飲料にアミノ酸を含むものもあります（BCAA）．栄養ドリンクには当然ながら特殊なアミノ酸が入っています．ユンケル®という栄養ドリンクは第二類医薬品です．

体の中でつくることができないアミノ酸が，**必須アミノ酸**とよばれるものです．栄養素のなかで"必須"という頭字語がつくものには，ビタミン，必須アミノ酸，必須脂肪酸などがあります．アミノ酸は生化学の授業では，7人の小人のような重要な脇役です．

● **アミノ酸の分類**
  1) **必須アミノ酸**: ロイシン，トリプトファン，イソロイシン，フェニルアラニン，バリン，メチオニン，リシン，ヒスチジン，トレオニン
  2) その他: 含硫アミノ酸（システイン，シスチン，メチオニン）など

アミノ酸の重要性は大まかに

  ・タンパク質，酵素などの生体成分になる
  ・重要なホルモンや神経伝達物質を生成する
  ・エネルギー源

ということです．チロシンからはアドレナリン，ヒスチジンからはヒスタミン，トリプトファンからはセロトニンがつくられます．一酸化窒素（NO）はアルギニンからつくられます．NOも神経伝達物質です（§2・9参照）．

2・5　ホルモンの構造と分類

ホルモンという微量物質のパワーは誰もが知っています．ドーピングで禁止されている薬物の多くはステロイドホルモンです．一部のホルモンが体の中でアミノ酸からつくられることは，意外に知られていません．ホルモンをその構造で分類するとつぎの3種類になります．

● **ホルモンの分類**
  1) **ペプチドホルモン**: インスリン，グルカゴン，バソプレッシン，オキシトシンなど
  2) **生体アミン**: アドレナリン，チロキシン，セロトニン，ヒスタミンなど
  3) **ステロイドホルモン**: 男性ホルモン，女性ホルモン，副腎皮質ホルモン

1) のペプチドホルモンはアミノ酸が酸アミド結合で連なってつくられるものであり，一方，生体アミンというのもアミノ酸が脱炭酸（CO_2 がとれること）してできるものです．したがって，アミノ酸はこれら重要物質の原料になるものです．図 2・5 にホルモンの構造式の例を示します．

(a) ペプチドホルモン

Cys-Tyr-Phe-Gln-Asn-Cys-Pro-Arg-Gly-NH₂
バソプレッシン

Cys-Tyr-Ile-Gln-Asn-Cys-Pro-Leu-Gly-NH₂
オキシトシン

(b) 生体アミン

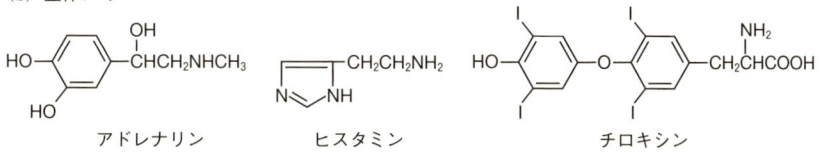

アドレナリン　　ヒスタミン　　チロキシン

(c) ステロイドホルモン

アルドステロン（副腎皮質ホルモン）　　テストステロン（男性ホルモン）　　エストラジオール（女性ホルモン）

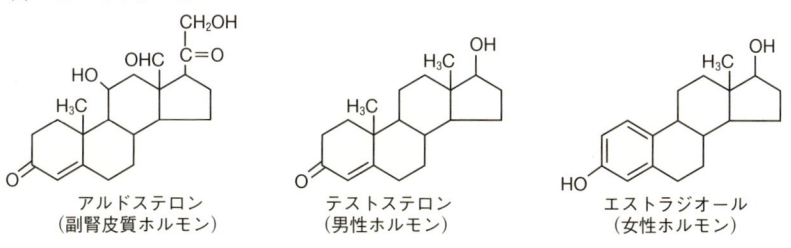

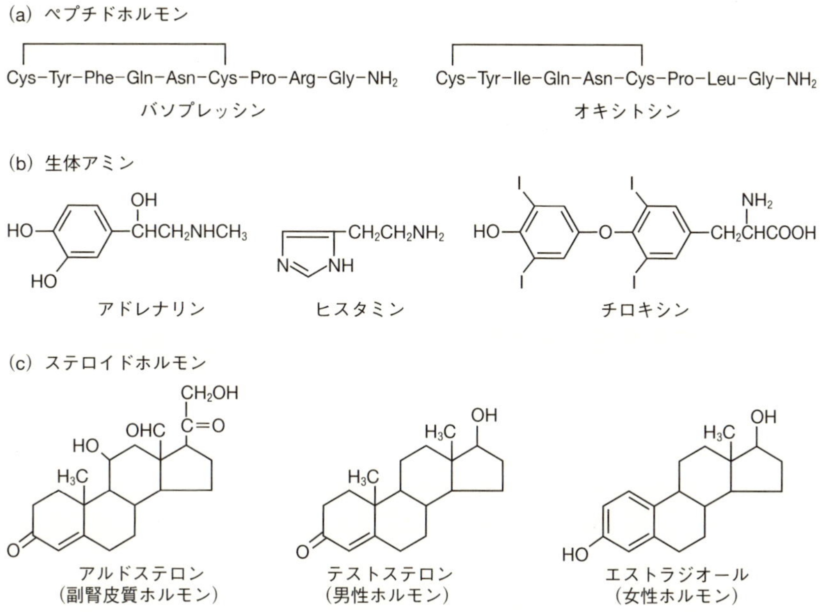

図 2・5　ホルモンの構造

2・6　コレステロールは本当に悪者？

　コレステロールは中性物質で，脂肪の仲間で，窒素を含まない特徴的な環状構造をしています．細胞膜の重要な成分で，動脈硬化の原因物質としてよく知られていますが，それは LDL コレステロール（悪玉コレステロール）や HDL コレステロール（善玉コレステロール）というリポタンパク質をさしています．悪玉のほうが活性酸素と反応しやすく，血管壁にプラークや血栓をつくりやすいので，動脈硬化の原因になるといわれています．

コレステロールの摂り過ぎが動脈硬化を起こすので悪者扱いされているのですが，もともと生体にはなくてはならない成分で，肝臓でつくられています．コレステロールは食べなくても，体の中でつくられています（生合成）．

コレステロールからは，副腎皮質ホルモン（コルチゾール，アルドステロン）や性ホルモン（エストラジオール，プロゲステロン）がつくられます．

コレステロールを下げる薬に，高脂血症治療薬（抗コレステロール薬）という大変ありがたい薬があります．**シンバスタチン**，**プラバスタチン**など一般名にスタチンという語尾がついているので，**スタチン系薬**とも総称されます（§3・5参照）．コレステロールが体の中でできる過程で働く酵素（HMG-CoA レダクターゼ）を阻害する薬です．いろいろな種類の薬が知られていますが，作用が強すぎると，重篤な副作用につながります．回収された薬もあります．

2・7　窒素を含む化合物

これまでに学んできたことから，薬になるものの多くは有機化合物で，酸素，炭素，窒素を含んでいることがわかりました．三大栄養素の場合と同じように，われわれの体にとって酸素，炭素，窒素は重要な構成元素だといえます．特に，アミノ酸は生命の起源になる物質といわれますが，窒素を含んでいるのが特徴です．

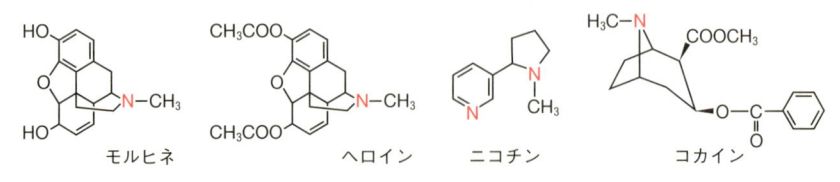

図2・6　モルヒネ，ヘロイン，ニコチン，コカインの構造

この章には窒素を含んだ薬がたくさん出てきます．それは，アミノ酸と同じように生命活動において窒素を含む官能基が重要な働きをしているからです．ここからは，さらに窒素を含む化合物にスポットライトを当てて解説していきます．具体的には，ニトロ化合物，一酸化窒素，ピリジンなどです．窒素を含

む化合物には，薬になるものが大変多く含まれています．アンモニアの水素がアルキル基（有機基）に変わったものがアミンであり，塩基性を示します．窒素を含む化合物はたいてい塩基性で，水に溶けてアルカリ性を示します．天然の植物から得られるアルカリ性物質は，**植物アルカロイド**（アルカリ性物質）と総称されています．**モルヒネ，ヘロイン，ニコチン，コカイン**など（図 2・6）は古典的なアルカロイドの代表です（§2・17 参照）．

2・8 ニトログリセリンから学ぶこと

ニトロ基（NO_2）というのはアミノ基が酸化されてできた官能基ですが，アルカリ性（塩基性）は示しません．ニトロ化合物は生体内で**一酸化窒素（NO）**の供給源になり，血管拡張作用などを示します．

§1・7 でも述べましたが，心筋が一時的に血液不足になる狭心症の薬の代表が**ニトログリセリン**です．ニトロ基は心臓の血管を押し広げる作用があります．もともとダイナマイトの成分として使われていましたが，工場労働者の心臓病が改善することから，血管拡張作用が見いだされました．偶然に見つかった薬の例ですが，他のニトロ化合物（硝酸エステル，亜硝酸エステル）も**硝酸薬**として利用されます．正確には有機硝酸エステルとよびます．

ニトログリセリン製剤は舌下錠として使います．肝臓での酵素による分解を防ぎ，即効性を期待するための剤形として舌下錠が用いられています．狭心症の発作には，運動時（労作時）発作と安静時発作の 2 種類があり，それぞれ労作時狭心症，安静時狭心症とよびます．注意しなければいけないのは，運動していないのに起こる発作です．狭心症に用いられる薬は，血管拡張作用をもつものや血管の詰まりを防ぐもので，つぎの 1)〜5) のような薬があります．

1) **硝酸薬**: ニトログリセリン，硝酸イソソルビド，ニコランジルなど
2) **カルシウム拮抗薬**: ニフェジピン，ジルチアゼム，ベラパミルなど
   （§2・10 参照）
3) **β 遮断薬**: プロプラノロール，ピンドロール，アテノロールなど
   （§2・14 参照）

4) **抗血小板薬・抗凝固薬**：ヘパリンナトリウム，アスピリン，ジピリダモール，チクロピジンなど
5) **アンギオテンシン変換酵素（ACE）阻害薬**：カプトプリル，アラセプリル，デラプリルなど

これらは，高血圧でも用いられている薬で，§3・1で詳しく述べます．

2・9 一酸化窒素（NO）のすごいパワー

一酸化窒素（NO）も人類最古の薬かもしれません．ニトログリセリンやシルデナフィルは体の中でNOをつくり出しています．NOは低分子のガスですが，幅広い生理作用を示します．血管内皮はNOをシグナルとして周囲の平滑筋を弛緩させ，それにより動脈を拡張させて血流量を増やします．これがニトログリセリン，**亜硝酸アミル**，**硝酸イソソルビド**（5-ISMN，商品名アイトロール® など）などの亜硝酸誘導体が心臓病の治療に用いられる理由です．これらの化合物は生体内で一酸化窒素に変化し，心臓の冠動脈を拡張させて血液供給を増やします．

発毛剤ミノキシジル（リアップ® など）はサイクリックGMP（cGMP）の酵素による分解を抑制してNOを増やし，毛細血管の血流量を増大させます．また，NOは陰茎の勃起でも働いており，やはりcGMP分解酵素阻害薬であるシルデナフィル（バイアグラ®）はこのメカニズムを利用したものです．NOを気管内に吸入させることにより，肺動脈の血管平滑筋を弛緩させ，肺高血圧を改善させることもできるのです．新生児遷延性肺高血圧症や，開心術後の心臓の負荷軽減，原発性肺高血圧症の治療などに利用されますが，わが国では保険適応外の先端治療扱いです．

免疫に関与する細胞の一種**マクロファージ**は病原体を殺すためにNOを産生します．しかし，これは逆に悪影響を及ぼすこともあります．敗血症ではマクロファージがNOを大量に産生し，それによる血管拡張が低血圧の主因となると考えられています．

NOは**神経伝達物質**としても働きます．シナプス間隙のみで働く多くの神経

伝達物質と異なり，NO 分子は広い範囲に拡散して直接接していない周辺の神経細胞にも影響を与えます．このメカニズムは記憶形成にも関与すると考えられています．

このような NO の生物機能は 1980 年代において驚くべき発見として迎えられ 1998 年のノーベル生理学・医学賞は NO のシグナル機能の発見によりフェリド・ムラド，ロバート・ファーチゴットとルイ・イグナロに授与されています．

2・10　ピリジンとジヒドロピリジン

窒素を含む環状化合物で重要なものが**ピリジン**で，ベンゼン環の炭素一つが窒素に置き換わったものです（図 2・7a）．たばこに含まれる**ニコチン**はピリジン構造をもつ植物アルカロイドの仲間です．このピリジンが還元された構造は，**ジヒドロピリジン**とよばれます（図 2・7b）．ジヒドロピリジン構造をもつ薬に**カルシウム拮抗薬**があります．カルシウム拮抗作用というのは細胞膜上のカルシウムチャネルに結合し，細胞内への Ca^{2+} イオン流入を阻害する作用です．"カルシウムチャネル拮抗薬"とよぶべきものです．血管拡張作用があり，降圧作用を示します（§3・1，§4・1・2 参照）．

血管選択性の高いジヒドロピリジン系のカルシウム拮抗薬は，おもに高血圧に用いられて高血圧治療の第一選択薬とされ，幅広い患者に使用されています．

(a) ピリジン　　(b) ジヒドロピリジン

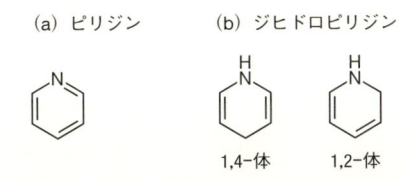

　　　　　　　　　1,4-体　　1,2-体

図 2・7　ピリジンとジヒドロピリジンの構造

2・11　神と悪魔の薬：サリドマイド

サリドマイドは薬の歴史を学ぶテキストです（図 2・8）．大戦終結後（1950 年代）の欧米では，問題のあるバルビタールに代わる安全な睡眠薬が求められ

ていました．戦争は人々の心に計り知れない傷跡を残しました．ドイツの新興企業ギュルネンタール社が1957年に開発したサリドマイドは，そんな折，夢の睡眠薬として登場し，まず一般用医薬品（OTC薬）としてヨーロッパで服用が始まりました．そしてまもなく悪魔としての正体を現しました．またたく間に，全世界で数万人に及ぶ奇形児が生まれ，そのうち，幼年期まで生き延びた人は5千人程度ということです．

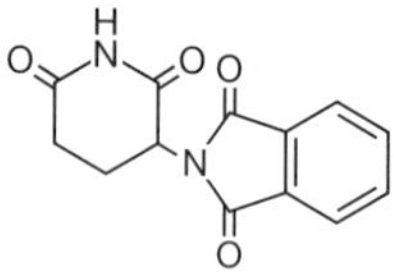

図2・8 サリドマイドの構造式

　サリドマイドによる薬害の歴史は，薬を扱う者にとって学ばねばならない重い教訓です．2001年に刊行されたドキュメンタリー"神と悪魔の薬サリドマイド"（原題 Dark Remedy，悪魔の処方の意）は悲惨な薬害をもたらした過去（悪魔）の顔を克明に記述する一方で，現在（神）の顔を対照的に描いています．いいかげんに売りだされた薬を回顧しながら，薬に対する無知のおそろしさをあぶりだしています．

　危険な薬を危険と認めない無知が薬害の出発点です．薬害は，切羽詰まった製薬会社とそこにいる一部の切羽詰まったリーダー達の暴走であり，その時代の空気（時代背景や倫理意識）も無視できないことがよくわかります．薬害は（極論すると）製薬会社による危険な人体実験であり，倫理と論理のない利益追求の結末であるということが，よくわかってきます．

　では，薬害は何によって防げるか？についても考えておきましょう．それは，失敗から学ぶ姿勢と，新薬を厳しく査定するシステムです．考えたくない事態も考え，それを防ぐシステムを構築することが行われています．前出の本を読むと，サリドマイドの場合，製薬会社の暴走を防ぎ，新薬の認可を厳しくすることが有効だったと思います．具体的には，臨床試験のデータを厳しく見る目が重要です．もう一つ，常に"薬は異物"という目線で何が起こるかわからないという注意が必要です．新しく導入された薬は，通常の1～3相臨床試験

だけでなく，臨床試験のときよりも厳しく製造販売後調査をしっかり行うことが必須だと思います．（今日では少なくともこのようなシステムになっています．）

2・12　ボツリヌス毒素を薬として使う

自然界には多種多様の毒素があります（○○トキシンとよばれるものです）．病原性細菌は，特有の毒素を出してその病原性を発揮しています．たとえば，病原性大腸菌（O157）やボツリヌス菌は（菌ではなく）その毒素によって，生物を死に至らしめます．

ボツリヌス毒素（ボツリヌストキシン）は最強の毒素（神経毒）といわれており，その致死量は体重 70 kg のヒトに対し約 1 μg（千分の 1 mg）と考えられており，ボツリヌス毒素 1 g の殺傷力は約 100 万人ともいわれています（青酸カリ（シアン化カリウム）は経口投与の場合 5 人/g 程度）．このような強力な毒素が，（低濃度で）薬に使われているのは驚きです．

このボツリヌス菌の毒素＝タンパク質を有効成分とする薬を筋肉内に注射するボツリヌス療法は，生物学的製剤による治療法の一例です．ボツリヌス毒素には，筋肉を緊張させている神経の働きを抑える（遮断する）作用があります．そのためボツリヌス毒素を注射すると，筋肉の緊張（痙縮）をやわらげることができるのです．脳卒中などで動かなくなった手や下がった目尻のたるみを直すこと（美容目的）にも使われます．ボツリヌス菌そのものを注射するわけではないので，ボツリヌス菌に感染する危険性はありませんが，副作用には注意しなければいけません．

これまでに 10 万人近い人がこの治療法を受けています．まさに，毒を制して薬にする例といえます．

2・13　アスピリンは薬の王様です

アスピリンは薬の王様です．バイエル社によって開発されてから現在まで，安全な鎮痛薬として 110 年以上の歴史（使用実績）があり，副作用も解明され

ていることがその理由になります．以来，アスピリンの仲間（関連物質）も数多くつくられ，**非ステロイド性抗炎症薬（NSAIDs）**という薬物群をつくっています．プロスタグランジン（PG）生成に関連した酵素**シクロオキシゲナーゼ（COX）を阻害**するという作用メカニズムも明らかになりました．その結果，アスピリンの他の作用や薬物動態が解明され，安全な抗血栓薬として使われていることも注目に値します．ここでは，薬の王様アスピリンのよく知られた副作用についてふれておきます．"副作用があるからダメ"ではなく，副作用を知ることが安全な使用法を固める一歩であることがわかります．

　アスピリンなどの NSAID には，消化性潰瘍を悪化させる副作用があります．これは，NSAID が，特に酵素 COX-1 を抑制して，胃粘膜保護作用のある PGE_2 の産生を抑制するためとされています．血栓防止でアスピリンを飲んでいる人が消化性潰瘍にかかることもあります．

　一方，アスピリンで喘息が誘発（増悪）されることもあります（**アスピリン喘息**）．この喘息誘発の副作用は，アスピリン以外の NSAID によっても起こります．これは，NSAID により COX 活性が抑制されると，ロイコトリエン（LT）合成（LTC_4, LTD_4, LTE_4 の合成）が亢進する（進む）ためという説があります．細胞膜保護作用のある PGE_2 の産生が抑制され，肥満細胞や好塩基球からのヒスタミン分泌が増加し，喘息発作が起こるという説もあります．

　アスピリン喘息は 30〜40 歳代に多くみられ，女性に多いようです．アスピリン喘息は，アスピリンだけでなく，インドメタシン，ロキソプロフェンナトリウム（商品名 ロキソニン®），メフェナム酸，フェニルブタゾンなどの酸性抗炎症薬，ペンタゾシンなどの鎮痛薬も原因になることが知られています．

　アスピリン喘息の真の姿を理解するには，アスピリンの薬物動態，特に薬物代謝酵素（CYP）との関連を解明する必要が示唆されています．要するに，アスピリン物語はまだまだ終わっていないということです．アスピリンは薬を学ぶための最高のテキストといえるでしょう．

2・14 アドレナリンと薬（交感神経と薬）

　アドレナリン（別名エピネフリン）という化学物質を知らない人はいないで

しょう．アドレナリンの分泌＝興奮状態という連想も可能です．アドレナリンは日本人によって発見されたホルモン（副腎髄質ホルモン）であり，同時に交感神経系における化学伝達物質（ケミカルメディエーター）です．要するに体の中でつくられ，微量で体の重要な機能をコントロールしています．特に，心臓・血管系での作用，交感神経系での作用が重要です．"闘争と逃走のホルモン"といわれることから，生存本能に関わる重要な物質であることがわかります．

アドレナリンのような化学伝達物質は，その受容体（レセプター）を通じて多様な生理作用を発現します．アドレナリンに関係する受容体には大きく α 受容体と β 受容体があります．交感神経系で α 受容体が興奮すると，血管の収縮，瞳孔の散大，皮膚の立毛などが起こります．このうち，臨床的に重要なものが血管の収縮による血圧上昇です．また局所で血管が収縮すれば止血作用になります．

一方，交感神経系の β 受容体が刺激されると，人体では心臓の収縮力増加，心拍数増加，気管支拡張，肝臓で糖の分解などが起こります．β 受容体に関係する薬として重要なものが，気管支拡張薬や強心薬などです．

アドレナリン作動薬は，α 作用または β 作用を示し，**アドレナリン拮抗薬**は α 作用または β 作用を抑制します．**α 遮断薬**や **β 遮断薬**というのは，それぞれの拮抗薬ということになります（§4・1・3参照）．大まかに，α 作用は主として血管系，β 作用は心臓と気管支とまとめておいて下さい．

2・15　アセチルコリンと薬（副交感神経と薬）

アセチルコリン（**ACh**，図2・9）はアドレナリンと対にして学習すべき神経伝達物質です．アドレナリンと反対の信号を出します．**自律神経系**はこのAChとアドレナリンの陰陽作用でバランスが保たれていることになります．AChは，交感神経の節前線維，副交感神経の節後線維，自律神経，それに運動神経の伝達物質としての役割を果たしていますから，そのコントロールの乱れは自律神経系の疾患と直結しています．

コリン作動薬（図2・9）は術後の腸管麻痺や緑内障の治療に使われています．**ピロカルピン**（サンピロ®点眼液）や**ネオスチグミン**（ワゴスチグミン®）などがそれですが，このうちネオスチグミンは**コリンエステラーゼ阻害薬**とよばれるものです．AChを分解する酵素を阻害することは，すなわちAChの作用増強となります（4章参照）．

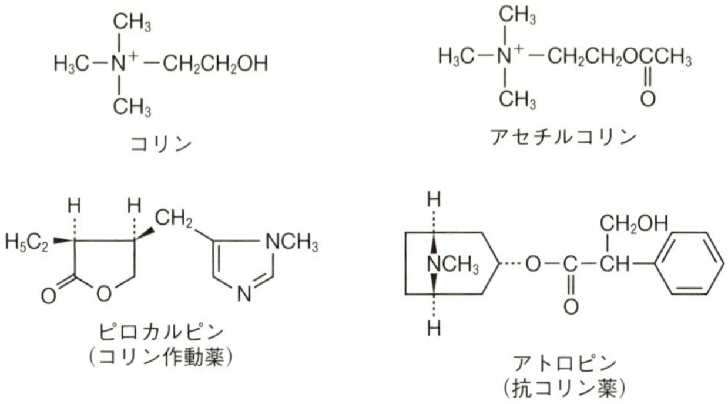

図2・9 コリンとアセチルコリン薬の構造

抗コリン薬（**抗ムスカリン薬**）は副交感神経の活動を抑えるものです（図2・9）．その代表は**アトロピン**ですが，作用が強いので薬品としては**ロートエキス**，**ブチルスコポラミン**，**ブトロピウム**，**プリフィニウム**などが使われています．**胃酸分泌抑制作用**があるのでかつては消化性潰瘍には欠かせない薬でしたが，今では強力な胃酸分泌抑制作用をもつ H_2 遮断薬（H_2 ブロッカー）やプロトンポンプ阻害薬の陰に隠れてしまいました．

2・16 ヒスタミンと薬

§2・5で述べたように，生体内ではアミノ酸が脱炭酸し，重要な**生体アミン**になります．この反応によって，化学伝達物質のアミンが生成します．重要なものとして，チロシンからは**アドレナリン**が，ヒスチジンからは**ヒスタミン**が生成します．ヒスタミンもアドレナリンと同様に複数の受容体がある化学伝達物質です．具体的には4種類の受容体（H_1〜H_4）が知られています．

2・16 ヒスタミンと薬

よく知られた古典的抗ヒスタミン薬は，ジフェンヒドラミンやクロルフェニラミンなど H_1 受容体に作用するもの（**H_1 遮断薬**，図 2・10a）で，抗アレルギー薬としてよく用いられています（かぜ薬や乗り物酔いと花粉症の薬）．これらの薬は，副作用として眠気を催すことがありますが，これは中枢系の H_3 受容体に対する作用が現れたためと考えられます．現在では，古典的でない"眠くならない"抗アレルギー薬（抗ヒスタミン薬）も開発されています〔第二世代抗ヒスタミン薬：**エピナスチン**（アレジオン®）など〕．

一方，**H_2 遮断薬**である**ファモチジン**（ガスター®）や**シメチジン**は胃の H_2 受容体に作用し，抗潰瘍作用を示す胃薬として汎用されています（図 2・10b）．

中枢系における H_3 受容体に作用する薬も最近になり開発されています．いずれにしても，各受容体への選択性のある安全な薬の開発がポイントになっています．

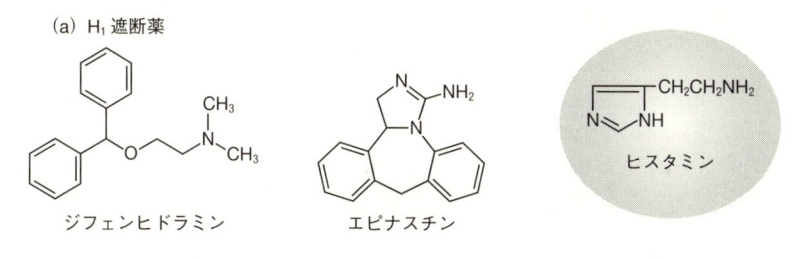

(a) H_1 遮断薬

ジフェンヒドラミン　　エピナスチン　　ヒスタミン

(b) H_2 遮断薬

ファモチジン　　シメチジン

図 2・10　ヒスタミンとその拮抗薬（抗ヒスタミン薬）の構造

くすりの教訓　その7

ヒスタミンはビタミンではない．炎症性の化学伝達物質です．

2·17 神と悪魔の薬：麻薬（合成麻薬）

　神と悪魔の薬という表現にぴったりのものが**麻薬**です．その代表選手が**モルヒネ**です．究極の鎮痛薬で，どうしようもない痛み，癌の疼痛にも用いられます．**コカイン**もよく知られた薬で，かのシャーロック・ホームズも愛飲していました．原作者のアーサー・コナン・ドイルは，フロイトらと同じ時代の精神科医です．コナン・ドイルはコカインの中枢作用を重視していたのかもしれません．

　モルヒネとコカインは植物アルカロイドで，中枢性の鎮痛作用があります．それと同時に代表的な麻薬で，危険な中毒をひき起こします．麻薬とは，習慣性や耽溺性があり，やめられなくなる危険な薬 です（図2·11）．その結果，

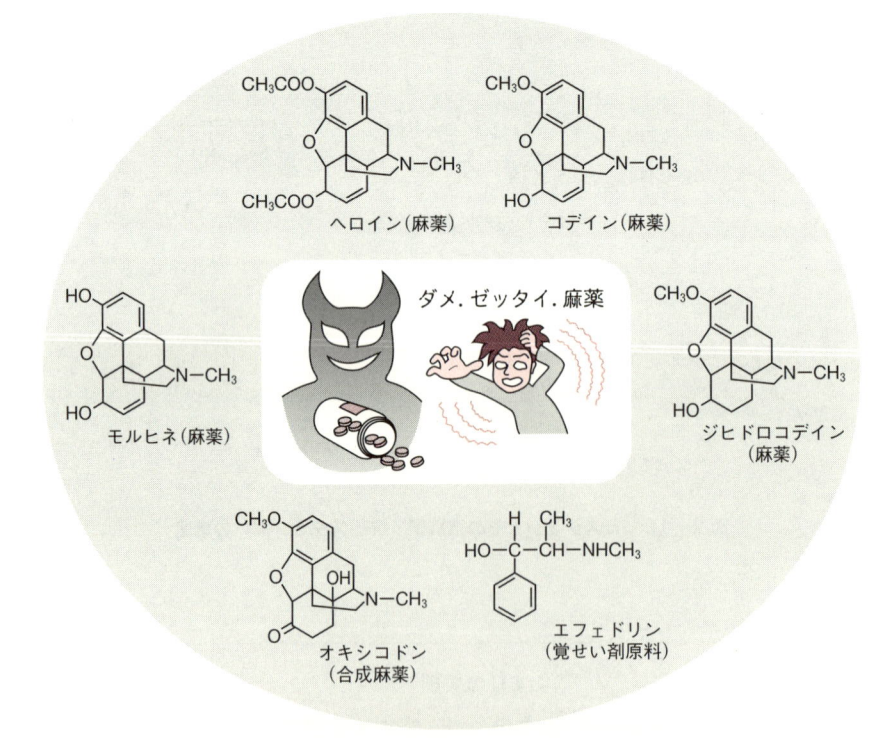

図2·11　麻薬・合成麻薬はやめられなくなる危険な薬

体が元には戻らないような，大きなダメージを受けます．薬のなかでも最も気をつけなければいけないものです．麻薬の定義はつぎのようにまとめられて，法律上厳しく規制されています．

1) 麻薬という言葉は，もともと**アヘン剤**（オピオイド）のことをさしていました．アヘン剤とは，モルヒネ，ヘロイン，コデイン，ジヒドロコデインなどケシの実から抽出されるアルカロイドを利用した薬剤のことです．昏迷状態をひき起こす抑制薬であり，酩酊・多幸感などをもたらします．その一方，強力な依存性があり，身体は急速に耐性を形成します．その依存性の強さから，麻薬の製造や流通は法律で厳しく規制されています．
2) わが国において**麻薬及び向精神薬取締法**において麻薬に指定されているもの，あるいは，同法において麻薬中毒の原因物質と指定されているものが麻薬に含まれます．依存性や毒性が強く健康を害する恐れがあるため，あるいは社会に悪影響を及ぼすため，国家等によって指定され，所持が禁じられているものもあります．

一言でいうと，麻薬とは薬をやめたときに，その反動や禁断症状が出るものです．禁断症状は個人の範囲にとどまらず，それが犯罪につながっていく点では，まさしく悪魔の薬といえます．モルヒネから簡単な化学変換でつくられるヘロインは，一度飲んだだけで人を簡単に廃人にしてしまう，最悪の麻薬といえます．

2・18　ワクチンという予防薬

ワクチンによる予防接種の恩恵を受けたことのない人はいません．幼児のときだけでなく，大人になって受けるワクチンもあります．ワクチンの多くは弱毒化した病原体（の残骸）から得られるタンパク質や多糖（抗原）を接種し，生体内の免疫系を活性化し，抗体をつくらせるものです．

ワクチンの歴史は，E. ジェンナーの**天然痘ワクチン**に始まり，現在では，**BCG**，**ポリオ**（小児麻痺）**ワクチン**，**インフルエンザワクチン**，**風疹ワクチン**，**子宮頸癌ワクチン**などさまざまな種類のワクチンがあります．

ワクチンには**生ワクチン**と**不活化ワクチン**があります．ワクチン接種による副作用は重いものも多いので，最近では安全性の高い不活化ワクチンが用いられる傾向にあるようです（表2・2）．

表2・2 ワクチン一覧表

	種　類	副反応
死菌ワクチン 不活化ワクチン	百日咳，コレラ，インフルエンザ，日本脳炎，A型肝炎，B型肝炎，ジフテリア，破傷風，狂犬病，肺炎球菌，ポリオ（IPV, Salk）	接種直後から24時間以内にアナフィラキシーショック，じん麻疹，発熱など
弱毒生ワクチン	ポリオ（OPV, Sabin），麻疹，風疹，おたふくかぜ，水痘，BCG	接種後3～4週間以内に発熱，軽度の感染症状

2・19　神と悪魔が潜む薬を知る

　薬の勉強をすると，薬が使い方によって，神と悪魔の二つの顔をもつ物質だということがだんだんわかってきます．

　薬を飲んで病気を治した人にとっては，その薬は間違いなく神の薬です．痛みや苦しみを取除いてくれたのです．しかし，ワクチン接種や薬によりその副作用に悩まされた人にとっては，その薬は間違いなく悪魔の薬です．麻薬中毒になった人には，ヘロインは悪魔の薬です．どんな薬も，神の心でつくられ，悪魔の力が潜んでいるものと考えて，接していただきたいと思います．

　この章では，サリドマイドや麻薬など，神と悪魔という肩書きをつけるのにふさわしい物質をいくつか取上げました．まだまだ他の例もあるかと思います．薬を飲む人や扱う人は，神と悪魔が潜んでいることを心の隅においてほしいということです．神と悪魔とのお付き合いが始まろうとしています．それは，日常茶飯のことかもしれません．

　最近，"飲んではいけない薬" というタイトルのついた本も出ています．飲んではいけない薬には悪魔の薬の可能性もあり，こういう薬が増えてきたという警鐘のようですが，やはり医師・薬剤師にきちんと相談して使うことが大事です．

●2章の発展: 学生レポートから●

　以上のように，この章ではだれでも過去に聞いたことのあるような身近な，そして面白い薬の話題を拾ってみました．そうすると自然に，薬の化学が見えてきます．そして，このように身近な薬の話題は，授業などで教わらなくても自分で調べられる範囲になっています．あるいは毎日，健康に関する新聞記事を一生懸命読むだけでも薬の話題に簡単に接することができます．つまり，薬の学習は自分でもできることなのです．

　以下のコラムは，看護・医療系の学生が，自由に医療のなかの化学や薬について自力でまとめたレポートの内容です．読者の皆さんも，自分でいろいろな薬について調べたり，まとめたりすることは簡単にできるのだということを知って下さい．

学生レポート1　放射線の化学と癌の治療

　癌とは，細胞の遺伝子（DNA）が傷ついて起こる慢性的な病気です．活性酸素やその他の外的要因によって細胞がダメージを受けて癌ができます．現在日本では"二人に一人"が癌になると考えられており，そのうち"三人に一人"が癌で亡くなっているといわれています．

　この癌の治療法としては，"手術・放射線治療・化学療法"の三つが確立されています．ここでは，痛くない癌の治療（放射線治療と化学療法）についてまとめておきます．

　放射線は，核分裂や放射性物質の分解から放出されるもので，自然放射線と，人工放射線があります．太陽からくるものは自然放射線であり，原発事故で発生したものは人工放射線といえます．具体的には，α線，β線，γ線，中性子線などが知られています．これらは，粒子線と電磁波に分けられます．X線は最初につくられた放射線です．

　放射線は，DNAや細胞膜など生体分子を直接傷つけますが，放射線が水分子を分解し，その結果生じた活性酸素（ヒドロキシルラジカル）が生体分子を傷つけることもあります．

●放射線の活用

　放射線は細胞の癌化を起こしますが，医療への応用も行われています．癌細胞

を放射線でやっつけようというものです．癌治療に使われる放射線は，X線，γ線，電子線，β線，中性子線，電粒子線，α線です．頭頸部癌，肺癌，乳癌，食道癌，子宮癌などを対象とする外部からの照射治療では，X線，γ線，電子線が使われます．密封小線源治療に用いられる放射線のほとんどはRI（放射性同位元素）から放射されるγ線で，舌癌や子宮癌などが対象となります．RI投与治療に用いられるRIは放射性ヨウ素で，甲状腺癌が対象となります．

　放射線治療は，臓器にできた癌にだけ，あるいは，予防的にそのまわりのリンパ腺などを含めて放射線をかける療法です．ある決まった範囲にだけ効果を与えるので手術と同じ局所療法です．首や喉の癌，食道癌，肺癌，乳癌，子宮頸癌，前立腺癌などの多くの癌で，手術と同じくらいの効果が確認されています．

　放射線治療の特長として，メスを入れないため，臓器の機能や美容を保つことができますが，手術や抗癌剤との組合わせでより良い効果が得られることが多いようです．特に癌が進行した場合，化学療法を組合わせることによって，さらに効果が増します．癌治療のなかでいちばん副作用が少ないため，末期癌に使用できます．早期癌から緩和ケアにまで幅広く使われています．たとえば，脳や脊髄に転移して麻痺が出た場合，放射線を転移部位にかけると麻痺がなくなることがあります．癌治療のなかでいちばん経済的，などがあげられます．

　X線は光（電磁波）の一種で，体の奥にある癌の治療に有効です．電子線は皮膚癌など，体の表面にある癌に用いられます．最近では，重粒子線（炭素などの原子核を加速したもの）や陽子線も用いられています．外部放射線治療は，ただ台の上で寝ているだけでよく，治療中も痛くもかゆくもありません．身体の温度は2000分の1度くらいしか上がらないため，何も感じず，1回の治療時間は約1分です．

　二つ目は，密封したRIを使う"小線源放射線治療"であり，子宮頸癌や舌癌など，癌を切らずに治す治療法の主役です．

　三つ目は，密封していない放射性同位元素を体内に投与する"内用放射線治療"です．内用療法は甲状腺癌の治療に用いられます．ほかにも，"術前照射"や"術後照射"，"全身照射"などがあります．術前照射とは，手術できないような癌を手術可能にしたり，臓器を切り取る範囲を小さくして後遺症を抑える目的で行われる方法です．口腔癌，咽頭癌，喉頭癌，鼻腔・副鼻腔癌，唾液腺癌，甲状腺癌などの頭頸部癌や，直腸癌が術前照射の代表的な対象です．術後照射とは，手術で取残しがある場合や再発の予防を目的として，ほとんどの癌で行われている方法です．また，癌を完治させる目的以外に，患者のつらい症状をとるために行う場合もあります．

学生レポート2　たばこの化学

　たばこの主流煙，副流煙に含まれる化学物質（約3千種）のうち，人体に有害なものは約250を超え，発癌性の疑われるものは50を超えるといわれている．たばこの煙，および受動喫煙，あるいは無煙たばこなど，いずれもそれ自体で"ヒトへの発癌性あり"と判断されているが，特に個別の成分について，ヒトへの有害性（発癌性など）が明確に判定されているものを以下に示しておく．

●ベンゼン
　ベンゼンは化学式C_6H_6で表され，特有の芳香がある無色の揮発性液体である．正六角形の炭素骨格をもち，毒性がある．ベンゼン環を構成する結合はすべて等価で付加反応より置換反応を起こしやすい．水に難溶だが，エタノール（エチルアルコール）やエーテルとは任意の割合で混ざり合う．ベンゼンはあらゆる工業製品の原料になっているが，ベンゼンに長期間さらされると血液の癌ともいわれる白血病をひき起こす可能性が高い．たばこの煙にも含まれているので非常に危険である．

●ニコチン
　ニコチンは揮発性がある無色の油状液体で化学式は$C_{10}H_{14}N_2$である．強力な毒物で，かつて殺鼠剤やゴキブリ駆除剤として使われていたくらいである．ニコチンは血液中のコレステロールを酸化させ，せっかくの善玉コレステロールを悪玉コレステロールにしてしまう．さらに副腎を刺激してカテコールアミンというホルモンの分泌を促し，血液を固まりやすくさせてしまうのだ．その結果血液がドロドロになり，動脈硬化がひき起こされる．ある研究ではたばこを吸っている人が動脈硬化に陥る危険性は非喫煙者の5倍以上となっていることがわかっている．

●カドミウム（Cd）
　カドミウムは，イタイイタイ病の原因物質として有名になった金属元素である．1日にたばこ20本を吸う人は，非喫煙者のほぼ2倍量のカドミウムを腎臓や肝臓に受け入れていることになる．体内のカドミウムの生物学的な半減期は平均15.7年である．人は毎日食物から約75〜100μg（マイクログラム）のカドミウムを取り入れており，そのうち約4％が消化器系で吸収される．計算すると，たばこ1箱を全部吸う人は2〜4μgのカドミウムを体内に余計に受け入れることになるが，その96％は呼吸器系から吸収される．健康障害としては，亜鉛不足をひき起こす．そのため自然流産や胎児の死亡する危険性は，たばこの喫煙本数に比例して確実に高くなる．死産の危険性は喫煙・飲酒する妊婦の場合，6倍にまで高まる．

　このほかにも，4-アミノビフェニルや，ニッケル，クロムなど，さまざまな発癌性のある物質が明らかとなっている．調べれば調べるほど，体に良くないことが明らかとなっている．

第 II 部

くすりと治療の実践

3 重要なくすりと治療

● 病気の原因と治療

　この章では，重要な病気（＝疾病）について，その原因を簡単に解説し，**治療方針**と**薬物療法**についての指針を述べたいと思います．すべての病気にはそれなりの原因があるはずですが，現実にはそれがはっきりわからないこともありますし，いくつかが組合わさっていることもあります．病気の原因をはっきりさせるには，各種の検査を行い，その検査値から診断を下すのが通例です．

　病気の原因をはっきりと突き止め，その原因に対して最適なかたちでの改善を行う治療法を**原因療法**といいます．これに対して，原因がわからないので，その症状を改善しようとする治療法は，**対症療法**といいます．薬は，原因療法として用いられる場合と，対症療法として用いられる場合があるということです．たとえば，季節性の花粉症が出たときに抗ヒスタミン薬を飲むのは，対症療法です．

　そこで，病気の一般的な原因について知っておくことは大変重要です．つぎのような異常がおもな病気の原因と考えられます．

● 病気の原因

1) 感染による病気（感染症）
2) 生活習慣による病気
　（生活習慣病）
3) 加齢による病気（老化, 老衰）
4) 代謝調節の乱れによる病気
　（内分泌疾患）
5) 免疫系の乱れによる病気
　（免疫疾患）
6) 腫瘍の発生による病気
　（癌, 悪性新生物）
7) 先天性の病気（遺伝疾患）
8) 心因性の病気（心身症）
9) 薬による病気
　（薬物中毒, 薬害）
10) 放射線による病気
　（アレルギー, 癌）

これらの疾患のなかで，外部から加わる原因（外因）によって起こるものを，**外因性疾患**といいます．一方，病気の原因がもともとの個体（個人）にあるときは，その原因を内因といい，**内因性疾患**とよびます．

病理学（専門科目）の見地から分類すると，病気の外的要因はつぎのようにまとめられることもあります．

  1) 生物学的要因（細菌，ウイルス）
  2) 化学的要因（いろいろな化学物質）
  3) 物理的要因（高温，寒冷，放射線，紫外線など）
  4) 環境的要因（自然環境など）

現実に多くの疾患は，内因，外因が関連した複合的な原因で発生しています．この章では，病気の原因と薬物治療に焦点を当て，以下のような項目分けを行って解説をしています．

  1) 循環器・血液系の病気　　6) 免疫系の病気
  2) 脳・神経系の病気　　　　7) 感 染 症
  3) 呼吸器系の病気　　　　　8) 腎・泌尿器系の病気
  4) 消化器系の病気　　　　　9) 生殖器系の病気
  5) 内分泌・代謝系の病気　　10) こころの病気

なお，本書では，病気の解説や症状については最小限の記述にとどめました．本書姉妹編"看護・医療系のためのからだと病気の基礎知識"（東京化学同人）で詳しく解説していますので，ぜひ参照して下さい．

確認問題　　　（看 は看護師国家試験問題からの出題．解答は p.128）

1 疾病発生の外的要因のうち，物理的要因はどれか．（看 100 回 改題）
　① 細 菌　　② 紫外線　　③ 一酸化炭素　　④ ウイルス

3・1 循環器・血液系の病気と治療

高 血 圧

原因と治療方針 原因不明の高血圧を**本態性（一次性）高血圧**といい，高血圧の 90 % 以上はこれに該当します．日本人は塩分をかなり多く摂取しますので，これが原因となっている可能性があります．原因がわかっている高血圧を**二次性高血圧**といいます．二次性高血圧の原因疾患として，腎不全，甲状腺機能亢進症，褐色細胞腫，アルドステロン症などがあげられます．高血圧は腎臓とリンクした病気と考える人もいます．治療の基本は生活習慣の改善です．食塩摂取量の制限（6g/日未満），体重の適正化，過剰な飲酒の禁止，適切な運動の継続を行います．高血圧は代表的な生活習慣病です．

> **ポイント**
> ● 高血圧の分類
>   ・本態性高血圧：原因は不明（＝一次性高血圧）
>   ・二次性高血圧：血圧上昇ホルモン過剰，腎障害による
> ● 原因と考えられているもの：高塩分食，高脂肪食，喫煙，ストレス，加齢
> ● 血圧を考える式で生活習慣をまとめてみよう
>   血圧 ＝ 心拍出量 × ③ 末梢血管抵抗
>   ↑ 喫煙，高脂肪食，高塩分食，ストレス，加齢で上昇
>   ① 心拍数 ← ストレスで上昇
>   ② 血液量 ← 高塩分食で増加

薬物治療 生活改善で効果がみられない高血圧は，**降圧薬**（血圧を下げる薬）による薬物療法を行います．降圧薬の第一選択薬は，（合併症がなければ）つぎのいずれかで始めます（薬理作用は §4・1 参照）．

1) **チアジド系利尿薬**（血液量増加の場合）：ヒドロクロロチアジド，トリクロルメチアジド，ベンチルヒドロクロロチアジド
2) **カルシウム拮抗薬**（血管の拡張；血管が細くなっている場合）：ベラパミル，ジルチアゼム，ニフェジピン，ニカルジピン

3) **α₁ 遮断薬**＊(血管の拡張)：ウラピジル，テラゾシン，ドキサゾシン，ブナゾシン

4) **α₂ 作動薬**＊(＝α₂ 受容体刺激薬；交感神経抑制)：クロニジン，メチルドパ，グアナベンズ

5) **β 遮断薬**(心拍数の抑制)：プロプラノロール，アテノロール，ベタキソロール，メトプロロール，アセブトロール

6) **アンギオテンシン受容体拮抗薬**＊(ARB；受容体阻害)：ロサルタンカリウム，カンデサルタン シレキセチル，バルサルタン

7) **アンギオテンシン変換酵素阻害薬**(ACE 阻害薬；酵素阻害)：カプトプリル，アラセプリル，デラプリル，リシノプリル

これらの薬は，他の循環器疾患（虚血性心疾患）でも基本になるものです．組合わせて利用されることも多いようです．薬物療法の注意点としては，服薬を勝手に中止しないことがあります．リバウンド現象で前よりもかえって高い血圧になり，そのとき脳血管が切れて，脳出血を起こす危険性があります．二次性高血圧の場合は，前述の原因疾患の治療が優先です．

検査値 収縮期血圧 140 mmHg 以上，または拡張期血圧 90 mmHg 以上．

ポイント
- 高血圧の定義：収縮期血圧 140 mmHg 以上
  または 拡張期血圧 90 mmHg 以上
- 収縮期血圧，拡張期血圧のどちらか一方が基準値以上になれば高血圧

虚血性心疾患（狭心症，心筋梗塞）

原因と治療方針 血栓（血の固まり）などにより血流が滞る虚血性心疾患には狭心症と心筋梗塞があります．

＊ 作動薬＝アゴニスト：類似の作用をする薬（正の作用）
拮抗薬＝アンタゴニスト：反対の作用をする薬（負の作用）
遮断薬＝ブロッカー：情報伝達を止める薬（負の作用）

狭心症は一時的な虚血状態（血液不足）です．心臓の血管（冠状動脈）が狭窄（詰まる）あるいは攣縮（ちぢむ）状態になることにより起こります．

他方，**心筋梗塞**は冠状動脈が完全に閉塞（ストップ）し，心筋が完全な虚血状態（＝壊死）となり，心臓が正常に収縮できなくなる病気です．その原因は，動脈硬化と高血圧がおもなものです．

狭心症にはさらに二つのパターンがあります（**労作性狭心症**と**安静時狭心症**）．治療には，§2・8でも述べた血管拡張薬のニトログリセリンを用います（舌下錠）．状態に応じて，薬物治療，経皮的冠状動脈形成術（PTCA），冠状動脈バイパス術（CABG）なども行われます．

心筋梗塞は狭心症よりも痛みが強く，ニトログリセリンを服用しても胸痛は治まりません．心筋梗塞の胸痛にはモルヒネを使用します．

薬物治療　狭心症と心筋梗塞は用いる薬物が違う（血管拡張薬か血栓溶解薬か）ので注意が必要です．

a. 狭心症　上述のような**硝酸薬**（ニトログリセリンなど），β 遮断薬，カルシウム拮抗薬，抗血小板薬などが使用されます．

ニトログリセリンは冠状動脈と末梢血管を拡張させる働きがあり，冠状動脈を広げて痛みを和らげます．

β 遮断薬は§2・14で述べたように心臓に作用します．心筋の収縮力を低下させます．また，心拍数を減少させて，心筋の酸素消費量を減少させます．

カルシウム拮抗薬は全身の動脈ならびに冠状動脈を拡張させ，心筋への酸素供給量を増加させます．

抗血小板薬は，血小板が血管壁に粘着したり凝集したりすることを抑制することで，血栓の形成を予防します．アスピリンやチクロピジン，シロスタゾール，クロピドグレルなどはこの作用をもっています．

b. 心筋梗塞　急性心筋梗塞では，ICU（集中治療室）に収容し緊急処置を行って胸痛を鎮め，冠状動脈の血流を回復させる**再灌流療法**を行います．同時に酸素吸入や薬物治療を行います．再灌流療法として，血栓溶解薬の投与，冠動脈インターベンション手術（PTCA，CABG）があります．

重要な**血栓溶解薬**に組織プラスミノーゲン活性化因子（t-PA）があります．

t-PA の作用メカニズムを説明します．タンパク質分解酵素プラスミンは血栓（フィブリン）を溶解する働きがあります．プラスミンは通常，前駆体であるプラスミノーゲンの形で血漿に含まれていて，組織プラスミノーゲン活性化因子（t-PA）によって活性化されてプラスミンになるので，t-PA を血栓溶解薬として用います．また，ウロキナーゼも血栓溶解薬として用いられます．

急性心筋梗塞の薬物治療としては，ほかに，**アンギオテンシン変換酵素阻害薬（ACE 阻害薬），抗血小板薬，抗凝固薬**などが使用されます．ACE 阻害薬は酵素阻害による血圧降下，血管拡張作用と腎保護作用（利尿作用）によって心筋の仕事量を減少させ，心不全の予防をします．抗血小板薬，抗凝固薬は再梗塞を減少させますので，退院後の予防に役立ちます．

治療薬 代表的な薬をまとめておきます．これらのなかには，高血圧のところでもふれたものが含まれています．

a. 血管，心臓に作用するもの
1) **硝 酸 薬**：ニトログリセリン，硝酸イソソルビド，ニコランジル
2) **カルシウム拮抗薬**：ニフェジピン，アムロジピン，ジルチアゼム，ベラパミル
3) **β遮断薬**：プロプラノロール，ピンドロール，アテノロール，カルテオロール
4) **ACE 阻害薬**：カプトプリル，エナラプリル

b. 血液凝固に関係するもの
1) **抗血小板薬**：アスピリン，チクロピジン，ジピリダモール，シロスタゾール，クロピドグレル
2) **抗凝固薬**：ワルファリンカリウム，ヘパリンナトリウム
3) **血栓溶解薬**：t-PA 製剤（アルテプラーゼ，モンテプラーゼ），ウロキナーゼ

検査値 **クレアチンキナーゼ（CK）**は筋肉に含まれる酵素で，筋肉細胞の壊死がみられたとき血中（尿中）に増加します．心筋梗塞が起これば，発症後 2〜4 時間で値が上昇します．CK のほか，**AST**（アスパラギン酸アミノトランスフェラーゼ），**LDH**（乳酸デヒドロゲナーゼ）などの酵素が，この順で血中に出てきます．

心不全

原因と治療方針　心臓のポンプ機能が低下し，全身に血液を送り出すことができない心臓の機能低下状態を**心不全**といい，放っておくと死に至ります．原因として，心筋障害，刺激伝導系の異常，心筋にかかる負荷増大，弁の障害，心肥大などがあります．心臓に負荷がかからないよう安静にし，行動を制限します．また水分が過剰に貯留しないように，水と塩分の摂取を制限します．慢性心不全の治療は薬物療法と生活指導が中心となります．

薬物治療　心不全の代表的な薬物療法には，強心薬，血管拡張薬，降圧薬，心負荷軽減薬，利尿薬，ホスホジエステラーゼ（PDE）阻害薬などが使用されますが，いずれも慎重に投与する必要があります．

強心薬は心筋の収縮力を高めます．**ジギタリス製剤**（ジゴキシンなど）では，**低カリウム血症**でジギタリス中毒を起こさないように，果実や野菜などカリウムの多い食品を摂るようにします．ジギタリス中毒には，高度な徐脈，不整脈などの心症状があります．**カテコールアミン系薬**（β_1作動薬）も用いられます（コラム3参照）．

血管拡張薬として，先に述べたACE阻害薬などの動脈拡張薬は，末梢動脈を拡張して後負荷を軽減し，心拍出量を増加させます．硝酸薬などの静脈拡張薬は，末梢静脈を拡張して静脈還流を減少させ，前負荷を軽減します．

降圧薬，心負荷軽減薬として，先述のカルシウム拮抗薬やβ遮断薬（コラム

コラム3　カテコールアミン

カテコールアミンはカテコール環を含む生体モノアミンです．アドレナリンやノルアドレナリンに代表される生体アミン（§2・5参照）で，心臓や血管を支配する交感神経系の化学伝達物質です．カテコールとは2価のフェノール誘導体（ヒドロキシ基2個をもったフェノール類）で，アドレナリン，ノルアドレナリン（アドレナリンの脱メチル体），L-ドパ，ドパミンなどは，このカテコール環とアミノ基（NH_2）をもっているので，カテコールアミンといいます．これらのカテコールアミンは，アミノ酸のチロシンを原料につくられています．

4参照）が，**利尿薬**としては，ループ利尿薬，チアジド系利尿薬などが用いられます．ループ利尿薬の副作用としても，低カリウム血症に注意が必要です．

ホスホジエステラーゼ（PDE）阻害薬としてはテオフィリン系のものが有名です．テオフィリンは気管支（系）の薬ですが，他にもいろいろな PDE 阻害薬があります．たとえば，心臓において PDE を阻害するものが強心薬となります．

> **治療薬** 強心薬などを使います．
> 1) **ジギタリス製剤**：ジゴキシン，メチルジゴキシン
> 2) **カテコールアミン系薬**（β_1 作動薬）：ドパミン，ドブタミン，ドカルパミン
> 3) **ACE 阻害薬**：カプトプリル，アラセプリル，デラプリル
> 4) **利尿薬**：カルペリチド
> 5) **PDE 阻害薬**：ミルリノン，オルプリノン，ベスナリノン

確認問題（ヒント：問題5～7は5章以降の内容に関連）　　　　　☞解答はp.128

2 強心薬はどれか．
　① テオフィリン　② ニトログリセリン　③ アトロピン　④ ジゴキシン

3 急性心筋梗塞において上昇のピークが最も早いのはどれか．（看 101 回）
　① AST　② ALT　③ LDH　④ CK

4 薬物と特に高齢者で観察すべき内容との組合わせで正しいのはどれか．
　① ループ利尿薬―出血傾向　　　　　　　　　　　　　　　　　（看 100 回）
　② ベンゾジアゼピン系睡眠薬―血中尿酸値
　③ 非ステロイド性抗炎症薬―消化器症状
　④ β 遮断薬―血中カリウム濃度

5 ジギタリスの副作用はどれか．（看 99 回）
　① 難聴　② 悪心　③ 易感染　④ 満月様顔貌

6 15％塩化カリウム注射剤原液の静脈内投与で起こりうるのはどれか．
　① 無尿　② 発熱　③ 心停止　④ 骨髄抑制　　　　　　　　　　（看 99 回）

7 ニトログリセリンの副作用はどれか．
　① 昇圧　② 造血　③ 血圧降下　④ 免疫抑制

> **コラム4** アドレナリンとその受容体に作用する薬
>
> アドレナリンは副腎髄質で生成される交感神経系の化学伝達物質で，その受容体には α と β があります（§2・14 参照）．α 受容体は血管系に影響を与え，β 受容体は心臓や気管支，肝臓に影響を与えます．α 受容体に作用するものには，血圧に関係する薬が多くなっています．
>
> β 受容体に作用するものは心臓の薬になります．たとえば，**β_1 作動薬**（β_1 受容体刺激薬）は心筋の収縮をひき起こし，心不全の薬になります．その代表がドパミンやドブタミンです．さらに β_2 受容体を刺激する作動薬のサルブタモールは気管支拡張作用をもつので，喘息薬として利用されています．サルブタモールは β_2 選択的な作動薬です．
>
> 一方，心臓の **β 遮断薬**（プロプラノロール）はアドレナリンの心臓刺激を抑えるので狭心症や心臓疾患の痛みをなくす薬です．β_1 と β_2 の両方を遮断するもの（プロプラノロール，ピンドロール）と β_1 のみを遮断するもの（アテノロール），β_2 のみを遮断するもの（ブトキサミン）などがあります．

不整脈

原因と治療方針　心臓のリズムが乱れる状態が**不整脈**です．不整脈は，心不全，心筋梗塞，弁膜症などの心疾患がおもな原因で起こります．遺伝的素因で起こることもあります．また，健康な人でも疲れている場合や，ストレスがあると起こることがあります．不整脈の診断は心電図で行います．

不整脈をおおまかに分類すると，**頻脈，徐脈，期外収縮**などに分けられます．不整脈の治療にはこの分類に従った薬物療法のほか，人工ペースメーカー，電気的除細動などによる物理的療法も用いられます．

薬物治療　頻脈系では，心臓の負担を低下させる**抗不整脈薬**（チャネル遮断薬，β 遮断薬）が用いられます．一方，徐脈系では，心臓を強くして脈を速くする **β 作動薬**（＝β 受容体刺激薬；イソプロテレノール），**抗コリン薬**（＝副交感神経遮断薬；アトロピン）が用いられます．

チャネル遮断薬は心筋細胞内外のイオン濃度に関わり，異常な刺激生成や伝導を抑える薬物です．ナトリウム（Na）チャネル遮断薬は，細胞膜のNaチャネルに作用して，心筋細胞に入るNa^+を少なくします．カリウム（K）チャネル遮断薬は，細胞外へのK^+の流出を抑え，異常な早期興奮を遮断します．カルシウム（Ca）拮抗薬も細胞へのCa^{2+}の流入を遮断します．

β遮断薬（アテノロール，プロプラノロール）は心臓のβ受容体に作用し，ノルアドレナリンなどのβ受容体を遮断し，心筋細胞へのCa^{2+}の流入を抑えて，心拍数を低下させます．

> **治療薬**　チャネル遮断薬は，Na, K, Caチャネルを調節するものに分類されます．天然の毒のなかにはこのようなチャネルに作用するものがあります．たとえば，フグ毒はNaチャネルを阻害します．

1) **Naチャネル遮断薬**：プロカインアミド，リドカイン，キニジン
2) **Kチャネル遮断薬**：ソタロール，ニフェカラント，アミオダロン
3) **Caチャネル拮抗薬**（＝Ca拮抗薬）：ベラパミル，ジルチアゼム

貧血

> **原因と治療方針**　**貧血**は血液（造血系）の病気で，赤血球中の色素**ヘモグロビン**が関係します．ヘモグロビンは**鉄**を含み，酸素と結合して組織に酸素を運びます．

貧血になると鉄やヘモグロビンが減少し，慢性的な酸素不足の状態となります．顔面蒼白，動悸，息切れ，めまい，頭痛，易疲労感，食欲不振などが現れてきます．

貧血の分類には赤血球による形態学的分類がよく用いられます．赤血球の大きさは約8μmが正常で，このサイズより大きかったり小さかったりした場合は，さまざまな貧血症状が現れます（大球性貧血，小球性貧血）．ここでは，代表的な貧血について，より詳しくみていきます．

a. 鉄欠乏性貧血（小球性低色素性貧血）　鉄の欠乏により，骨髄でのヘモグロビン合成が障害されます．若年から中年にかけての女性，妊婦に好発します．原因疾患としては，慢性消化管出血，痔出血が多く，女性に限れば子宮筋腫などによる性器出血，出産による失血，月経過多が多いです．出血によって，鉄の排泄が増加します．なお，短時間での大量出血では，貧血とはならず，出血性ショックに陥ります．妊娠時の貧血の多くは鉄欠乏性で，血液が多く必要になるため，相対的に鉄が不足します．

治療は，**鉄剤**の経口投与を行います．鉄はおもに十二指腸で吸収されるため，胃切除例でも鉄剤は有効です．鉄剤は食後または食間に多量の水で服用します．鉄は Fe^{2+} の状態で吸収されやすく，ビタミン C は $Fe^{3+} \rightarrow Fe^{2+}$ の変換を促進するため，野菜や果実を十分に摂取するようにします．

b. 巨赤芽球性貧血（大球性正色素性貧血）　悪性貧血ともよばれるものです．**ビタミン B_{12}**（シアノコバラミン）や**葉酸**が**欠乏**することにより DNA 合成障害となって，核の成熟障害をきたし，巨赤芽球が出現します．また，巨赤芽球は骨髄内で崩壊し，無効造血となります．

ビタミン B_{12} 欠乏は，その吸収障害が原因になることが多いようです．胃の壁細胞で産生される**内因子**はビタミン B_{12} と結合し，回腸末端での吸収を助けます．しかし，悪性貧血では壁細胞の障害によって内因子が低下します．胃全摘後にも内因子が低下します．中高年に多く，緩徐に経過します．

ビタミン B_{12} 欠乏に対しては，**ビタミン B_{12} 製剤**を経口ではなく筋肉注射で投与します．ビタミン B_{12} 欠乏時に葉酸投与をすると，神経症状を悪化させるため禁忌です．

c. 再生不良性貧血（正球性正色素性貧血）　骨髄における幹細胞の障害によって，末梢血の赤血球，白血球，血小板のすべてが低下する**造血障害**です．特定疾患治療研究事業対象疾患です．男女差はありませんが，中高年に多い傾向があります．

原因が不明な原発性再生不良性貧血が約 80％ で，放射線，抗癌剤，鎮痛薬，抗生物質（クロラムフェニコール）などによる二次性再生不良性貧血が残りを占めます．

症状としては，白血球減少で易感染性，血小板減少で出血傾向，赤血球減少で貧血症状がみられます．感染症（ウイルス感染）と出血が二大死因です．治療として，**タンパク質同化ステロイド（テストステロン）**，免疫抑制療法，骨髄移植が行われます．

d．自己免疫性溶血性貧血（正球性正色素性貧血）　赤血球に対する**自己抗体**が産生され，この自己抗体が赤血球に結合し，補体とともに赤血球を破壊してしまいます．原因が不明な特発性と，**膠原病**（全身性エリテマトーデス，関節リウマチ）からの続発性があります．軽度の**黄疸**が起こることがあります．赤血球の破壊が数カ月以上続くと，**脾臓**が腫れて，腹部の膨満感や不快感が生じます．

治療としては，**副腎皮質ステロイド薬**を用います．これが無効の場合には，**免疫抑制薬**または脾臓摘出手術の適用となります．

e．腎性貧血　**慢性腎不全**によって，赤血球産生を促進するホルモンの**エリスロポエチン**が分泌不全となり，腎性貧血となることがあります．

> 治療薬　鉄剤，ビタミン製剤など

> 基準値　Hb（ヘモグロビン）：男性 14〜18 g/dL，女性 11〜15 g/dL
> Ht（ヘマトクリット）：男性 40〜52％，女性 33〜45％

確認問題　　　　　　　　　　　　　　（解答は p.128）

8　貧血の診断に用いられるのはどれか．（看100回）
　① ヘモグロビン濃度　② 収縮期血圧　③ 血糖値　④ 尿酸値
9　ウイルスが原因で発症するのはどれか．（看100回）
　① 多発性骨髄腫　② 鉄欠乏貧血　③ 再生不良性貧血
　④ 成人T細胞白血病

白　血　病

原因　白血病は貧血よりも重い血液の病気で，いわば血液の癌です．骨髄の造血幹細胞が分化の途中で癌化し，無制限に増殖する病気です．その原因は，喫煙，紫外線，放射線，ウイルスなどによるDNAの障害と考えられています．白血球系の細胞の腫瘍であることが多いのですが，赤血球系や血小板系の細胞が腫瘍化したものもあります（血液の成分を図3・1に示します）．60歳以上の，比較的高齢で発症することが多いようです．

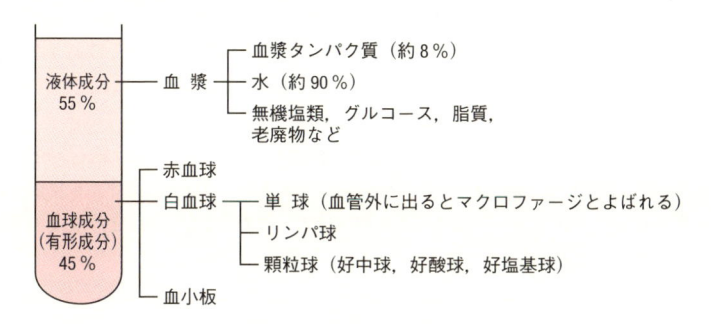

```
液体成分       ┌ 血漿タンパク質（約8％）
55％    ─ 血　漿 ─┤ 水（約90％）
               └ 無機塩類，グルコース，脂質，
                 老廃物など
             ─ 赤血球
血球成分     ─ 白血球 ─┬ 単　球（血管外に出るとマクロファージとよばれる）
(有形成分)            ├ リンパ球
45％                  └ 顆粒球（好中球，好酸球，好塩基球）
             ─ 血小板
```

図3・1　血液の成分

薬物治療　白血病は**急性白血病**と**慢性白血病**に分けられ，急性白血病は未分化な細胞が増殖するものです．一方，慢性白血病はある程度成熟した細胞が増殖します．白血病の治療には手術（移植）と**化学療法**（薬物療法）の二つがあります．急性白血病では，多剤の**抗癌剤**（**抗腫瘍薬**）を併用する化学療法を優先します．慢性白血病の場合は，造血作用をもつ**骨髄移植**を検討します．造血幹細胞移植（骨髄移植）は，治癒を目指した最強の治療法です．ただし，移植片対宿主病（GVHD）に注意が必要で，これを予防するために免疫抑制薬を使用します．

白血病に用いられる抗癌剤としては，**代謝拮抗薬**のシタラビン，メルカプトプリン，**アルキル化薬**のブスルファンなどがあります．代謝拮抗薬ではメトトレキサートも重要な薬で，白血病，悪性リンパ腫，乳癌，さらには関節リウマチに用いられます．シタラビンは急性骨髄性白血病の化学療法に用いられる代表的な抗癌剤で，悪性リンパ腫にも用いられます（抗癌剤の分類は，p.63， p.92, p.124 参照).

　薬物療法が見事に成功した例として，慢性骨髄性白血病の**分子標的薬（イマチニブ）**による治療があります．この薬物は染色体の転座に関係する異常な酵素（チロシンキナーゼ）を阻害するメカニズムをもち，薬物療法のみで長期寛解が可能という大きな成果が得られています．

コラム 5　治療関連性（二次性）白血病

　少し難しい話題ですが，抗癌剤や放射線治療を行った数年後，白血病や骨髄異形成症候群を発症する可能性が高くなることが知られています．このような治療関連性白血病（抗癌剤や放射線によってもたらされた白血病）は今後増えると考えられますが，困ったことに急性骨髄性白血病がほとんどです．

　たとえば，非ホジキンリンパ腫を抗癌剤で治療した後10年で白血病を発症する患者は5％ほどとみられ，抗癌剤の量や期間，あるいは放射線治療の有無が発症の重要な因子になります．（当然，量が多いほど，また期間が長いほど危険ですから，慎重な薬物治療が望まれます．）

悪性リンパ腫

原因と分類

　悪性リンパ腫は血液-リンパ系における癌で，血液内科で扱われます．リンパ系組織を構成するおもな細胞は，**リンパ球**とよばれる白血球です．リンパ液のなかには液体成分とリンパ球が流れていて，やがて血液と合流します．リンパ系組織は全身に分布しているため，悪性リンパ腫は全身で発生する病気です．

　悪性リンパ腫は，大きく分けて**ホジキンリンパ腫**と**非ホジキンリンパ腫**の二つがあります．ホジキンリンパ腫は日本人では少なく，約10％です．一方，非ホジキンリンパ腫は，発症してからの病気の進行速度によって分けることができます．進行のスピードが速いタイプを**高悪性度**，ゆっくりなもの（沪胞性リンパ種）を**低悪性度**と分類します．悪性の低いものは化学療法や造血幹細胞移植などの進歩した現在においては，根治が十分期待できます．

3・1 循環器・血液系の病気と治療

検査 悪性リンパ腫に対する最適な治療を選択するためには，病気が体のどこに，どれくらい広がっているかを知ることが大変重要です．さらには各種のウイルスの感染状況を調べる検査も重要です．このため，1)〜10)のような幅広い検査が必要になります．結論として，① たくさんの検査を受ける必要があるということ，そして，② 悪性リンパ腫のタイプを正しく見極めることが重要です．これらの検査により，悪性リンパ腫の治療が正しく行われます．（CT, MRI, PET, 検査値については，6章の各項目を参照．）

1) 胸部 X 線検査
2) CT（コンピューター断層撮影）
3) MRI（核磁気共鳴検査）
4) ガリウム（Ga）シンチグラフィー
5) PET（ポジトロン CT）
6) 骨髄検査：穿刺吸引検査，生検
7) 腰椎穿刺：脊柱管の中にある液体（脳脊髄液）を採取する検査
8) 消化管検査：胃内視鏡，大腸内視鏡など
9) 全身状態と原因となるウイルスの検査
    ① 末梢血，肝機能，腎機能，血糖
    ② ウイルス抗体価：B 型肝炎，C 型肝炎，ヒト T 細胞白血病ウイルス I 型（HTLV-I），ヒト免疫不全ウイルス（HIV），エプスタイン・バーウイルス（EBV）
10) 血液検査による成分 ①〜③ のチェック（重要）
    ① 乳酸デヒドロゲナーゼ（LDH）
    ② C 反応性タンパク質（CRP）
    ③ 可溶性インターロイキン 2（IL-2）受容体

治療 悪性リンパ腫の治療法には 1)〜4) のようなものがあります．

1) **放射線療法**：高エネルギーの X 線を照射して，腫瘍に対する殺細胞効果を期待する治療です．照射した部位に対してのみ効果が期待できます．
2) **化学療法**：抗癌剤を経口（内服薬），あるいは静脈内投与することによっ

て，腫瘍の殺細胞効果・増殖抑制効果を期待する治療です．

腫瘍があることがわかっている部位に効果があるばかりでなく，診察や画像診断ではわからない微小な病変部位に対しても効果が期待できます．代表的治療法として，**CHOP 療法**が有名です．

3) **生物学的製剤**（バイオ薬ともよばれる）：最近よく使われる薬が**リツキシマブ**（**分子標的薬**）です．成熟 B 細胞の特徴を示す悪性リンパ腫に効果があります．リツキシマブを用いる療法として，**R-CHOP 療法**が知られています．R-CHOP という呼び名は薬の英語名の頭文字からきています．

4) **経過観察**（注意深い観察）：リンパ腫や白血病は非常にゆっくり進行することが多く，無症状で何年も経過することがあります．

何か症状が出たときにはじめて治療を行うというのも選択肢の一つです．ヒポクラテスの格言，"First, do not harm！（体に害を与えないことから始めよ）"の実践ともいえます．これは，手術や薬による副作用を避けるということです．

> **看護目線** **抗癌剤の副作用**
>
> 　本書のねらいの一つは複雑な抗癌剤をできるだけスッキリと理解できるように整理することです．同時に，抗癌剤の副作用についてもサラリとふれておくことです．"スッキリ整理，サラリと副作用" を目指しましょう．なぜならば，薬の副作用（リスク）を見張るのは看護師の重要なミッション（仕事）だからです．薬剤師も病院では患者に定期的に尋ねに行きますが，常時患者を見ているのはやはり看護師，そして最も身近にいるのが看護師です．多剤投与が当たり前の現代医療では，看護師＝副作用の見張り役といえます．
>
> 　抗癌剤の副作用（一般的なもの）として，骨髄抑制があります．このほか，消化器系副作用（嘔吐，腸炎，下痢），肝障害，腎障害も起こりやすいです（§5・3参照）．

癌の薬いろいろ① アルキル化薬, 代謝拮抗薬, 分子標的薬

- **アルキル化薬**: ナイトロジェンマスタードやニトロソ尿素類などがあり, 白血病, 肺癌, 胃癌のほかに, 卵巣癌, 膀胱癌などにも有効です. (DNA のグアニンの N-7 位と反応します.) アルキル化薬のなかでも, 脂溶性の高いラニムスチンやニムスチンは悪性の脳腫瘍に有効です.

  〈代表的な薬〉
  - ① ナイトロジェンマスタード: シクロホスファミド
  - ② ニトロソ尿素類: ラニムスチン, ニムスチン, エストラムスチン
  - ③ トリアゼン類: ダカルバジン, テモゾロミド

- **代謝拮抗薬**: 核酸 (DNA, RNA) と類似した構造をもち, DNA 合成の過程を邪魔する核酸関連物質の抗癌剤です. 核酸合成をする際に必要な材料となる物質と化学構造が似ているので核酸の合成を妨げ, 癌細胞の代謝を阻害して, 増殖を抑制します. 白血病治療や悪性リンパ腫の治療に用いられるものが多いです. フルオロウラシルは消化器系の癌や, 乳癌などに用いられる一方, メルカプトプリン, フルダラビン, シタラビンは, 白血病において汎用されます. メトトレキサートも, 白血病, 悪性リンパ腫, 乳癌, 肉腫に用いられます.

  〈代表的な薬〉
  - ① プリン類似系: メルカプトプリン, フルダラビン
  - ② ウラシル類似系: フルオロウラシル, テガフール
  - ③ シトシン系: シタラビン
  - ④ 葉酸系: メトトレキサート

- **分子標的薬**: 新薬の開発段階で, 薬が作用するターゲット (標的分子) を設定し, その標的に選択的に作用することを目指して作られた薬を**分子標的薬**とよびます.

  癌細胞と正常細胞の違いを分子レベルで解明し, 癌の増殖や転移に必要な分子を特異的に抑えたり, 関節リウマチなどの炎症性疾患で炎症に関わる分子を特異的に抑えたりすることで治療を目指します. 従来の多くの薬剤もその作用機序を探ると何らかの標的分子をもちますが, 分子標的薬は創薬や治療法設計の段階から分子レベルの標的を定めている点で異なっています.

  分子標的薬の成功例としては, キナーゼ阻害薬 (イマチニブ) などの抗癌剤のほか, 抗リウマチ薬 (インフリキシマブ) などの自己免疫疾患の治療薬, 抗体医薬が注目されています.

  〈代表的な薬〉
  - ① モノクローナル抗体: ベバシズマブ, セツキシマブ, パニツムマブ, リツキシマブ, トラスツズマブ
  - ② 低分子酵素阻害薬 (キナーゼ阻害薬): イマチニブ, ゲフィチニブ

3・2 脳・神経系の病気と治療

脳梗塞

原因と分類 　心臓や脳の血管が詰まる虚血性疾患は増加する傾向にあります．特に，脂質異常症が引き金になって血栓が生じることが原因となり，以下のような症状が**脳梗塞**においてみられます．

1) **一過性脳虚血発作**：脳梗塞に似た症状が一過性に起こることがあり，これを一過性脳虚血発作（TIA）といいます．TIAでは，血管が血栓などで詰まった後，血栓が自然に溶けたりして血流が再開し，神経症状は24時間後までには消失します．脳血栓症では，前駆症状としてTIAが起こることが多いようです．

2) **脳血栓症**：動脈硬化によって動脈壁に脂肪やムコ多糖類などが付着して血管内腔が狭くなり，閉塞してしまうものです．脳血栓症を起こす基礎疾患として高血圧，糖尿病，脂質異常症などの生活習慣病，さらには喫煙などがあげられます．

アテローム血栓性脳梗塞では，脳や頸部の比較的太い血管が動脈硬化を起こして，その部位に血栓が生じます．場合によっては，その血栓がはがれて先の方の血管で塞がることがあります．一般に，脳梗塞の範囲は大きくありません．

ラクナ梗塞は，動脈硬化がさらに進行して，脳の深部の細い穿通枝動脈に血栓が生じてできる小さな梗塞です．頻度はむしろ高いといえます．多発性脳梗塞とよばれるもののほとんどは，このラクナ梗塞であり，**認知症**や**脳血管性パーキンソン症候群**の原因となることがありますので十分な注意が必要です．

3) **心原性脳梗塞**：心疾患でできた血栓が脳動脈に流入して**塞栓**（そくせん）（詰まり）を起こします．脳梗塞の範囲は大きくなります．ほかの部位から流入するため，前駆症状は少なく突発的に発症します．心原性脳梗塞は再発しやすい疾患です．

薬物治療 　脳梗塞の薬物治療は心筋梗塞の場合とよく似ています．初発のTIAが起こって1カ月以内に脳梗塞に移行する危険性が高く，脳血管系を中心に精密検査をすると同時に，**抗血小板薬**（アスピリン，チクロピジン）を使用します．

3・2 脳・神経系の病気と治療

　急性期の治療では，血圧は下げ過ぎないように注意します．発症3時間以内に**血栓溶解薬**（t-PA ＝ 組織プラスミノーゲン活性化因子，ウロキナーゼ）を投与します．脳浮腫には**濃グリセリン・果糖注射液**を用います．発症48時間以内に**抗血小板薬**（アスピリン，チクロピジン）や，**抗凝固薬**（ヘパリンナトリウム）を投与します．慢性期には，再発予防として，脳血栓症には抗血小板薬（アスピリン），脳塞栓症には抗凝固薬（ワルファリンカリウム）を投与します．ワルファリンカリウムを使用しているときには，拮抗作用を避けるために，納豆やブロッコリーなどのようなビタミンKの多い食品は摂らないようにします．

　脳梗塞や動脈硬化の原因となる脂質異常症を予防するためには，**スタチン系薬**や**抗酸化剤**などが用いられます．これらについては，脂質異常症の項（§3・5）でも述べます．

治療薬
1) **抗血小板薬**: アスピリン，チクロピジン，シロスタゾール
2) **血栓溶解薬**: t-PA 製剤（アルテプラーゼ，モンテプラーゼ），ウロキナーゼ
3) **抗凝固薬**: ヘパリンナトリウム，ワルファリンカリウム

脳 出 血

原因　　**脳出血**の原因は高血圧と動脈硬化です．高血圧が続くと，細小動脈壁がもろくなって微小動脈瘤が発生し，この微小動脈瘤が血圧の上昇によって破裂し，出血します．出血の好発部位は脳深部（大脳基底核）で，

```
                 ┌─ くも膜下出血
                 │              ┌─ 被殻出血
      脳出血 ─┤              ├─ 視床出血
                 │              ├─ 橋出血
                 └─ 脳実質内出血 ┼─ 小脳出血
                                └─ 脳葉出血
```

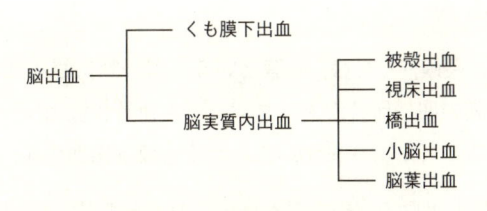

図3・2　脳出血の分類

被殻出血40％，視床出血30％，大脳皮質下出血10％，小脳出血10％，橋出血10％の頻度で発症します（図3・2）．

高血圧のほか，脳動静脈奇形，ウィリス動脈輪閉塞症（もやもや病；もやもやとした側副血行路が形成され，それが破綻）なども脳出血の原因になります．

治療　被殻出血，小脳出血，大脳皮質下出血では，開頭血腫除去術を行うことがあります．亜急性期以後に，機能的回復のために，定位的脳内血腫吸引術を行うこともあります．

予防　脳出血の主要な原因は高血圧ですので，塩分の過剰摂取，寒冷刺激，ストレス，多量の飲酒などを避け，血圧をコントロールするのが予防になります．

コラム6　脳 卒 中

脳卒中（のうそっちゅう）は，これまで述べた脳梗塞，脳出血，くも膜下出血などの総称として使われます．突然に急激な症状を発作的に起こす場合を一般に**卒中**といいます．すなわち，脳の出血，血栓などの循環障害によって，突然に意識障害や運動麻痺を起こすのが脳卒中です．血液循環障害の一つである**塞栓症**（そくせんしょう）において，あらかじめうっ血状態にある肺にきわめて大きい肺動脈塞栓症が起こると急死することがあり，これを肺卒中というのに対して，大脳に塞栓症を広範に生じた場合を脳卒中ということもあります．

くも膜下出血

脳は外側から，**硬膜**，**くも膜**，**軟膜**という3層の膜に覆われています（図3・3）．くも膜と軟膜の間に血管があります．その血管に高血圧が原因で**脳動脈瘤**ができて破裂することがあります．これが**くも膜下出血**です．

原因　くも膜下出血の原因で最も多いのは脳動脈瘤の破裂で，全体の70〜80％を占めます．脳動脈瘤は，高血圧や血流の影響により，脳動脈の血管壁の弱い部分が嚢状，紡錘状に拡張されて発生します．脳動脈瘤の好発部位は脳主幹動脈分岐部で，好発年齢は40〜60歳代です．

他の出血原因としては，脳動静脈奇形（約10％），ウィリス動脈輪閉塞症（もやもや病，数％）などがあります．

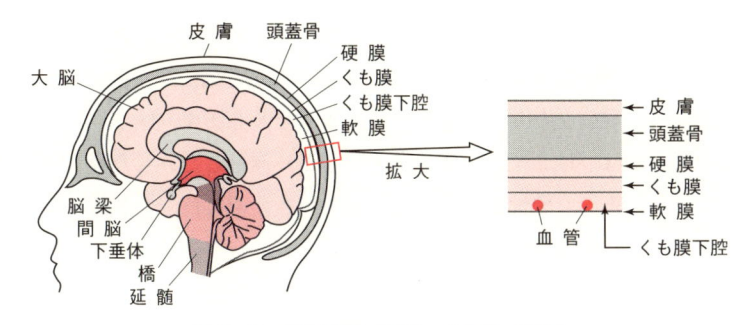

図3・3 脳と髄膜（硬膜，くも膜，軟膜）

治療　くも膜下出血では，これまで経験したことのないような痛みを感じます（ハンマーでたたかれたような，と言う人もいます）．発症直後は，安静に保ち，脳動脈瘤の再破裂と頭蓋内圧亢進の予防を目的として，血圧コントロールを行います．脳動脈瘤の再破裂を防ぐために，破裂した動脈瘤を脳血管造影で確認し，開頭手術により，その頸部にクリップをかけて血流を遮断するクリッピング術を，可能ならば，行います．ほかに，コイルを詰めるコイル塞栓術，接着剤などで覆うコーティング術，バイパス路を確保するトラッピング術などがあります．

パーキンソン病

原因　**パーキンソン病**では，中脳にある黒質の**ドパミン**が減少して，線条体に十分なドパミンが届かなくなります．それに応じて，**アセチルコリン**系の神経伝達物質が相対的に増加し，各種の運動障害が出るのが特徴になります．これをまとめて**錐体外路症状**（EPS）＊とよんでいます．

＊　**錐体外路症状**（EPS）：パーキンソン病の患者にみられる中枢性の筋肉運動障害で，ふるえ，硬直，無動などがある．パーキンソン症候群には振戦（ふるえ）のほかに，筋硬直（こわばり），随意運動の低下（無動など）がみられ，この三つを合わせ，主要三徴候という．パーキンソン病のほか，定型抗精神病薬の副作用によるものもある．

薬物治療 　原因不明のことが多く，対症療法（症状の緩和）が行われます．薬物療法として，**ドパミン補充薬**，**ドパミン作動薬**，**ドパミン放出促進薬**などを組合わせますが，ドパミンの不足を補うことが基本です．アセチルコリンの働きを抑えてバランスをとる**抗コリン薬**も用いられます．

　パーキンソン病の治療には **L-ドパ**（レボドパ）が有効ですが，服用が長期間に及ぶと効果が減弱したり，精神症状が発現したりします．L-ドパは，服薬を突然に中断してはいけません．突然に中断したり減量したりした場合や，全身状態が悪化した場合，**悪性症候群**が起こって，きわめて危険な状態に陥ることがあります．悪性症候群は，高熱，血圧変動などの自律神経症状，錐体外路症状，不随意運動，意識障害などを呈します．

　抗コリン薬の服用中は，尿閉，便秘に注意するようにします．便秘は中枢薬に広くみられる副作用です．

　リハビリテーションでは，リズム体操を取入れます．

治療薬

1) **ドパミン補充薬**：レボドパ，ドロキシドパ，カルビドパ
2) **ドパミン作動薬**：ブロモクリプチン，カベルゴリン，ロピニロール
3) **抗コリン薬**：プロフェナミン，トリヘキシフェニジル，ビペリデン

認知症

原因と分類 　**認知症**は，一度獲得した認知機能が低下したり，失われてしまったりする脳機能障害の総称です．加齢や生活習慣による脳内の障害により，神経伝達物質（**アセチルコリン**）の減少や，不要なタンパク質（**βアミロイド**）の蓄積などがみられます．以下のように，アルツハイマー病と脳血管性認知症とその他に大別されています．

a．アルツハイマー病 　大脳皮質の神経細胞が変性し，脳が全体的に萎縮して，脳溝が広がるものです．比較的女性に多く発症します．徐々に発症し，進行性に悪化します．進行性であるため，発症年齢が若いほど症状が著しくな

ります．全般的に機能が障害され，短期記憶も長期記憶も障害されます．

アルツハイマー病では，**病識***が早期になくなります．また，人格は病状が進行するにつれて崩壊します．基本的症状は**知的機能障害**で，**記銘力障害**（食事をしても食事をしたことをすぐ忘れる），**見当識障害**（日時，場所，人物などがわからなくなる），言語理解の低下（失語），周囲への無関心，自発語，反響言語，失行（運動障害がないのに，服を着る，箸を使うなどの日常の動作ができなくなる）が特徴的です．随伴症状としては，多動，徘徊，抑うつ，不安・不眠，被害念慮などがみられます．運動麻痺は初期から伴うことはなく，初期に片麻痺，尿失禁などを示すことはまれです．

アルツハイマー病以外に，**レビー小体型認知症**という認知症の型（タイプ）も知られています．こちらは妄想や幻覚の出る認知症になります．1日のうちに何人もの違った人格が現れます．進行とともに，アルツハイマー型に移行するともいわれています．

b. 脳血管性認知症　脳血管性認知症は，多発性の小さな脳梗塞によって脳機能が低下するもので，脳梗塞患者の約20％が認知症を起こすとされていて，梗塞部の脳細胞が死滅して，その一部が消失します．比較的，男性に多く発症します．

原因となる基礎疾患としては，高血圧，糖尿病，心疾患，脂質異常症などがあります．特に重要なのは高血圧と血圧の変動で，脳の前頭葉の血流が低下すると認知症になりやすいとされています．発症は，脳血管の病変に伴って起こるため急激で，経過は，新しい梗塞が加わるなどして動揺性で，階段状に進行します．

脳血管性認知症では病識があり，末期まで保たれます．したがって人格も末期まで保たれます．基本的症状は，記憶力の低下や思考力・判断力の低下などの知的機能障害で，病変した梗塞部位により，さまざまな随伴症状が現れます．よりはっきりとわかるのは随伴症状です．看護をする人は，こちらによく気がつくと思います．

---

*　**病識**："自分が病気である"という自覚や認識のこと．精神疾患では，自分は病気ではない，妄想も本当のことである，幻聴も本当に聞こえてくる，などの症状を"病識がない状態"とされている．

代表的な随伴症状は**感情失禁**で，わずかな刺激により感情があふれ出し，突然怒り出したり，急に泣いたり，過剰に笑ったりして感情のコントロールができなくなります．他の随伴症状としては，**夜間せん妄**〔夜間に，意識が混濁して活発な精神症状（幻覚，錯覚など）がみられ，大声で騒いだり，人を呼んだりする症状〕，不安，抑うつ，問題行動（徘徊など），睡眠障害などがみられます．運動麻痺が，病変した梗塞部位に対応して，神経的症状として出現します．

> **症状** 物忘れ，認知能力の消失，判断力低下，失語，失行不安，抑うつ

> **治療** 脳血管性認知症では，原則として，原因となっている基礎疾患の治療を行います．場合によって，**脳代謝改善薬**や**脳循環改善薬**を用います．

　アルツハイマー病では，**アセチルコリンエステラーゼ阻害薬**であるドネペジルや類似薬が，初期の記銘力障害の改善に有効であるとされています．アルツハイマー病に対しては対症療法が主流となりますが，抗不安薬や抗精神病薬で症状を軽減することもあります．

> **治療薬** アルツハイマー治療薬：ドネペジル，ガランタミン，リバスチグミン，メマンチン

確認問題　　　　　　　　　　　　　　　（☞解答は p.128）

10 認知症を説明しているのはどれか．（看 101 回）
　① 知的発達の遅延　　　② 意識障害の出現
　③ 全身の筋肉の進行性萎縮　　　④ 一度獲得した知的機能の衰退

コラム7　てんかん

　脳神経系の機能障害として，古くから知られている疾患の**てんかん**を忘れてはいけません．てんかんは大脳のニューロン（神経単位）に起こる機能障害（異常興奮）で，突然意識を失うことがよくあります．今日では**抗てんかん薬**による薬物治療が可能であり，てんかんの薬を飲んで，日常を不自由なく活動している人も多いと思います．

　《ニュースな話題》　てんかんが社会的に問題になっているのは，このようなてんかん患者による車の運転や仕事において，大きな事故が起きていることです．最近の事例では，何度も車の運転を止められていた医師が，車の運転中に意識を失い路肩に激突した事故がありました．医師でありながらルールを守らないのは非常識でもありますが，てんかんを隠し続けなくてはいけない社会的背景にも問題があります．

　かつて，てんかんは不治の病といわれ，遺伝的な偏見などをもってさげすまれた病気で，公表しない病気でした．今ではそれが薬で治せるようになってはいますが，やはり隠しておきたい病気だということになります．社会の偏見をなくすことが社会の安全につながることを認識し，病気をもつ人間が苦しまずに生活できる寛容な社会を築くことも医療の一つの方向だと思います．

◆ **てんかんの治療薬**：代表的なものを記しておきます．
　　カルバマゼピン，フェニトイン，ゾニサミド，バルプロ酸，フェノバルビタール，エトスクシミド，クロナゼパム

3・3 呼吸器系の病気と治療

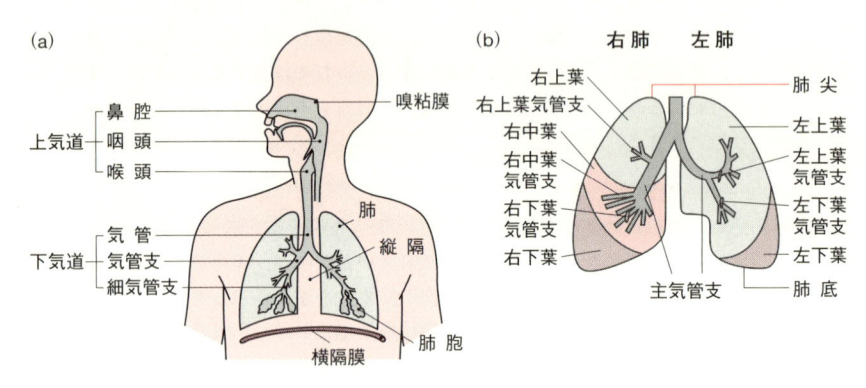

図3・4 呼吸器系(a)と肺(b)の構造

気管支喘息

原因と分類 呼吸器の炎症性疾患は，感染性（外因性）のもの，アレルギー性のもの，癌性のものに分けられます．肺炎，喘息，肺癌がそれぞれの代表的な疾患としてあげられます．

気管支喘息（＝喘息）は，気道が過敏になり，気管と気管支が可逆的に狭窄して，呼吸困難を繰返す疾患です．病態としては，好酸球の浸潤がみられる気道の慢性炎症性疾患です．肺炎が感染症であるのに対し，喘息ではアレルギーの関与があります．

原因からの分類として，**内因型**（アレルギーの関与がはっきりしない非アトピー型）と**外因型**（環境要因によるアレルギーが関係するアトピー型）に分けられます．

内因型は，遺伝素因は少なく，中高年に多くみられ，ストレス，冷気，気道感染（ウイルス），薬物として **NSAID**（非ステロイド性抗炎症薬）や降圧薬（β遮断薬など），喫煙などが関わっているもので，**アスピリン喘息**も非アトピー型です．

寒冷刺激や気道感染が気管支喘息の誘因とされていますが，これは，気道への刺激に対する感受性が高くなっているためです．（内因を刺激するものが必ずあります．）

一方，外因型は小児に多く，**アレルゲン**（ダニ，ハウスダストなどの吸入，食べ物）による **IgE 抗体**の即時型反応（Ⅰ型アレルギー）が関わっています．小児気管支喘息の多くは思春期までに自然治癒します．

治療 治療は，発作時の対応と，非発作時の対応で分かれます．

発作時の薬物療法は，第一選択薬は**気管支拡張薬**になります．それが無効ならば，**副腎皮質ステロイド薬**を静脈内注射します．

発作時は，起坐位やファウラー位にし，腹式呼吸をします．これは，横隔膜をしっかりと下に下げることで呼吸を楽にします．

酸素吸入では，低流量の O_2 とします．高濃度の O_2 は禁忌です．通常は，CO_2 刺激で延髄の呼吸中枢の働きが促進されますが，気管支喘息では CO_2 が貯留しており，呼吸中枢は高濃度の CO_2 に慣れてしまい，何の刺激も感じなくなり，この状況で呼吸中枢を刺激しているのは，低 O_2 刺激のみとなります．このとき酸素吸入によって高濃度 O_2 が与えられると，低 O_2 刺激が消失して自発呼吸が停止してしまい，**CO_2 ナルコーシス**を惹起してしまいます．

非発作時の薬物療法として，発作の予防のために，副腎皮質ステロイド薬の吸入を行います．吸入前後は含嗽をするようにします．

治療薬 気管支拡張薬は，気管支喘息，慢性気管支炎，肺気腫，慢性閉塞性肺疾患（COPD）で用いられる薬物です．代表的なものは 1)〜3) のように分類されます．

1) **テオフィリン製剤**：テオフィリン，アミノフィリン，プロキシフィリン
2) **β_2 作動薬**：エフェドリン，テルブタリン，サルブタモール，プロカテロール
3) **抗コリン薬**：イプラトロピウム，チオトロピウム
4) **副腎皮質ステロイド薬**：ベクロメタゾン，フルチカゾン，ブデソニド，シクレソニド（抗炎症作用）

確認問題　　　　　　　　　　　　　　　　　　　　（☞ 解答は p.128）

11　副腎皮質ステロイド薬の作用はどれか．（看100回）
　① 炎症の抑制　　② 食欲の抑制　　③ 免疫の促進　　④ 血糖の低下
　⑤ 血圧の低下

12　副腎皮質ステロイド薬の副作用はどれか．
　① 胃腸消化管障害　　② 免疫の促進　　③ 血糖の低下　　④ 血圧の低下

コラム8　ステロイド薬の副作用

　薬の副作用は看護上の重要課題になります．国試によく出る要チェックポイントです．なかでも，ステロイド薬と抗癌剤，抗生物質によるものをマークしておきましょう．
　ステロイド薬というのは副腎皮質ステロイド薬のことです．ステロイドは幅広い生理作用をもっているので，それに関連した作用が副作用（余計な作用）として出るのです．

慢性閉塞性肺疾患（COPD）

原因と治療方針　　慢性閉塞性肺疾患（COPD）は長年の**喫煙**などの影響で肺胞が破壊されていく病気（たばこ肺病）です．喫煙習慣などで，慢性気管支炎または肺気腫などを経て，気道の閉塞性換気障害が生じます．すなわち，吸い込んだ空気を十分に吐き出せなくなります．原因として，長年にわたる喫煙，加齢，大気汚染，粉塵や化学物質の吸引，気道感染，遺伝的素因（α_1-アンチトリプシン欠損症）などが考えられます．

　症状としては，労作時に息切れや呼吸困難，**チアノーゼ**（コラム9参照）が出現します．慢性気管支炎では湿性咳嗽，肺気腫では乾性咳嗽が出現します．肺気腫では赤血球増多症やばち状指(指の先が太鼓のばちのように膨らむこと)がみられます．慢性閉塞性肺疾患は不可逆的な疾患であるため，悪化を防ぐことに重点をおいた対症療法が中心になります．

> **コラム9　チアノーゼ**
>
> チアノーゼとは，皮膚や粘膜の青みがかった症状をさします．原因は，① **呼吸器疾患**によるもの，② **循環障害**によるもの，③ **異常ヘモグロビン**によるもの，に大別されます．チアノーゼの病態の本質は還元ヘモグロビンの増加または異常ヘモグロビンの増加によるものです．前者の場合，皮膚の色にもよりますが還元ヘモグロビンの量が 3〜5g/dL 以上にならないとチアノーゼは認められません．貧血患者はチアノーゼになりにくいようです．

治療　薬物療法では，**抗炎症薬，去痰薬，気管支拡張薬，消炎薬**が用いられます．気管支拡張薬として**抗コリン吸入薬**がよく用いられますが，**緑内障**や**前立腺肥大症**には禁忌です．

　口すぼめ呼吸が効果的な呼吸法となります．唇で呼気流に抵抗を与えて気道内を陽圧に保ち，気道狭窄を和らげ，気道の虚脱を防ぎます．在宅酸素療法（HOT）が有効な治療法ですが，CO_2 ナルコーシスに注意が必要です．

治療薬　COPD の薬は，肺気腫や気管支炎の薬と同じです．

　気管支拡張吸入薬，抗コリン吸入薬，β 刺激吸入薬，貼付型気管支拡張薬，テオフィリン製剤，吸入ステロイド薬，合剤，喀痰調整薬，短時間作用型気管支吸入薬・短時間作用型 β 刺激吸入薬・短時間作用型抗コリン吸入薬などです．このほか，必要に応じて抗生物質，鎮咳薬，経口ステロイド薬，その他の併存症に対する薬剤などが使用されています．

確認問題　　　　　　　　　　　　　　　　　　　（解答は p.128）

13　慢性閉塞性肺疾患の患者にワクチン接種を勧めるのはどれか．（看 100 回）
　① B 型肝炎　　② 日本脳炎　　③ 流行性耳下腺炎　　④ インフルエンザ

14　肺気腫の患者への日常生活の指導で適切なのはどれか．（看 100 回）
　① 胸式呼吸　　② 水分の制限　　③ 低カロリー食の摂取
　④ 下肢の筋力トレーニング

肺炎

原因と分類 　肺炎は細菌やウイルスによる肺の感染症（炎症性疾患）です．わが国の総死亡者数の約10％（年間約10万人が死亡，特に老人の死亡原因の主たるもの）を占める最重要の感染症です．一般社会で生活している人に発症した肺炎のことを**市中（市井）肺炎**，入院48時間以降に新たに発生した肺炎を**院内肺炎**といいます．院内感染では，**メチシリン耐性黄色ブドウ球菌（MRSA）**による肺炎が多い状況です（院内感染については§3・7を参照して下さい）．

a. 病原微生物による分類

1) **細菌性肺炎**：細菌によって起こる肺炎で，肺炎球菌性肺炎，ブドウ球菌性肺炎，インフルエンザ桿菌性肺炎，クレブシエラ肺炎（肺炎桿菌感染症）などがあります．
2) **ウイルス性肺炎**：インフルエンザウイルスなどのウイルスによって起こる肺炎です．
3) **異型肺炎**：細菌性の定型肺炎に対する名称で，胸部X線写真で一過性肺浸潤像を呈する非細菌性肺炎をさします．マイコプラズマ肺炎，クラミジア肺炎，レジオネラ肺炎などがあります．
4) **肺真菌症**：真菌によって起こる肺炎で，アスペルギルス症，クリプトコッカス症などがあります．

b. 病理形態学的な分類

1) **大葉性肺炎**
2) **小葉性肺炎**：病変が小葉単位に限られるもので気管支肺炎ともよばれます．

c. 炎症部位による分類

1) **実質性肺炎**：病変が肺胞の中にあるもので，原因は細菌です．
2) **間質性肺炎**：病変が間質（肺胞と肺胞の間）にあるもので，原因はウイルス，マイコプラズマ，クラミジアなどの病原微生物，薬剤，放射線，アレルギーなどです．拘束性肺疾患に分けられます．間質性肺炎の多くは原因不明で突発性（特発性間質性肺炎）です．

そのほかに，誤嚥が原因となる**誤嚥性肺炎**があります．気道に食物や異物が入ってしまうことを誤嚥といい，口腔内の常在菌（おもに嫌気性菌やグラム陰性桿菌）による細菌性のものと，胃内容物を嘔吐に伴い誤って嚥下したために生じる化学性のもの（経管栄養でも起こりうる）があります．

喀痰の排出能や体力が低下した術後患者，意識レベルの低下した人，高齢者や小児で起こりやすい肺炎です．高齢者は，嚥下反射，咳反射などの防御機構が低下するため，誤嚥が増加し発症が多くなります．

小児期の肺炎の原因菌として，新生児期は B 型溶連菌・ブドウ球菌・大腸菌，乳児期は肺炎球菌・ブドウ球菌，幼児期は肺炎球菌・インフルエンザ菌によるものが多くなっています．小児のブドウ球菌性肺炎では膿胸の合併がよくみられます．

エイズなどによる免疫不全では，ニューモシスチス肺炎，サイトメガロウイルス性肺炎になります．免疫力が低下したときには，アスペルギルスやカンジダが肺に急速に広がります．**日和見感染**という言葉も使われます．肺炎による死亡者の 90％以上が 65 歳以上の高齢者で，残りの多くは乳幼児ですから，原因をはっきりと見きわめて対応することが重要です．

薬物治療　**肺炎球菌性肺炎**は，成人では最多のものです．肺炎球菌はグラム陽性双球菌で，症状として，鉄さび色の喀痰，稽留熱がみられます．胸部 X 線写真では浸潤陰影がみられます．治療には，**β-ラクタム系抗生物質**のベンジルペニシリンなどの抗菌薬が用いられます．

ウイルス性肺炎では，白血球の増加はみられず，抗菌薬は無効です．**抗ウイルス薬や免疫グロブリン製剤**が用いられます．

マイコプラズマ肺炎は，学童期から青年期の健康な人がかかり，5 歳以下の乳幼児がかかることはまれです．症状として，激しい発熱，頑固な乾性咳嗽が現れます．治療には，第一選択薬として**マクロライド系抗生物質**（エリスロマイシン，クラリスロマイシン）が用いられ，**テトラサイクリン系，ニューキノロン系**（小児には避ける）も用いられます．

レジオネラ肺炎は，浴場や温泉などでのレジオネラ菌に汚染された煙霧質の吸引が原因となることがよくあり，集団発生することもある日和見感染症です．レジオネラ菌はグラム陰性桿菌で，消化器症状（悪心，嘔吐，下痢）や中枢神

経症状（意識障害）を伴うことがあります．治療には，**マクロライド系抗生物質**のエリスロマイシン，クラリスロマイシンなどが用いられます．さらには抗結核薬でもある**リファンピシン**なども用いられます．

肺　癌

原因と分類　　**肺癌**は気管支粘膜上皮細胞または肺胞上皮細胞由来の癌です．男性に多い癌ですが，罹患率，死亡率は男女ともに増加傾向にあります（男性では癌死亡率の第1位）．肺癌は組織型によって，つぎのように四つに鑑別されます．

1）**扁平上皮癌**（頻度約35％）：主として肺門部（中枢気道）に発生します．扁平上皮癌は喫煙（たばこの成分ベンツピレン）との関連が大きく，喫煙率の高い男性に多く発生します．早期から咳・痰・血痰がみられるため，早期に発見されることが多いといえます．肺尖部に肺癌が発生すると，首周りの神経に影響を与えて，**パンコースト症候群**（瞳孔縮小など）を生じやすくなります．

病巣が限局していれば，手術療法が基本となります．転移がみられる場合は化学療法・放射線療法となります．

2）**小細胞癌**（頻度約15％）：主として肺門部（中枢気道）に発生します．小細胞癌も喫煙との関連が大きいです．小細胞癌は進行した時点で発見されることが多く，手術適応となることが少ないです．しかし，化学療法（**シスプラチン**と**エトポシド**など）や放射線療法の感受性が高く，肺癌のなかで最もそれらの効果が認められます．ただし，肺癌のなかで最も予後が悪い癌です．病巣が限局していれば，化学療法に放射線療法を併用します．クッシング症候群（満月様顔貌），不適切抗利尿ホルモン（ADH）分泌症候群（低ナトリウム血症），女性化乳房，イートン-ランバート症候群（筋無力症状）などの腫瘍随伴症候群を呈することがあります．

3）**腺　癌**（頻度約45％）：肺癌の約半数を占めます．末梢の気管支上皮細胞から発生します．女性では最多の型で，喫煙との関連は他の肺癌と比べて小さいとされています．病巣が限局していれば手術療法が基本となります．

初期症状に乏しく，比較的早期に転移します．末梢発生のため，肺を包んでいる胸膜に近い場所に発生しやすく，そこから**胸膜播種**（胸膜の上に腫瘍細胞がパラパラとこぼれ落ちて転移を形成）を起こし，手術では治すことのできない**癌性胸膜炎**という進行した状態になります．

4) **大細胞癌とその他の肺癌**（頻度 5％ 未満）：末梢の気管支上皮細胞から発生します．腫瘍細胞は未分化型です．進行が比較的早い悪性の癌であることが多く，脳などへ遠隔転移しやすいです．

> **ポイント**
> ● 肺癌の分類
>   ① 扁平上皮癌　④ 大細胞癌
>   ② 小細胞癌　　⑤ その他
>   ③ 腺　癌

薬物治療　小細胞癌は化学療法（シスプラチンなど，コラム 10 参照）や放射線療法の感受性が高く，肺癌のなかで最もそれらの効果が認められます．代表的な抗癌剤としては，**白金（Pt）製剤**（シスプラチン，カルボプラチン），**トポイソメラーゼ阻害薬**のエトポシド，イリノテカンなどがあり，現在では白金製剤ともう 1 剤を用いる **2 剤併用型化学療法**が主流です．非小細胞癌に対しては，白金製剤と（微小管阻害薬の）パクリタキセルまたはドセタキセルの組合わせも用いられています．

コラム 10　シスプラチンの副作用

　腎臓障害のほか，吐き気・嘔吐や食欲不振などの**消化器症状**もみられます．さらに，すべての血球が減少していく**骨髄抑制**などの重篤な副作用が起こることもあり，投与にあたっては，各機能の検査を行いながら，状態を十分に観察することが不可欠です（§5・3・1 参照）．このような副作用を軽減することを目的として開発されたのがカルボプラチン（パラプラチン®）とネダプラチン（アクプラ®）です．

3・4 消化器系の病気と治療

消化性潰瘍（胃・十二指腸潰瘍）

原因 胃の病気は，胃炎，胃潰瘍，胃癌に大別されます．**胃潰瘍や十二指腸潰瘍**が生じる原因は，粘膜への**攻撃因子**（胃酸，ペプシン，ヘリコバクター・ピロリなど）と**防御因子**（粘液，粘膜血流，プロスタグランジンなど）とのバランスが崩れて，粘膜組織が自己消化されることにあります．その原因となるものには，飲酒，喫煙などの生活習慣，ストレス，不眠，暴飲暴食，非ステロイド性抗炎症薬などがあります．

胃酸はpH 1.5〜2.0と強い酸性の塩酸（HCl）で，食物の繊維質を軟らかくし，殺菌の役割も果たします．消化酵素**ペプシン**は，ペプシノーゲンから塩酸の作用でできたタンパク質で，食品中のタンパク質などを分解します．

一方，**粘液**はアルカリ性で，胃の粘膜を覆い，塩酸やペプシンによって粘膜が自己消化されるのを防いでいます．こうして，攻撃因子と防御因子のバランスがとれているときには，胃が自己消化されることなく，消化がうまくいきます．ところが，塩酸やペプシンの分泌量が多くなったり，ストレスや非ステロイド性抗炎症薬で消化管の血管が収縮して粘液の分泌量が少なくなったりすると，粘膜が自己消化され，潰瘍ができます．胃潰瘍では塩酸の分泌は正常であることが多く，防御因子が減弱していると考えられます．十二指腸潰瘍では塩酸の分泌が亢進していることが多く，攻撃因子が増強していると考えられます．

ヘリコバクター・ピロリ（病原性細菌）が胃潰瘍を発症するおもな原因です．これは**グラム陰性らせん状桿菌**で，胃粘膜表層の細胞間隙に存在しています．この菌の特徴はウレアーゼという尿素分解酵素を産生し，粘液に含まれる尿素を二酸化炭素とアルカリ性のアンモニアに分解して塩酸を中和し，それにより胃内に定着（感染）することです（§2・2・2参照）．ヘリコバクター・ピロリはほかにもさまざまな分解酵素をつくり，それらの働きによって胃の粘膜層が破壊され，粘膜による保護を失った上皮細胞が傷害されて炎症が起こるようになります（p.82，コラム11参照）．

3・4 消化器系の病気と治療

薬物治療 胃潰瘍の治療には，（ヒスタミン）H_2 遮断薬（H_2 ブロッカー）が用いられます．ヒスタミンの受容体をブロックし，塩酸の分泌を抑えます．塩酸分泌をより強く阻害する**プロトンポンプ阻害薬（PPI）**も用います．PPI はピロリ菌の除菌において，他の抗生物質 2 剤とともに用いられます（次項 4) の 3 剤併用療法参照）．

治療薬

1) **胃酸分泌抑制薬**
   ① 抗コリン薬：ピレンゼピン，プロパンテリン
   ② 抗ガストリン薬：プログルミド
   ③ H_2 遮断薬：シメチジン，ファモチジン，ラニチジン，ロキサチジン
   ④ プロトンポンプ阻害薬：オメプラゾール，ランソプラゾール，ラベプラゾール
2) **制酸薬**：ヒドロタルサイト，乾燥水酸化アルミニウムゲル，合成ケイ酸アルミニウム，炭酸水素ナトリウム，沈降炭酸カルシウム
3) **防御因子を高める薬**：スクラルファート，プロスタグランジン製剤（ミソプロストール，エンプロスチル）
4) **ピロリ菌の除菌薬（LAC 療法，OAC 療法）**：ピロリ菌の除菌には，抗菌薬 2 剤（アモキシシリン，クラリスロマイシン）とプロトンポンプ阻害薬 1 剤を 1 週間服用します（3 剤併用療法）．ランソプラゾールを使う LAC 療法と，オメプラゾールを使う OAC 療法があります．
   ① **β-ラクタム系抗生物質**：アモキシシリン
   ② **マクロライド系抗生物質**：クラリスロマイシン
   ③ **プロトンポンプ阻害薬**：ランソプラゾール，オメプラゾールなど

確認問題 (解答は p.128)

15 食中毒の原因となるのはどれか．（看 99 回）
① セラチア　② レジオネラ　③ ヘリコバクター　④ カンピロバクター

> **コラム 11　ピロリ菌と逆流性食道炎**
>
> 　ピロリ菌感染率が高い国は逆流性食道炎の患者が少ない，という興味深い報告があります．これは，ピロリ菌の感染により胃酸の分泌が減少するためと考えられています．わが国でも，衛生環境の改善に伴ってピロリ菌感染率が低くなり，一方で逆流性食道炎の患者は増えています．
> 　では，ピロリ菌に感染している胃・十二指腸潰瘍の患者が除菌治療を行うと逆流性食道炎になるのでしょうか？　除菌後に胃酸分泌が増加して逆流性食道炎になることがあります．しかし，一時的なもので，多くは軽症であることが最近の研究でわかってきました．逆流性食道炎を気にして除菌をためらう必要はなさそうです．

胃　癌

原因と治療方針　胃の病気は，胃炎，胃潰瘍，胃癌というように重症化します．**胃癌**は，胃から発生した**上皮性悪性腫瘍**です．死亡率が低下しているとはいえ，胃癌は依然として男女ともに癌死亡者数の上位を占めています．胃癌の組織型では，90％ 以上が**腺癌**で，病因として，喫煙，ヘリコバクター・ピロリの感染，魚や肉の焼け焦げに含まれる発癌物質，飲酒などがあげられます．初発症状では，心窩部痛が最も多くみられます．

　外科的根治手術として，胃切除，所属リンパ節郭清，消化管の再建が行われます．胃切除後は，**ダンピング症状**に気をつける必要があり，胃がないために摂取した食物が直接小腸に入ることで発症します．下痢などのダンピング症候群を起こした場合は，食事は 1 回量を少なくし，回数を増やすようにします．手術時には貧血にも注意が必要です．

薬物療法　胃癌に対する化学療法では，**フルオロウラシル（5-FU）**系を中心にします．すなわち，5-FU，**テガフール配合剤，イリノテカン，タキサン系薬**を単剤で用いるか，併用して用います．現在，これらの合剤を用いるのが一般的です．

大腸癌

原因と分類 女性で癌死亡者数の第1位になっているのが**大腸癌**です．大腸癌は大腸粘膜に発生する**上皮性悪性腫瘍**で，95％以上が**腺癌**です．動物性脂肪を過剰摂取し食物繊維を摂らないという食生活の変化によって，大腸癌が増加しています．死亡者数が増加しており，年間の死亡者数は数万人にのぼります．

大腸癌は，**直腸癌**（約40％）と**S状結腸癌**（約30％）が多くなっています．分類は，胃癌と同様に，粘膜層ないし粘膜下層にとどまる早期癌と，固有筋層深部に浸潤した進行癌に分けられます．一般的には，血便と腹痛，腹部腫瘤が重要です．腹部腫瘤がみられる場合は，大腸癌を疑います．発生部位から，大腸癌は，右側結腸癌，左側結腸癌，S状結腸癌・直腸癌（最多）の三つに大別されます．

薬物治療 大腸癌の化学療法には胃癌と同様で，**フルオロウラシル**や**イリノテカン**を**白金製剤**とともに用いる併用療法あるいは合剤（TS-1）による治療などが行われていました．しかし現在，切除不能大腸癌の治療は，**分子標的薬**によって大きく進歩しています．抗VEGF*モノクローナル抗体の**ベバシズマブ**，抗EGFR*モノクローナル抗体の**セツキシマブ**，そして2012年から，わが国でも**パニツムマブ**が使用できるようになりました．これらの薬は癌患者に希望をもたらす画期的なものといえます．

確認問題　　　　　　　　　　　　　　　（解答はp.128）

16 大腸癌で正しいのはどれか．（看97回）
① 男性の悪性新生物別死亡数で第1位である．
② 発生部位では直腸癌の割合が増加している．
③ 食物繊維摂取量を減らすことが予防に有効である．
④ 便潜血反応2日法を一次スクリーニングに用いる．

＊　VEGF：血管内皮細胞増殖因子，EGFR：上皮増殖因子受容体．

潰瘍性大腸炎

原因と分類　大腸炎には原因の違いによるさまざまなものが知られています．外因性の大腸炎（**感染性大腸炎**など）と内因性の突発性大腸炎（**潰瘍性大腸炎**や**クローン病**）に分けられます．感染性大腸炎は名前のとおり原因微生物によって，細菌性，ウイルス性，原虫性などに分けられます．

薬物治療　感染性大腸炎の治療においては水分や電解質を補い，止瀉薬（下痢止め）は通常用いません．（病原菌は1週間以内に排泄されます．）抗菌薬は経口投与の**ニューキノロン系抗菌薬**（レボフロキサシン）などを用います．原虫性大腸炎には，**メトロニダゾール**などが用いられています．

潰瘍性大腸炎やクローン病は特定疾患に指定され，原因不明ですが，免疫系の異常反応（自己免疫疾患）として分類されています．用いられる薬剤は，感染性の場合に用いられるものとは大きく異なっています．

抗コリン薬は比較的症状の軽い下痢に用いられます．もっと激しい下痢には，高用量の薬物（アヘンチンキ，コデイン，ジヒドロコデイン，ロペラミド）が勧められます．

潰瘍性大腸炎の炎症を軽減させ，再燃を予防するために**抗炎症薬**を用いることもあります．スルファピリジン類などの抗炎症薬（サラゾスルファピリジンなど）は普通は経口投与されますが，メサラジンは浣腸や坐剤としても使用できます．経口投与でも直腸投与でも，これらの薬は，限定的な効果しかありません．プレドニゾロンなどの**ステロイド薬**の経口投与も有効です．さらには分子標的薬の適用についても検討がされ，希望の灯となっています．

食道癌

原因　食道癌は食道に発生する**上皮性悪性腫瘍**で，組織学的には95％が**扁平上皮癌**です．50〜60歳以上の男性に多く発生します．好発部位は胸部中部食道，胸部下部食道，胸部上部食道の順になります．

原因ははっきりしており，アルコールの過剰摂取，熱い食物，バレット食道，アカラシアなどが誘因となるとされています．特にアルコールが酸化されたア

> **コラム 12**　**食道癌とアセトアルデヒドの関係**
>
> 　生体内には酸化酵素（脱水素酵素）という解毒酵素が存在しています．お酒の中のエタノールは，肝臓でアルコール脱水素酵素（アルコールデヒドロゲナーゼ）により**アセトアルデヒド**という反応性の高い化合物になります．アセトアルデヒドがすんなり酸化され，酢酸になってくれれば二日酔いの苦しみはありません．このアセトアルデヒド酸化酵素（アセトアルデヒドオキシダーゼ）には個人差もあり，なかなか酸化されない人も多いのです．下戸の人はこの辺の酵素機能がまったくダメなのです．
>
> 　これまで，アセトアルデヒドは二日酔いの原因物質として知られてはいましたが，それ以上の重大性については認知されていませんでした．しかし最近になり大変興味深いことに，アセトアルデヒドが**食道癌**をひき起こすという報告がされました．食道は他の組織に比べアルデヒド酸化酵素が足りないことも，食道癌との因果関係の傍証になっています．また，たばこを吸わない（大）酒飲みに食道癌が多いという事実もあります．アルデヒドは大変酸化されやすい化合物で，自身は他の化合物を還元する作用をもっています．
>
> 　生活環境の向上とともに，また化学物質の氾濫とともに，それらに対する過敏な病気も増えてきました（化学物質過敏症）．小分子のアルデヒドはその原因になりやすい化合物です．シックハウス症候群の原因物質は，最小のアルデヒド＝ホルムアルデヒドです．ホルムアルデヒドの水溶液はホルマリンとよばれます．やはり消毒薬として長く使われ続けている毒性のある化学物質です．

セトアルデヒド（CH_3CHO）が癌化の原因物質（真犯人）であることがわかってきました（コラム 12 参照）．

　食道壁は漿膜がないため，食道癌は隣接の臓器に容易に浸潤（しんじゅん）（侵入すること）します．食道は重要な臓器に囲まれ，さらにリンパ流も豊富であるため，浸潤・転移が起こりやすいのです．特に肺，胸膜，肝臓，骨の順に転移が多くなっています．このようにして，食道癌は，胃癌や大腸癌に比べて，一般に予後（病後の容態）が不良です．

治療　食道癌は扁平上皮癌であることが多く，したがって放射線の感受性が高いので，放射線療法が大変有効です（第一選択肢）．外科的治療としては，食道を切除し，リンパ節郭清と食道再建術を行います．食道再建には，おもに胃を用います．食道癌の根治術の直後は，創部の保護のために，唾

液を嚥下しないように吐き出します．

食道癌の薬物治療では**シスプラチン**を中心とした**フルオロウラシル**や抗癌性抗生物質の**ブレオマイシン**などとの併用療法が行われています．

確認問題　　　　　　　　　　　　　　　　　　（解答は p.128）

17　食道癌に対する放射線治療で正しいのはどれか．（看 101 回）
　① 脊髄の障害は起こらない．　② 治療期間中は隔離できる個室で管理する．
　③ 治療期間は 1 週間である．　④ 化学療法と併用すると治療の効果が高まる．

イレウス（腸閉塞）

イレウス（腸閉塞）は，腸管の閉塞や腸管蠕動運動の低下などによって，腸管内容物の通過が障害された状態です．**機械性イレウス**と**機能性イレウス**に大別されます．

a. 機械性イレウス　　腸管の機械的閉塞によって，腸管内容物の通過障害を起こすものです．機械性イレウスは，さらに二つに分けられます．

　1）**単純性（閉塞性）イレウス**：腸管の一部が実際に閉塞するもので，イレウスの 90％ を占め，開腹手術後の腸管の癒着や癌による内腔閉鎖などが原因になりますが，腸管の血行不全がないものがこれに当たります．緩徐に発症し，口側で蠕動が亢進し（蠕動不穏），聴診では腸雑音が亢進し，金属音として聴こえます．間欠的な腹部の疝痛，悪心・嘔吐，排ガス・排便の停止，腹部膨満がみられます．腹部の疝痛は，閉塞した部分を通過しようと腸管内圧が亢進して起こります．治療は，保存的治療が原則となります．絶飲食にし，脱水があれば補液・電解質の補正を行い，激しい腹痛に対しては鎮痛薬を使用します．腸管内圧亢進に対してはイレウスチューブで腸管内容物を吸引し，減圧ドレナージを行います．

　2）**複雑性（絞扼性）イレウス**：腸管軸捻転や腸重積などにより腸が絞めつけられるもので，腸管の血流障害を伴い，腸管の血行不全があるものがこれに当

たります．このイレウスの場合，急激に発症・悪化し，腸が壊死を起こしますので，緊急回復手術が必要で外科的治療を施します．急激で持続的な，嘔吐を伴う腹痛を呈し，全身症状も重篤となります．

b. 機能性イレウス　腸管に分布する神経・血管の障害で起こり，腸管の運動障害によって，腸管内容物を送る働きがなくなるものです．腸管の閉塞はありません．機能性イレウスは，さらに二つに分けられます．

1) **麻痺性イレウス**：腸管が運動麻痺したもので，腹膜への炎症波及などによって蠕動運動が低下します．したがって，腸管雑音が消失します．腹部X線写真で小腸・大腸ガスを認めます．

2) **痙攣性イレウス**：腸管が痙攣性に収縮し通過障害を伴うもので，鉛中毒やヒステリーなどが原因となります．腹部マッサージは病状を進行させてしまうので禁忌です．

確認問題　　　　　　　　　　　　　　　　　　（解答は p.128）

18　イレウスと原因の組合わせで正しいのはどれか．（看 101 回）
① 絞扼性イレウス─粘液水腫　② 単純性イレウス─腸捻転症
③ 麻痺性イレウス─脊髄損傷　④ 痙攣性イレウス─モルヒネの内服

ウイルス性肝炎

ウイルス性肝炎は，肝炎ウイルスによって肝細胞に炎症性の病変をきたす病気です．原因は肝炎ウイルスの感染・増殖です．肝炎ウイルスにはA〜E型とG型の6種類のものが知られていますが，A型，B型，C型のウイルスによる感染がほとんどです（表3・1）．

1) **A型肝炎**：ウイルスはDNAをもつものとRNAをもつものに分かれます．A型肝炎ウイルスはRNAウイルスです．ウイルスに汚染された水や糞便，食物などにより経口感染し，生ガキ，貝類，井戸水が具体的な感染源です．伝染性が強く，集団発生することがあります．2〜6週間の潜伏期間を経て急性に発症

し，最初は発熱，食欲不振，嘔吐，全身倦怠感などが現れ，その後，黄疸が現れます．慢性化・再発はありません．劇症化することもほとんどありません．予後は良好です．予防には **HA ワクチン**，**抗 HA 免疫グロブリン**が用いられます．

表3・1 肝炎ウイルスの特徴

	A 型	B 型	C 型
核酸型	RNA	DNA	RNA
感染経路	経口	血液	血液
肝炎の経過	急性のみ 慢性化なし	急性多い 一部慢性化	急性少ない 慢性化多い
発癌	なし	やや多い	多い 肝硬変から肝癌

2) **B型肝炎**：B型肝炎ウイルスは DNA ウイルスです．感染経路はおもに血液感染です．感染源は，輸血，血液製剤，血液透析，針刺し事故，性行為，垂直感染（母子感染）などです．潜伏期間は 4〜24 週間で，急に発症し，発熱や黄疸が出現します．**劇症肝炎**に最も移行しやすいものです．劇症肝炎を起こさなければ，予後は良好です．

劇症肝炎では肝機能が低下するので，肝臓での**アンモニア**の分解機能が低下し，血中のアンモニアが増加します．アンモニアには神経毒の作用があり，肝性脳症をひき起こすことがあります．せん妄が出現した後，羽ばたき振戦がみられ，意識障害が認められます（肝性昏睡Ⅱ度以上）．**高アンモニア血症**に対しては**ラクツロース**を用い，腸管からのアンモニア吸収を抑制します．B型肝炎は肝硬変，肝癌に移行する場合があります．感染の予防には，**HB ワクチン**が有効です．HB ワクチンは，人工的に HBs 抗原を接種することによって，HBs 抗体を能動的に産生して，感染を予防するものです．血液汚染事故後の発症の予防には，**抗 HB ヒト免疫グロブリン**も用いられます．B型肝炎の治療には**インターフェロン**が用いられます．

3) **C型肝炎**：C型肝炎ウイルスは RNA ウイルスです．C型肝炎は，慢性肝炎の約 70％ を占めます．慢性肝炎の感染経路はおもに血液感染です．具体的な血液感染源は，輸血，血液製剤，針刺し事故などです．潜伏期間は 2〜24 週間で，無症状で，自覚症状に乏しいですが，慢性化しやすく，肝硬変，肝癌に

移行することがあります．予防については，ワクチンはまだ開発されていません．C 型肝炎の治療には**インターフェロン**が用いられます．

> **基準値**

1) AST，ALT，γ-GTP（肝障害や心筋梗塞の目安，コラム 13 参照）
   AST（GOT）：10～40 U/L，ALT（GPT）：5～40 U/L，
   γ-GTP：男性 70 U/L 以下，女性 30 U/L 以下
2) ALP（アルカリホスファターゼ，黄疸）：120～360 U/L
3) 総ビリルビン（肝臓や胆管の異常）：0.3～1.2 mg/dL

> **コラム 13　肝臓と検査値**
>
> **肝臓の検査**には，血液検査と画像診断による検査があります．血液検査では，肝臓の状態（働き）をみる **AST**（アスパラギン酸アミノトランスフェラーゼ）や **ALT**（アラニンアミノトランスフェラーゼ），**γ-GTP**（γ-グルタミルトランスペプチダーゼ），**コリンエステラーゼ**，**ビリルビン**などを総合して肝臓の状態が評価されます．
>
> 肝臓病の原因を調べる検査には，B 型，C 型肝炎ウイルスの検査，免疫性疾患の可能性を判断する免疫グロブリンの検査などがあります．画像診断では，腹部超音波診断装置による検査，CT や MRI による検査があります．これらを用いて，肝癌の可能性についても診断をします．コラム 14 や §6・7 で述べる腫瘍マーカーも広く癌の診断において重要な検査値です．

肝　硬　変

> **原因**

肝硬変は，種々の肝疾患の終末像で，肝臓全体にわたって不可逆的な線維化が進んで，びまん性の偽小葉結節を形成した病変です．すなわち，肝細胞に炎症が起こり，それが長期間続くと，壊死する肝細胞が増え，線維化が進み，肝小葉という肝臓の基本構造が，結節という線維に取囲まれるようになります．そうなっていくと，肝臓内の血流が渋滞し，さらに肝細胞が壊死するということになり，悪循環に陥ります．このようにして，肝臓は硬化

し，縮小して，機能が低下します（下記のポイント参照）．

　肝硬変から肝癌に移行することもあります．肝硬変からの三大死因は，原発性肝細胞癌の合併（約70％），消化管出血（食道静脈瘤破裂など），肝不全の順になっています．原因は，約60〜70％はC型肝炎ウイルス感染，約10％はB型肝炎ウイルス感染，約10％はアルコール多飲によるとされています．

治療　肝硬変で皮下出血がある場合には，血液凝固障害に対処するために，不足している**ビタミンK**を補充する必要があります．また，肝硬変による肝性脳症では，高タンパク食からアンモニアや芳香族アミノ酸が発生することを考慮し，これを摂取しないようにします．肝硬変で腹水と脳症がある場合には，塩分・水分の制限，利尿薬の内服，便通の調整を行います．

> ポイント
> - 肝臓の働き
>   ・栄養素の代謝（同化と異化）
>   ・有害物質の解毒（薬物代謝）
>   ・胆汁の産生（消化）
>   ・女性ホルモンの調節
> - 肝硬変の症状
>   ・低アルブミン血症：浮腫
>   ・血中アンモニア上昇：肝性脳症
>   ・血液凝固因子減少：出血傾向
>   ・食道静脈瘤：ときに破裂して出血性ショックを起こす

肝　癌

原因と分類　**肝癌**には，**原発性**のものと**転移性**のものがあります．原発性肝癌は，肝細胞を発生母地とする肝細胞癌，胆管上皮細胞を発生母地とする胆管細胞癌，混合型があり，ほとんどが肝細胞癌です．

　肝細胞癌は，わが国では男性に多く，原因として，約90％が肝硬変を合併しており，C型肝炎経過中のものが約75％，B型肝炎経過中のものが約15％を占め，肝硬変の経過中に現れることが多いです．

　肝細胞癌は門脈に侵入しやすく，門脈を介して肝内転移をすることが多いです．しばしば，門脈内に伸展して腫瘍栓を形成し，このために血流障害となり，

> **コラム 14　各種の癌と腫瘍マーカー**
>
> 　腫瘍マーカーとは正常細胞ではほとんど産生されず癌細胞から特異的に産生される物質や，癌細胞が生体内にあることにより産生される物質であり，癌の存在，部位，種類，進行度などの状態を知るための指標となります．
>
> 　しかし，腫瘍マーカーは喫煙の影響を受けたり，妊娠時にも上昇することがあり，これらによる変動を考慮することが必要となります．
>
> 　代表的な腫瘍マーカーにはつぎのようなものがあります．
>
> ① AFP（α-フェトプロテイン），② AFP-L3 分画（AFP レクチン反応性分画），③ PIVKA-Ⅱ，④ CEA（癌胎児性抗原），⑤ CA19-9（糖鎖抗原 19-9），⑥ CA15-3，⑦ CA125（糖鎖抗原 125），⑧ SCC 抗原（扁平上皮癌関連抗原），⑨ PSA（前立腺特異抗原）
>
> （これら腫瘍マーカーについて，詳しくは§6・7，付録 B 参照）

食道静脈瘤破裂を起こすことがあります．肝外へは血行性の肺転移を起こします．

　再発率が高く，予後不良です．転移性肝癌の発生頻度は，原発性肝癌よりも高く，胃癌から門脈を介しての血行性転移が多く，大腸癌からの転移も多くなっています．原発性肝癌の病巣はほとんどが単発性ですが，転移性肝癌の病巣はほとんどが多発性です．

治療　肝癌は多くの場合，肝硬変を合併しているため，肝予備能を評価し，手術に耐えられるかどうかを把握することになります．肝機能が良好で，腫瘍が限局しているときは外科的切除が適応となります．

　肝癌が 3 個以下で，3 cm 以内の大きさの場合，**経皮的エタノール注入療法（PEIT）やラジオ波焼灼術（RFA）**が適応となります．経皮的エタノール注入療法は，腫瘍内に 99％濃度エタノールを直接注入し，癌組織を凝固壊死させるもので，高度障害にも施行可能です．

　肝細胞癌への動脈血流に抗癌剤や塞栓物質を注入すれば，癌は栄養を途絶され死滅するのに，周囲の正常な肝細胞組織はそのまま保たれることになります．

このことを利用したのが**肝動脈塞栓術**（TAE）です．右脚の付け根の大腿動脈を穿刺してカテーテルを挿入し，肝動脈まで誘導して，抗癌剤や塞栓物質を注入します．施術後の止血を慎重に行う必要があります．肝細胞癌に対する抗癌剤としては，**代謝拮抗薬**のフルオロウラシルを中心に，**抗癌性抗生物質**のドキソルビシン，マイトマイシンCなどが用いられます．

癌の薬いろいろ② 白金製剤，トポイソメラーゼ阻害薬，微小管阻害薬，抗癌性抗生物質

- **白金製剤（Pt製剤）**：Pt製剤は，白血病，肺癌，胃癌のほかに，卵巣癌，膀胱癌などにも有効です．（DNAのグアニンの N-7 位と反応し，DNAの働きを止めます．）

  〈代表的な薬〉シスプラチン，カルボプラチン

- **トポイソメラーゼ阻害薬**：DNAが複製・転写する際に働くトポイソメラーゼを阻害します．イリノテカンは，肺癌，子宮頸癌，卵巣癌，乳癌，大腸癌などに用いられています．エトポシドも肺癌，白血病，悪性リンパ腫に用いられています．

  〈代表的な薬〉イリノテカン，アントラサイクリン系，エトポシド

- **微小管阻害薬**：微小管（チューブリン）という細胞器官に作用し，細胞分裂のサイクルを止めます．

  〈代表的な薬〉
    ① ビンカアルカロイド：ビンクリスチン，ビンブラスチン
    ② タキサン系化合物：パクリタキセル，ドセタキセル

- **抗癌性抗生物質**：DNAに作用する天然物です．

  〈代表的な薬〉マイトマイシンC，ドキソルビシン，ブレオマイシン

3・5　内分泌・代謝系の病気と治療

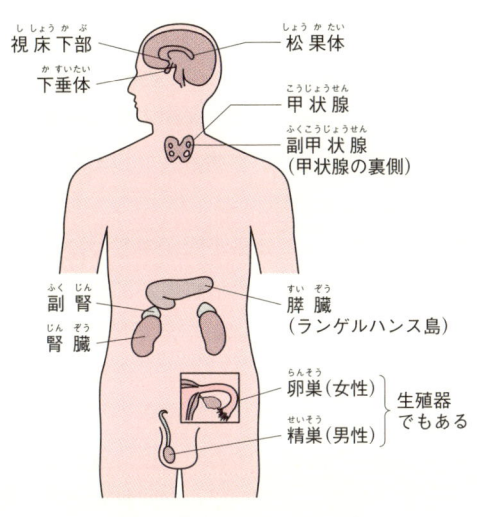

図3・5　ホルモン分泌器官

糖尿病

原因と分類　内分泌物質として代表的なものが**ホルモン**です．ホルモン異常の代表的なものが**糖尿病**です．糖尿病は，代表的な生活習慣病です．膵臓のランゲルハンス島β細胞からのホルモン（＝インスリン）の分泌が低下するか，または，インスリンの作用が低下し，高血糖を起こす病気です（**血糖値上昇**）．インスリンにはブドウ糖を細胞の中に取込む働きがありますが，それができなくなるので，末梢でのブドウ糖利用が抑制され，血糖値が上昇します．高血糖の状態が長期間続くと，さまざまな合併症（腎障害，網膜症，眼底出血）をひき起こします．

　糖尿病は，その原因により，**1型糖尿病**（少数）と**2型糖尿病**（大多数：95％）に分類されます．1型糖尿病はインスリンの分泌が消失することで発症するもので，2型糖尿病はインスリンの分泌が低下するか，または，インスリンの作用が低下することで発症するものです．

1型糖尿病は子どもに多いのですが，かぜなどの子どものかかりやすい感染症で免疫の働きが活性化され，異物を探し，そのとき，インスリンを分泌するβ細胞を原因菌と間違えることが起こると考えられています．それにより，β細胞に対する抗体（膵島抗体）がつくられ，その抗体によってβ細胞が破壊されてしまいます．このような，自分の体に対する抗体を**自己抗体**（自己を攻撃する防御分子）といいます．β細胞が破壊されてしまうことにより，インスリンの分泌が消失することになります．

一方，**2型糖尿病**でインスリンの分泌が低下するのは膵臓の疲労（過労，ストレスなどの痛めつけ）によります．生活習慣が乱れ，飲み過ぎ，食べ過ぎが続くことで，血糖値を下げようとβ細胞がたえず刺激を受け続け，インスリンの分泌をし続けて，β細胞が疲れてしまいます．それにより，インスリンの分泌が低下するようになります．また，2型糖尿病でインスリンの作用が低下する（インスリンに対する感受性が低下する）のは，運動不足や肥満，加齢によります．細胞の防御機構が働き，それによって細胞が変性（膨化）してインスリンの受容体が減少し，インスリンの作用が低下するようになります．

診断 糖尿病の判定基準は，① 随時血糖値 200 mg/dL 以上，② 早朝空腹時血糖値 126 mg/dL 以上，③ 75 g 経口ブドウ糖負荷試験（75 g OGTT）で2時間値が 200 mg/dL 以上，④ HbA1c（NGSP）が 6.5 % 以上で，①～④のうち一つ以上に該当する場合に糖尿病型と判定されます．原則的に2回以上，日を変えて測定します．血糖の簡易迅速測定の際に，血液をしぼり出すと，血糖値が低くなるので注意が必要です．

基準値 血糖値：70～109 mg/dL（食後2時間値 109 mg/dL 以下）
HbA1c：4.6～6.2 %（国際標準値：NGSP）

治療 治療の最初2カ月程度は食事療法と運動療法を試し，薬物療法へ移行します．糖尿病の**食事療法**では，総エネルギー量を制限し，栄養バランスがとれた食事を摂るようにします．食事療法の長期的な評価指標として，**HbA1c（グリコヘモグロビン）**が適しています．HbA1c はヘモグロビンにブドウ糖が結合したもので，血糖値が高くなればその結合率も高くなります．赤血球の寿命はおよそ4カ月といわれていますが，余っている糖が多ければ多

いほど結びつきが増え，HbA1c値は赤血球の寿命の半分くらいにあたる時期（つまり2カ月前）の血糖値の平均的レベルを反映します．

運動療法では，食後30分過ぎての高血糖時に**有酸素運動**を行います．有酸素運動によって，インスリン受容体の感受性が上がり，ブドウ糖の利用率が上がります．有酸素運動として，ウォーキングが勧められます．

1型糖尿病は，β細胞が破壊されているため，**インスリン注射**が必須です．2型糖尿病では食事・運動療法でコントロールが不良なときに，**経口血糖降下薬**を用い，膵臓を刺激して，インスリンの分泌を促します．膵臓を休ませたほうが機能が復活するということで，インスリン注射も行われます．インスリン療法では，血糖が下がり過ぎないように注意が必要です（§5・3・6参照）．

治療薬　2型糖尿病の薬は現在，大きく，**インスリン分泌促進薬，インスリン抵抗性改善薬，ブドウ糖吸収阻害薬，インスリン製剤**，の四つに分けられます．このうちインスリン分泌促進薬はさらに，従来のスルホニル尿素薬と，新たに2009年に開発されたインクレチン関連薬の二つに分けられます．このインクレチン関連薬には，さらに経口投与可能なDPP-4阻害薬と，注射剤のGLP-1があります．インクレチン関連薬の登場によって，糖尿病治療は大きく前進しました．つまり長期投与しても低血糖を起こさない，安全な薬が提供されました．

個々の薬を以下にまとめておきます．これらを組合わせて使うことにより，最近の糖尿病治療は大きな進歩を遂げたということです．さらには，これらに続く新しいタイプの薬も開発されています．

1) インスリン分泌促進薬
   ① スルホニル尿素薬：トルブタミド，グリクロピラミド，クロルプロパミド，グリメピリド（薬理作用は§4・3・1参照）
   ② 速効型分泌促進薬：ナテグリニド，ミチグリニド
   ③ インクレチン関連薬
      DPP-4阻害薬（経口剤）：シタグリプチン，アログリプチン
      GLP-1受容体作動薬（注射剤）：リラグルチド，エキセナチド
2) インスリン抵抗性改善薬（チアゾリジン薬）：ピオグリタゾン

3) ブドウ糖吸収阻害薬（α-グルコシダーゼ阻害薬）：ボグリボース，アカルボース，ミグリトール（薬理作用は§4・3・2参照）

コラム 15　糖尿病の合併症

　糖尿病の怖さは，血管障害から**合併症**を起こしやすいということです．糖尿病が原因で起こる代表的な合併症にはつぎのものがあります．
1) **糖尿病性腎症**：腎不全から透析が必要になります．
2) **糖尿病性神経障害**：自律神経障害や足指の壊疽などが起こります．
3) **糖尿病性網膜症**：網膜剥離，失明につながります．

痛　風

原因　美食や過食がもたらす**痛風**も代表的な生活習慣病の一種と考えられます．核酸の成分である**プリン体**の代謝異常により**尿酸**が過剰に産生され，**高尿酸血症**が持続する病気です．尿酸塩が体内の組織に析出・沈着して，急性の関節炎，皮下結節，腎障害，尿路結石などを生じます．（関節や骨の病気に分類されたこともありました．）腎機能障害による尿酸の排泄低下でも高尿酸血症となり，同様の症状が出ます．足の母趾関節などが突然激しく痛む痛風発作が起こります．風に当たっただけでも痛むということから痛風といわれるようになったとされていますが，直接の骨の病気ではないのです．

　激しい痛みが起こるのは，沈着した尿酸を白血球が異物とみなして貪食し，白血球からプロスタグランジンなどの炎症物質が放出されて炎症を激しくすることによります．

　30～60歳の男性に多く，プリン体を多く含む栄養価の高い食事を摂る人に多いとされています．お酒の種類にも影響されます．女性では，エストロゲンが尿酸排泄を支配しているため，閉経後に発病するようになります．血清尿酸値7.0 mg/dL 以上を診断基準としています．更年期に発病する可能性があります

ので先述の大腸癌とともに注意したい病気です．

> 治療

発作時や発作の予感期・前兆期には，古典的な薬**コルヒチン**（植物成分）を服用します．発作時には，**非ステロイド性抗炎症薬**を短期大量投与します．慢性時には，**尿酸排泄促進薬**や**尿酸産生抑制薬（アロプリノール）**を用いますが，腎障害がある場合は禁忌です．新しい薬として開発されたものがフェブキソスタットで，アロプリノールよりも効果的（副作用減少）とされています．（薬理作用は§4・5参照．）

食事療法としては，**低プリン食**にし，適切なエネルギー摂取をし，飲酒を厳しく制限します．また，水分を十分に摂り，腎臓からの尿酸の排泄を促し，腎・尿路結石を予防します．2章でも述べたように，水はここでも重要な薬になります．

> 治療薬

1) **尿酸産生抑制薬（キサンチンオキシダーゼ阻害薬）**：アロプリノール，フェブキソスタット
2) **尿酸排泄促進薬**：プロベネシド，ベンズブロマロン
3) **非ステロイド性抗炎症薬**：インドメタシン，イブプロフェン，セレコキシブ
4) **天然植物成分**：コルヒチン

> 基準値

血清尿酸値：男性 3.7～7.0 mg/dL，女性 2.5～7.0 mg/dL

脂質異常症

> 原因と分類

§2・6で述べたように，**コレステロール**は本来，細胞膜，ホルモンなどの材料となる重要な物質で，ほとんどが肝臓で合成されています．コレステロールは水に溶けない脂質（中性脂肪）で，血中では親水性のアポタンパク質と結合して，水溶性のリポタンパク質になって存在しています．善玉コレステロールや悪玉コレステロールとよばれるものは，コレステロールが血管中を運搬される際のコレステロールとリポタンパク質がつくる複合体のことをさし，コレステロール分子自体をさすものではありません．

LDL（低密度リポタンパク質＝悪玉コレステロール，表3・2）は，コレステロールを動脈壁の細胞のところに運搬して粥腫（じゅくしゅ）を形成しやすくします．この粥腫が石灰化することで動脈硬化となっていきます．これにより，狭心症や心筋梗塞，脳梗塞が起こる危険性が高まります．

表3・2 LDL と HDL の違い

	LDL（悪玉）	HDL（善玉）
直 径〔nm〕	10～25	7.5～10
構成成分（%）		
トリグリセリド	8～12	3～6
遊離コレステロール	5～10	3～5
コレステロールエステル	35～40	14～18
タンパク質	20～25	50
リン脂質	20～25	20～30

HDL（高密度リポタンパク質＝善玉コレステロール，表3・2）は，余分になって末梢組織の細胞表面や血管壁に現れたコレステロールを抜き取って，肝臓へ運搬し，動脈硬化の危険を減らしていきます．

脂質異常症は，**高 LDL コレステロール血症**，**低 HDL コレステロール血症**，**高トリグリセリド（TG）血症**のいずれかの病態をいいます．

薬物治療 食事療法で，多価不飽和脂肪酸が含まれている食品を多く摂取するようにします．**抗酸化ビタミン（A，C，E）**を多く摂り，LDL コレステロールの酸化を防ぎ，動脈硬化への進展を抑えます．また，食物繊維はコレステロールを吸着し，それを一緒に排出するようにします．

コレステロール合成を抑える**スタチン系薬**はもともとわが国で開発が始められた薬で，**抗コレステロール薬**といわれます（**HMG-CoA レダクターゼ**という酵素の阻害薬です）．現在，世界で一番売れている薬であり，次項に示すようなものがあります．よく飲まれているだけに，筋肉系に副作用が出ることも知られていますので，注意が必要です（薬理作用は §4・4 参照）．

> 治療薬

1) **スタチン系薬**：アトルバスタチン，シンバスタチン，プラバスタチン，フルバスタチン，ロスバスタチン，ピタバスタチン
2) **ビタミン剤**：ビタミン A，C，E は抗酸化剤であり，悪玉コレステロールと活性酸素の反応でできるプラークの生成を抑える働きがあります．抗酸化剤は過酸化脂質の生成も抑制します．

ナイアシン（ニコチン酸）はビタミンの仲間ですが，肝臓からの LDL の分泌を抑制するといわれています．最近のビタミンドリンクによく含まれています．このように，ビタミンは生活習慣病の薬になっているので，注目に値します．

> 基準値

1) 総コレステロール：150～219 mg/dL
2) HDL コレステロール：男性 40～90 mg/dL，女性 40～100 mg/dL
3) TG（トリグリセリド＝中性脂肪）：50～149 mg/dL

甲状腺機能亢進症

> 原因

甲状腺機能亢進症は，甲状腺の活動が亢進して**甲状腺ホルモン**（T_3：トリヨードチロニン，T_4：チロキシン）が過剰に合成・分泌される病気です．甲状腺機能亢進症にはいろいろな病気がありますが，大部分がバセドウ病です．

血中の甲状腺ホルモンの濃度が低下すると，視床下部から**甲状腺刺激ホルモン放出ホルモン（TRH）**が分泌され，それにより**甲状腺刺激ホルモン（TSH）**が脳下垂体前葉から分泌されます．TSH は，甲状腺細胞の表面に存在する TSH 受容体に結合し，甲状腺を刺激することで甲状腺ホルモンを分泌させます．

ところが，**自己抗体**である抗 TSH 受容体抗体が産生されて，これが TSH 受容体に結合すると，甲状腺細胞は常に刺激されるようになって，甲状腺ホルモンが過剰に分泌されます．これがバセドウ病で，**自己免疫疾患**です．若年～中年の女性に好発します．妊娠時には増悪しやすいので注意が必要です．

治療 高エネルギー食をバランスよく摂取するようにし，低カリウム血症による四肢麻痺が起こらないようにカリウムを多く含む食物を摂取するようにします．薬物療法では抗甲状腺薬を用いますが，副作用として無顆粒球症があるので，感冒様症状が出たら気をつけるようにし，白血球数の変化に注意します．甲状腺亜全摘手術の術後合併症として，テタニー，嗄声，甲状腺クリーゼなどがあります．

治療薬 抗甲状腺薬：チアマゾール，プロピルチオウラシル
一方，甲状腺ホルモン薬（レボチロキシン）は，逆に，甲状腺機能低下の場合に用いられます．

確認問題　　　　　　　　　　　　　　　　（解答はp.128）

19　甲状腺機能亢進症の症状はどれか．（看100回）
　①眉弓部の膨隆　②眼瞼下垂　③テタニー　④動悸　⑤便秘
20　甲状腺機能検査を受ける患者の検査食はどれか．（看101回）
　①ヨード制限食　②タンパク制限食　③脂肪制限食　④低残渣食
21　AはBの分泌を刺激するホルモンであると仮定する．ネガティブフィードバック機構を表すのはどれか．（看101回）
　①Bの増加によってAの分泌が増加する．
　②Bの増加によってAの分泌が減少する．
　③Bの減少によってAの分泌が減少する．
　④Bの変化はAの分泌に影響を及ぼさない．

副腎疾患

副腎は，腎臓の上方にあるそら豆大の後腹膜臓器（図3・5）で，皮質と髄質から成り，ホルモンをつくる重要な働きをしています．副腎に腫瘍ができることなどによってホルモンが大量に産生されると，血圧が高くなったり，太ってきたり，糖尿病になったり，さまざまな症状を呈するようになります．副腎の病気は症状がはっきりしないことも多く，見誤られることがあります．

a. 副腎皮質の代表的な病気

1) **クッシング症候群**：下垂体腺腫，副腎皮質の過形成や腫瘍などによって，**副腎皮質ホルモン**〔糖質コルチコイド（コルチゾール），男性ホルモン（デヒドロエピアンドロステロン）〕**が過剰に分泌**される病気です．20～50歳の女性に好発します．下垂体腺腫が原因となるものを特に**クッシング病**とよびます．症状として，高血圧，体重増加，満月様顔貌，中心性肥満，男性化，多毛，無月経，筋力低下，骨粗鬆症，皮膚線条がみられます．治療として，下垂体腺腫はハーディ手術の適用となります．副腎腺腫や腫瘍は摘出し，術後にステロイド補充を行います．

2) **原発性アルドステロン症**：副腎皮質の腺腫や過形成によって，副腎皮質から**アルドステロン**が**過剰に分泌**される病気です．アルドステロンの分泌亢進によって，腎臓の遠位尿細管におけるナトリウムと水の再吸収が亢進され，ナトリウムと水の体内貯留で**高血圧**となります．

また，アルドステロンの分泌亢進（過剰生産）でカリウムの排泄が増えて**低カリウム血症**となり，周期性四肢麻痺や筋力低下を起こします．治療として，腺腫を摘出し，薬物治療（**スピロノラクトン**）などを行います．

3) **アジソン病**：結核性や特発性の原因によって，両側副腎が慢性的に病変し，**副腎皮質ホルモン**（コルチゾール，アルドステロン，アンドロゲン）の**分泌が低下**する病気です．特発性では自己免疫疾患（**シュミット症候群**）を伴うことが多いです．症状は，コルチゾールの分泌低下で全身倦怠感や低血糖，アルドステロンの分泌低下で低血圧や電解質異常，副腎皮質ホルモンの分泌低下に伴う副腎皮質刺激ホルモン（ACTH）の分泌促進で色素沈着が起こります．ACTHは日焼けに関係するメラニン細胞を刺激するからです．アジソン病の治療では，副腎皮質ホルモン薬を一生涯にわたって投与する必要があります．ナトリウムの排泄増加が起こるため，必要量の食塩を補充する必要があります．

b. 副腎髄質の代表的な病気

・**褐色細胞腫**：副腎髄質細胞や交感神経節細胞などのクロム親和性細胞から発生する腫瘍が**カテコールアミン**（アドレナリン，ノルアドレナリン；§2・14参照）を**多量に分泌**する病気です．交感神経の緊張により血圧が上がり頭

痛が生じます．また循環血液量減少と自律神経調節機能低下により起立性低血圧が起こります．α_1遮断薬にβ遮断薬を併用して投与します．

表3・3に主要なホルモンをまとめて示します．

表3・3 主要なホルモン

分泌器官		ホルモン
下垂体	前葉	成長ホルモン，プロラクチン，甲状腺刺激ホルモン，副腎皮質刺激ホルモン，性腺刺激ホルモン（卵胞刺激ホルモン，黄体刺激ホルモン）
	後葉	オキシトシン，バソプレッシン
甲状腺		チロキシン，トリヨードチロニン，カルシトニン
副甲状腺（上皮小体）		副甲状腺ホルモン（パラトルモン）
副腎	皮質	硬質コルチコイド（アルドステロン） 糖質コルチコイド（コルチゾール，コルチコステロン，コルチゾン） 性ステロイド（デヒドロエピアンドロステロン）
	髄質	アドレナリン（エピネフリン） ノルアドレナリン（ノルエピネフリン）
膵臓	A(α)細胞	グルカゴン
	B(β)細胞	インスリン
精巣		テストステロン（アンドロゲン）
卵巣		卵胞ホルモン（エストロゲン） 黄体ホルモン（プロゲステロン）

確認問題 （解答はp.128）

22 ホルモンと産生部位の組合わせで正しいのはどれか． (看101回)
① エリスロポエチン—腎臓　② アドレナリン—副腎皮質
③ 成長ホルモン—視床下部　④ レニン—膵臓

23 長期投与すると糖尿病を発症するリスクが高まるのはどれか．
① ヘパリンナトリウム　② ビタミンK　③ エストロゲン
④ ビタミンD　⑤ 副腎皮質ステロイド

3・6　免疫系の病気と治療

関節リウマチ

原因　関節リウマチと全身性エリテマトーデスは代表的な免疫系の病気で，これらは，**膠原病**というグループに入れることもあります．膠原病というのは，もともと結合組織とその周辺の血管に起こる炎症性の疾患につけられた総称でしたが，最近ではこれらを別個に扱うようになっています．最近では，**自己免疫疾患**＊というカテゴリー（分類）もあり，その代表例として述べられることもあります．

関節リウマチは免疫異常によって起こる**非化膿性の多発性関節炎**です．関節の毛細血管が増加し，血管内から関節滑膜組織にリンパ球，マクロファージなどの白血球が出てきます．このリンパ球やマクロファージはサイトカインを産生します．それにより関節内に炎症反応がひき起こされ，関節の内面を覆っている滑膜細胞の増殖が起こり（この段階では滑膜炎），やがて全身の結合組織に炎症を起こします．進行すると骨破壊が生じ，高度の関節変形をきたすことがあります．最終的には関節が破壊し尽くされ，直接骨と骨が接する"強直"という状態になり，関節を動かすことができなくなります．この段階では，滑膜が消失しているため，炎症も終息し痛みは感じなくなります．しばしば血管，目，心臓，肺，皮膚，筋肉，血液といった全身臓器にも障害が及びます．

関節リウマチは，膠原病のなかで最も多い病気で，20〜50歳の女性に好発します（女性は男性の約4倍）．

薬物治療　鎮痛のための**非ステロイド性抗炎症薬**（NSAID），**ステロイド薬**と，免疫調整を目的とした薬剤があります．代表的な**免疫調整薬**は金製剤，ペニシラミンです．**免疫抑制薬**としてはメトトレキサートも使用さ

＊　関節リウマチや全身性エリテマトーデス（SLE）などに代表される膠原病は，**自己免疫疾患**とよばれている．本来であれば，外部からの異物を認識して排除するための役割をもつ免疫系が，何らかの理由で自分自身の正常な細胞や組織に過剰に反応し，攻撃を加えてしまうことで症状が現れる疾患の総称である．一般的に女性に多く，その理由はホルモンの関係ではないかといわれている．

れます．最近になり，新しい抗リウマチ薬（**分子標的薬**）としての生物学的製剤が注目を集めています．次項に，これらの薬をまとめておきます．

高度の機能障害の場合は，整形外科的治療を行い，滑膜切除術，関節固定術，人工関節置換術を施行します．

治療薬

1) **免疫調整薬**：金チオリンゴ酸ナトリウム，オーラノフィン，ペニシラミン
2) **免疫抑制薬**：メトトレキサート，ミゾリビン，レフルノミド，アザチオプリン
3) **分子標的薬（生物学的製剤）**：インフリキシマブ，アダリムマブ，エタネルセプト，トシリズマブ

全身性エリテマトーデス

原因　全身性エリテマトーデス（**SLE**）は，**自己免疫疾患**として分類される全身的な炎症性疾患をさします．原因は不明ですが，遺伝的素因を背景として，ウイルス感染やストレス，内分泌異常などが誘因となって，自己抗体を産生し，**免疫複合体**（Ⅲ型アレルギー）をつくることによって発症すると考えられています．抗核抗体がつくられますが，これは自己の細胞の核に対する抗体で，**抗 dsDNA 抗体**（**抗二本鎖 DNA 抗体**）が SLE に特異的にみられます．抗核抗体は，炎症などで露出した核を攻撃する作用があり，また，免疫複合体を形成し，血中の補体と結合して組織を破壊します．

名前のとおり，多臓器（皮膚，関節，中枢神経，肺，心臓，腎臓など）が障害される全身の炎症性疾患です．皮膚・関節症状として蝶形紅斑，光線過敏症，関節炎など，臓器障害による症状として心膜炎，胸膜炎，腹痛，タンパク尿，めまい，痙攣など，さまざまな症状がみられます．多くの場合，再燃と寛解を繰返し，慢性的に経過します．全身性エリテマトーデスは特定疾患治療研究事業の対象疾患で，医療費の公費負担があります．

全身性エリテマトーデスの好発年齢は，20～40 歳代の妊娠可能な女性です（女性は男性の約 9 倍）．

3・6 免疫系の病気と治療

薬物治療 早期の治療が予後を左右します．薬物療法は，**ステロイド薬**，**非ステロイド性抗炎症薬**（NSAID），**免疫抑制薬**が用いられます．
　ステロイド薬の副作用として，大腿骨頭無菌性壊死，骨粗鬆症に注意が必要です．全身性エリテマトーデスはかつては死に至る病気でしたが，ステロイド薬の登場で生存率も生活の質も劇的に改善されました．しかし，今のところ，病状が安定し自覚症状がなくなっても，少量のステロイド薬をずっと使い続けることが必要であるとされています．急に服用を中止すると，副腎不全になります．そのため，たとえば，ステロイド薬の代表的な副作用に血糖上昇がありますが，血糖値コントロールを行いながら内服を継続することになります．ステロイドパルス療法で短期間に大量にステロイド薬を点滴投与した場合には，ステロイド薬の副作用で免疫力が低下するため，マスクを着用するようにします．免疫抑制薬は，妊娠時は，催奇形性などの重大な影響を及ぼしうるため，禁忌です．

3・7 感染症と治療

感染症とは，外部から病原体である細菌，ウイルスなどが宿主であるヒトに感染して起こる病気の総称です．感染症はうつる病気であり，その予防や治療は人類の歴史を形づくってきました．昔は経験的に対応してきた感染症が，今やその原因となる微生物に対する的確な薬物療法により，十分根治されるところまできています．治療薬の代表的なものが**抗生物質**で，誰でも服用した経験をもっている馴染み深い医薬品です．感染症に対しても，分子標的薬的な考え方が重要になっています．

以下には，代表的な病気とその薬物治療について述べていきます．（感染症治療薬の薬理作用については，§4・7参照．）

結 核（呼吸器感染症）

原因と治療方針　結核菌はグラム陽性桿菌で，飛沫感染または空気感染で感染します．結核はかつて国民病といわれましたが，抗生物質（**ストレプトマイシン**）の登場や BCG 予防接種，ツベルクリン反応検査などにより，撲滅された感がありました．

BCG は毒性のない結核用のワクチンとして現在も広く予防接種に用いられています．ツベルクリン反応は，結核菌の感染を診断するのに用いられます．これまで多くの抗結核薬が用いられた結果，それらに対する耐性菌の存在が問題となっています．

薬物治療　代表的治療薬として，**イソニアジド**（INH），**リファンピシン**（RFP），**エタンブトール**（EB），**ストレプトマイシン**（SP），**ピラジナミド**（PZA）などがあります．これの薬をいくつか組合わせて使用する方法が，結核の薬物治療の原則です．これらの薬に対する耐性（薬が効かなくなってしまうこと）をもちにくくするために，いろいろな効き方をする薬を併用して，結核菌を撹乱させてしまおうというわけです．

現在わが国で問題になっていることは，これらの抗結核薬すべてに対して，

耐性をもつ結核菌の存在が認められていることでしょう．多剤耐性菌に対する薬剤の開発も行われています．

インフルエンザ（呼吸器感染症）

インフルエンザについては，姉妹編（"看護・医療系のためのからだと病気の基礎知識"，東京化学同人）で詳しく解説してあります．

冬の季節性感染症として，インフルエンザとウイルス性食中毒があります．インフルエンザはインフルエンザウイルスによってひき起こされる大変ありふれた感染症ですが，注意が必要です．

突然の高熱や，筋肉痛，関節痛も特徴です．高熱状態が続いた場合は，直ちに病院での検査と服薬が有効です．合併症にインフルエンザ脳症がありますので，幼児の場合迅速な対応が重要です．

発熱から2日以内であれば，**オセルタミビル**（タミフル®）や**ザナミビル**（リレンザ®）が効果を発揮します．また，流行する時期はだいたい年明け1月ですから，その1～2カ月前にインフルエンザワクチンの予防接種を受けておくのもよいかと思います．ワクチン接種は，毎年行う必要があります．

食中毒（消化器感染症）

食中毒は食品による感染症であり，**病原性微生物**による中毒と，**自然毒**によるものに大別されます．病原菌による食中毒はさらに，**毒素型**と**感染型**に分け

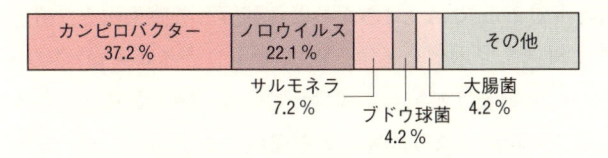

| カンピロバクター 37.2％ | ノロウイルス 22.1％ | サルモネラ 7.2％ | ブドウ球菌 4.2％ | 大腸菌 4.2％ | その他 |

図3・6　食中毒の原因微生物の割合

られます．代表的な病原菌としては，腸管出血性大腸菌，腸炎ビブリオ，黄色ブドウ球菌，カンピロバクター，サルモネラ菌などがあります．

食中毒の原因となるウイルスは，ノロウイルスとロタウイルスが代表的なものです（図3・6）.

代表的な食中毒の症状と治療を表3・4に示します．

表3・4　代表的な食中毒の症状と治療

原因となる菌・ウイルス	症状（＋：あり，－：なし）			治療
	腹痛・下痢	嘔吐	血便	
腸管出血性大腸菌	＋	＋	＋	輸液，抗生物質
腸炎ビブリオ	＋	＋	＋	数日で自然治癒
黄色ブドウ球菌	＋	＋	－	輸液（毒素が原因なので抗生物質は無効）
カンピロバクター	＋	＋	＋	輸液，重症時に抗生物質使用
サルモネラ	＋	＋	＋	輸液，重症時に抗生物質使用
ノロウイルス	＋	＋	－	輸液

HIV 感染症/エイズ（性感染症）

原因　エイズ（**AIDS；後天性免疫不全症候群**）はウイルス性の**性感染症**です．ヒト免疫不全ウイルス（**HIV**）が免疫細胞に感染し，免疫細胞を破壊して後天的に免疫不全を起こす免疫不全症のことです．1981年の症例報告後，10年程度で感染者は世界中に100万人にまで広がりました．

HIV はヘルパー T 細胞の表面にある CD4 に結合することにより細胞の中に入り，遺伝物質である RNA を DNA へと逆転写して感染細胞（宿主細胞）内にある染色体に組込んで増殖します（RNA レトロウイルス）．このようにして，徐々にヘルパーT 細胞は死滅し，減少していき，働きが鈍っていきます．こうなると免疫不全の状態になり，エイズを発症します．

治療　HIV の上昇を抑え，発症を遅らせるエイズ発症予防のための薬物療法を行います．発症前から，**逆転写酵素阻害薬**（ヌクレオシド系，非ヌクレオシド系）と**プロテアーゼ阻害薬**の系統の異なる3種類以上の薬を組合

> **コラム 16** 薬害エイズ問題
>
> エイズがひき起こした社会問題として，**薬害エイズ**を忘れてはいけません．かつて血液製剤として，HIV 感染者からの輸血によってつくられ，加熱処理がされていないもの（**非加熱製剤**）が使われていました．これらの血液製剤は主として，血友病患者のために用いられる血液凝固因子製剤であり，その結果，血友病患者などに多数の HIV 感染者が出ました．このような HIV 感染問題から，加熱処理をした加熱製剤に改良されました．

わせる**多剤併用療法**で発症を遅らせます．

免疫力の落ちている患者の看護として，**日和見感染**の予防指導があります．具体的には，十分な睡眠，バランスのとれた食事，節煙，節酒，外出時のマスク着用，外出後の手洗い，うがいなどです．

治療薬

1) **逆転写酵素阻害薬**：ジドブジン〔アジドチミジンともいう〕，ラミブジン（3TC），ジダノシン（DDI）
2) **プロテアーゼ阻害薬**：インジナビル（INV），サキナビル（SQV），ロピナビル

エイズ治療のためにつくられたプロテアーゼ阻害薬は，歴史的には画期的な抗ウイルス薬で，初めての**分子標的薬**とよぶべきものです．エイズは恐ろしい感染症という恐怖を人類にもたらしましたが，分子標的薬の可能性を追求する糸口にもなりました．

院内感染（濃密経口感染が多い）

冬のインフルエンザが流行している時期に，病院に入院しているお年寄りがインフルエンザで亡くなることがあります．このように，病院でかかる感染症を**院内感染**といいます．これは一種の薬による副作用とも考えられます．すで

に疾患に罹患していたり，薬物を投与されている患者たちは，体力，免疫力が低下しており，健常人が感染しないような病原体に感染しやすくなっています．このような感染しやすい人を**易感染宿主（コンプロマイズドホスト）**とよび，コンプロマイズドホストがかかる感染を**日和見感染**とよびます．具体的には，緑膿菌，カンジダ，黄色ブドウ球菌などのような，どこにでもいる菌（**常在菌**）に感染してしまうことが，日和見感染です．

抗癌剤は血球をつくる骨髄に障害を与えます．そのため，すべての種類の血球が減少するという副作用（骨髄抑制）に見舞われてしまうのです．免疫の主役である好中球（白血球の50％）も減少するので，微生物と互角に渡りあえなくなってしまいます．

ステロイド薬には，抗体の産生を抑制するという作用があります．抗体とは，微生物と結合して微生物に勝手な振舞いをさせないようにするタンパク質のことです．そのため，免疫の働きが低下してしまうのです．また，気管支喘息などでのステロイド薬の多用は，副腎不全（副腎の働きの低下）を招きます．

> **ポイント**
> - 抗癌剤の副作用 ➡ 骨髄抑制 ➡ 白血球減少 ┐
> - ステロイド薬の副作用 ➡ 免疫抑制作用 ──┴➡ 易感染状態
> - ステロイド薬の多用 ➡ 副腎不全

エイズはHIVが白血球（T細胞）に感染することが原因です．HIVが白血球に感染すると，白血球の中で増殖し，最後は白血球を破壊して中から出てきて，また他の白血球に感染していきます．このようなことを繰返すうちに白血球が減少して，ついには感染症にかかりやすくなったり，癌が発症しやすくなります．HIVに感染してからエイズになるまで数年から数十年かかります．いま述べたような，感染症や癌にかかりやすくなった状態がエイズという状態です．このときに日和見感染に罹患しやすくなるのです．

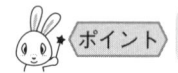

> **ポイント**
> - HIVに感染 ➡ 免疫力低下 ➡ 日和見感染（エイズ発症）

皮膚感染症（接触感染など）

　皮膚は体の表面を覆っている保護膜であり，同時に殺菌や免疫作用ももっている器官ですが，さまざまな外因による攻撃にさらされている器官でもあります．体のなかでも一番目につきやすい部分ですから，皮膚の異常を正しく理解することは，内部に潜む疾患に気づく手掛かりになります．ここでは，簡単に皮膚の働きと皮膚感染症およびその他の皮膚疾患についてまとめておきます．

　皮膚疾患の代表的なものが，**かぶれ，とびひ，帯状疱疹，水虫**などです．かぶれは化学的な刺激による皮膚炎であり，その他のものは微生物（細菌やウイルス）や動物（ダニ，シラミなど）による皮膚感染症です．これらは原因からみると，外的要因による皮膚炎と考えられます．したがって，抗菌薬や抗ウイルス薬が有効です．

　一方，内臓疾患などが原因で皮膚に異常が現れることもあり，内因性の皮膚炎として分類します．皮膚炎にはアレルギー性のものもあり，体質（免疫作用）の違いで一部の人にだけ強く反応が出る場合もあります．

　皮膚炎の原因が何かによってその対応が異なります．化学的な刺激によるものは，まずその原因物質を取除きます．化学物質によってアレルギーがひき起こされる場合もあります．アレルギー性の場合も，原因となるアレルゲンを取除き，抗ヒスタミン薬などを利用します．アレルギー性皮膚炎はやっかいな皮膚の病気です．

治療薬　ここではアレルギー性皮膚炎の薬をおおまかなグループにまとめて示しておきます．

1) **抗ヒスタミン薬**：クロルフェニラミン，クレマスチン，ジフェンヒドラミン，ケトチフェン，エバスチン，エピナスチン
2) **ロイコトリエン阻害薬**：トラニラスト，モンテルカスト
3) **ステロイド薬**：フルチカゾン，ベクロメタゾン

感染症治療薬のまとめ

- **抗ウイルス薬の分類**
  1) **抗インフルエンザウイルス薬**: オセルタミビル,ザナミビル,ペラミビル,アマンタジン
  2) **抗ヘルペスウイルス薬**: アシクロビル,バラシクロビル,ビダラビン
  3) **抗サイトメガロウイルス薬**: ガンシクロビル,バルガンシクロビル,ホスカルネットナトリウム

- **抗菌薬の分類**: 代表的な抗生物質と合成抗菌薬
  - **抗生物質**
    1) **β-ラクタム系**: 特徴的な四員環ラクタム構造をもつもの
       ① **ペニシリン系**: アモキシシリン,アンピシリン
       ② **セフェム系**: セファレキシン,セファゾリン,セフォチアム ヘキセチル,ラタモキセフ
       ③ **カルバペネム系**: イミペネム,メロペネム
       ④ **モノバクタム系**: アズトレオナム
       ⑤ **ペネム系**: ファロペネム
       ⑥ **β-ラクタマーゼ阻害薬**: クラブラン酸,スルバクタム,タゾバクタム
    2) **アミノグリコシド系**: アミノ糖をもつグリコシド型化合物
       ストレプトマイシン,カナマイシン,ゲンタマイシン,アミカシン,ジベカシン,アルベカシン
    3) **マクロライド系**: エリスロマイシン,クラリスロマイシン
    4) **テトラサイクリン系**: テトラサイクリン,ミノサイクリン,ドキシサイクリン
    5) **クロラムフェニコール**
    6) **ホスホマイシン**
    7) **グリコペプチド系**: バンコマイシン

  - **合成抗菌薬**
    1) **ニューキノロン系**: レボフロキサシン,ノルフロキサシン,シプロフロキサシン
    2) **サルファ薬**: スルファメトキサゾール,スルファジメトキシン
    3) **抗結核薬**: リファンピシン,イソニアジド,ピラジナミド,エタンブトール

(薬理作用については§4・7を参照.)

確認問題 （解答はp.128）

24 食中毒について正しいのはどれか．二つ選べ．（看101回）
① 腸炎ビブリオ感染症の原因となるおもな食品は食肉である．
② 黄色ブドウ球菌感染症の予防に食前の加熱は有効である．
③ ボツリヌス菌感染症では呼吸筋麻痺を生じる．
④ 毒素性大腸菌感染症の潜伏期は数時間である．
⑤ ノロウイルス感染症は冬に多くみられる．

25 空気感染するのはどれか．（看100回）
① 結核菌　② 腸管出血性大腸菌　③ ヒト免疫不全ウイルス（HIV）
④ メチシリン耐性黄色ブドウ球菌（MRSA）

3・8 腎・泌尿器系の病気と治療

腎 不 全

原因と分類　腎臓は尿をつくる器官ですが，それだけではありません．水分の調節，排泄器官である一方，ホルモンを産生し，血圧（心臓）や循環と密接な関係があることを忘れてはいけません．

腎臓が弱ってしまう**腎不全**は，心不全と似ています．種々の原因により腎臓の働きが低下した状態で，急激に腎機能が低下する急性腎不全と，徐々に腎機能が低下する慢性腎不全があります．

1) **急性腎不全**：急性腎不全の原因は，障害部位によりつぎに示す①〜③に分けられます．尿量が少なくなり，健常者の尿量が 500〜2000 mL/日であるのに対し，400 mL/日以下を**乏尿**，100 mL/日以下を**無尿**とよびます．無尿といっても，尿がまったく生成されないということではありません．

- ① **腎前性**：血液が腎動脈を経て糸球体に流入するまでの部位で起こる障害です．出血や脱水，また心機能の著しい低下によって，腎臓への血流量が低下すると，十分な尿が生成されません（乏尿，無尿）．
- ② **腎　性**：腎実質の部分の障害があるもので腎血管性，糸球体性，尿細管性として分類されます．腎血管性の障害では，腎動脈が閉塞されます．糸球体の障害では，血液が沪過されにくくなり，糸球体沪過量が低下します．尿細管の障害では，尿細管が変性・壊死し，生体に不要でも水，電解質，窒素代謝産物が再収収されてしまいます．尿細管が完全に閉塞した場合は，糸球体沪過液がボーマン嚢を超えることができず，糸球体沪過量が低下します．腎実質の間を埋める結合組織を間質といい，間質性障害も起こりえます．おもに薬剤に対する過敏反応が典型的です．
- ③ **腎後性**：腎盂以降の尿路閉塞が原因となるもので，尿路結石，膀胱・尿道の閉塞などがあります．

急性腎不全は尿量の減少が続くため，尿中に排泄されるべき尿素，尿酸，ク

レアチニンなどの窒素化合物，電解質，水分が血中に貯留し，**高血圧**，**浮腫**，**高カリウム血症**，**代謝性アシドーシス**が出現します．悪化すると，**尿毒症**の症状が現れます．

2) **慢性腎不全**（CRF）：慢性腎不全は，糸球体濾過速度（GFR，単位時間に糸球体からどれだけの濾液がつくられるかを示す値．基準値は約 100 mL/分）が 30 mL/分以下となる障害が数カ月以上継続し，体液の恒常性維持が不可能となった病態として定義されます．慢性腎不全の病期はつぎの ①～④ に示す **Seldin 分類**で分けられます．〔近年，早期発見と適した治療を行うために，慢性腎臓病（CKD）という概念が提唱されていますが，そのステージ分類とは別物です．〕

① **第 1 期**（腎予備力の低下）：GFR は 50 mL/分以上（70～50 %），血清 Cr（クレアチニン）は正常．症状はほとんどありません．

② **第 2 期**（腎機能障害期，代償期）：GFR は 50～30 mL/分（50～30 %）．血清 Cr は正常の範囲を超えて 2 mg/dL 以上になります．尿濃縮力低下による**夜間多尿**がみられ，脱水をきたすことがあります．

③ **第 3 期**（腎機能不全期，非代償期）：GFR は 30～10 mL/分（30～10 %）．血清 Cr は 3～8 mg/dL．エリスロポエチン産生が障害され，**腎性貧血**になります．腎からのリン排泄が障害され，**高リン血症**になります．また，腎でのビタミン D 活性化が障害され，**低カルシウム血症**になります．さらに，尿中に排出されるべき電解質が血中に貯留するため，**代謝性アシドーシス**，**高カリウム血症**が起こります．

④ **第 4 期**（尿毒症期）：GFR が 10 mL/分以下（10 %以下）．血清 Cr が 8 mg/dL 以上．全身に**尿毒症状**が起こり，**乏尿**となります．

> ポイント
> ● 腎臓の五つの働き
>   ① 尿をつくる　　　　　　④ ビタミン D の活性化
>   ② 血液をつくるサポート　⑤ 血圧を調整する
>   ③ 体内環境を守る

治療 食事療法によって進行を遅らせます．
薬物療法では，体液過剰には**利尿薬**，高血圧には**降圧薬**，低カルシウム血症には**活性型ビタミン D_3 製剤**，高リン血症には**リン結合薬**（**炭酸カルシウム**），高カリウム血症には**陽イオン交換樹脂**を投与します．さらに，代謝性アシドーシスには**炭酸水素ナトリウム**，尿毒症には**経口活性炭吸着薬**を投与します．

保存的治療によっても尿毒症の症状が現れ，重症化し改善が見込めない場合は，**透析療法**になります．血液透析のほかに腹膜透析があり，社会復帰を考慮する場合などに，**連続携行式腹膜透析**（CAPD）が適応されます．CAPD はカテーテルを腹部に埋め込みます．

急性糸球体腎炎

原因と分類 **急性糸球体腎炎**は，感染などで生じる免疫複合体が腎臓の糸球体に沈着することで起こる糸球体の急性炎症性疾患です．これはⅢ型アレルギーです．

扁桃炎，咽頭炎，猩紅熱，副鼻腔炎，中耳炎などの感染症が原因となり，原因菌で最も多いのはA群β溶血性連鎖球菌（溶連菌）です．ブドウ球菌，肺炎双球菌，流行性耳下腺炎ウイルスなども原因菌になります．

Ⅲ型アレルギーでは，細菌やウイルスの感染により生体内に抗体が産生され，抗原と抗体が結合した免疫複合体が形成されます．免疫複合体は糸球体の内皮細胞に沈着し，補体活性化が起こることでマクロファージや好中球が寄ってきやすくなり，その途中でサイトカインをまき散らし，炎症をひき起こします．本来なら通過しないタンパク質や血球が通過するようになります．

治療 治療の基本は，安静，保温，食事療法です．症状は，乏尿期・利尿期・回復期に分けられ，病期に応じて，食事療法を行います．

ネフローゼ症候群

原因 **ネフローゼ症候群**は，糸球体基底膜の透過性亢進によって尿中に多量のタンパク質（おもに**アルブミン**）が出現し，それに伴って血清タンパク質が減少する病態です．

糸球体が障害される原因は不明ですが，糸球体毛細血管壁の基底膜の透過性が亢進して本来なら通過できないタンパク質が通過し，尿中に大量に排泄されます．原発性のもの（原因が腎臓にあるもの）と続発性のもの（原因が腎臓以外にあるもの）があり，全体の 75％ が原発性ネフローゼ症候群です．続発性のものは，ループス腎炎，糖尿病性腎症などに伴って起こります．

治療 治療の原則は，安静，保温，食事療法，感染症予防となります．ネフローゼ症候群では**高カロリー食**とします．多量のタンパク質が排泄されてしまうため，高タンパク食の摂取が必要と思いがちですが，高タンパク食を摂取してもタンパク質の尿への漏出が進むだけだということが明らかになっています．浮腫対策として，**塩分制限**と**水分制限**を行います．

ネフローゼ症候群では，原疾患によっては**ステロイド薬**を使用するため易感染性となっており，皮膚が傷つきやすいので，爪を短く切り，また，清拭時に強く擦らないようにします．

ネフローゼ症候群の患児に対しては，25％ **アルブミン**の静脈内点滴注射をすることにより，浮腫・下痢・胸水の即時的な改善が期待できます．

基準値

1) 尿タンパク：陰性
2) クレアチニン（血清）：男性　0.6〜1.0 mg/dL
　　　　　　　　　　　　女性　0.5〜0.8 mg/dL
3) クレアチニンクリアランス：70〜130 mg
4) 尿素窒素（血清）：8.0〜22.0 mg/dL
5) 尿潜血：陰性

確認問題

（☞解答はp.128）

26 慢性腎不全で正しいのはどれか．（看101回）
① 高タンパク食が必要である．
② 高カルシウム血症となる．
③ 最も多い原因は腎硬化症である．
④ 糸球体濾過速度（GFR）は正常である．
⑤ 代謝性アシドーシスを起こしやすい．

27 水・電解質の調節で正しいのはどれか．（看99回）
① 循環血漿量の減少はレニンの分泌を増加させる．
② 抗利尿ホルモン（ADH）は尿浸透圧を低下させる．
③ 過剰な飲水は血中ナトリウム濃度を上昇させる．
④ アルドステロンは腎からのカリウム排泄を減少させる．

28 疾患とその原因の組合わせで正しいのはどれか．
① 糸球体腎炎―咽頭炎　　② 突発性難聴―中耳炎
③ メラノーマ―赤外線　　④ 末梢性顔面神経麻痺―サイトメガロウイルス

> **コラム17** **体液＝体の中の液体成分**（復習）
>
> 　体の中にある液体成分を総称して**体液**とよびます．体液は大きく**細胞外液**と**細胞内液**に区別されます．外液としては血漿，組織液（間質液），リンパ液があります．体液の約1/3が細胞外液です．
>
> 　細胞内液は体液の大部分（約2/3）で，K^+，Na^+，Mg^{2+}のほかHPO_4^{2-}やSO_4^{2-}などの無機イオン（電解質＝ミネラル類）が含まれています．Cl^-やCa^{2+}は外液に含まれます．ヒトの体液は体重の60％強，pHはおよそ7.4で弱アルカリ性です．
>
> 　体液量が減少すると**バソプレシン**（ADH；抗利尿ホルモン）が分泌され，尿細管での水の再吸収が促進されます．一方，腎での血流が低下すると**レニン**が放出され，**アルドステロン**（副腎皮質ホルモン）が分泌され，水とNa^+の再吸収が起こり，体液量増加の方向に向かいます．

3・9 生殖器系の病気と治療

生殖器の癌（乳癌，子宮癌）

原因　生殖器の病気では代表的な癌について特徴をよく知ることが重要です．これまで癌について学んできたことの整理と確認（さらには拡充）をしたいと思います．

　癌の一般的な原因は，外因性の要因（喫煙，飲酒，発癌物質，癌ウイルス）と，内因性の要因（遺伝子の異常，ホルモン分泌異常）に大きく分けられます．生殖器は性ホルモンで支配された臓器であり，固有のホルモンの影響を強く受けて癌を発症します．おもなものは，乳癌，子宮癌（女性），前立腺癌（男性）などです．ここでは乳癌を中心に述べていきます．

　乳癌：女性では，乳癌にかかる数は乳癌で死亡する人の数の3倍以上です．これは，女性の乳癌の生存率（治癒率）が比較的高いことを示しています．乳癌はエストロゲンという女性ホルモンの影響を強く受けて発症する癌です．

　ホルモン療法で用いる**抗エストロゲン薬**というのはエストロゲンの働きを止めるもので，ホルモン薬の仲間です．代表的なものが，タモキシフェンです．加えて，エストロゲン（卵胞ホルモン）を生成するときに必要なアロマターゼという酵素の働きを阻害する薬（**アロマターゼ阻害薬**）も開発されています．この酵素の働きを阻害すればエストロゲンの生成量が減ることになります．

　一方，子宮癌，卵巣癌ではエストロゲンのほか，プロゲステロンの影響も受けます．前立腺癌はテストステロンの影響を受けています．乳癌は治療効果が出やすいのに対し，子宮系の癌はより困難なケースが多くなっています．

　子宮癌：**子宮体癌**の発生には女性ホルモンのエストロゲンによる影響が大きいです．そのため，中高年（50～60歳代で好発），初経が早い，閉経が遅い，出産歴がない，肥満，糖尿病，高血圧，エストロゲン製剤の単独使用など，エストロゲンの影響が強い人はかなりリスクが高くなる傾向にあります．

　子宮癌のうち子宮頸癌の比率が発展途上国で高いのに対し，欧米先進国では子宮体癌の比率が高まる傾向にあります．わが国でも，従来は子宮癌といえば

子宮頸癌が大多数を占めていましたが，食生活の高脂質・高タンパク質化や少子化・初産年齢の上昇といった要因から，子宮体癌の発生率が増加し，また若年での発症も増えてきています．

　発癌には，ウイルスの影響も無視できません．子宮頸部扁平上皮癌は**ヒトパピローマウイルス（HPV）**というウイルスの感染が原因でひき起こされます．HPVには多くの種類があり，皮膚感染型と粘膜感染型の2種類に大別されます．**子宮頸癌**は粘膜感染型HPVのなかでも**高リスク型HPV**とよばれている性交渉によって感染する一部のHPVが長期間感染することでひき起こされます．最近，わが国でもHPVに対するワクチンが子宮頸癌の予防に用いられるようになっていますが，その使用には警告も出されています．新しいワクチンには安易に手を出さないほうが賢明です．

　_{検査}　**乳癌**：乳癌の検査について詳しく述べておきます．乳癌は自己診断ができる癌ですが，さらにつぎのような検査によって早期発見が可能になっています．

1) X線撮影（**マンモグラフィー**）：マンモグラフィーは乳房を装置に挟んで圧迫しX線撮影する検査です．触診ではわからないような小さな癌が見つかることがあります．定期検診として45〜50歳以上の女性に対して，年1回のマンモグラフィー検査を実施している市町村もあります．

2) 乳腺のその他の画像検査：しこりが癌であるかどうかや病変の広がりを診断するために，**乳腺超音波検査**，MRI検査，CT検査なども有用です．

　_{治療}　**乳癌**：乳癌では**個別化治療**が進んでいます．癌のタイプによって，薬物治療に用いる薬を選択します．乳癌の薬物療法には，ホルモン療法，抗癌剤，分子標的薬（抗体）療法があります．ホルモン療法には**抗エストロゲン薬**，**選択的アロマターゼ阻害薬**，**黄体形成ホルモン放出ホルモン（LHRH）作動薬**などがあります．乳癌の術後や転移性乳癌に用いられるタモキシフェンは代表的な抗エストロゲン薬であり，女性ホルモンのエストロゲン受容体への結合を阻害します．

　選択的アロマターゼ阻害薬の作用機序は，男性ホルモンから女性ホルモンへの酸化を行うアロマターゼの働きを抑え，（閉経後の女性において）女性ホルモ

ンの産生を抑えます.閉経前の女性では,卵巣からの女性ホルモンの分泌を抑える薬を使用します.

その他プロゲステロン製剤などがありますが,作用機序はよくわかっていません.

ホルモン療法の副作用は,化学療法に比べて軽いのが特徴ですが,タモキシフェンの長期間使用者では**子宮癌**や**血栓症**のリスクが,選択的アロマターゼ阻害薬の場合には**骨粗鬆症**のリスクが高まります.

抗癌剤による**化学療法**は細胞分裂のいろいろな段階に働きかけて癌細胞を死滅させる効果があり,乳癌は比較的治療効果の出る癌といわれています.癌化学療法は癌細胞を死滅させる一方で,癌細胞以外の**骨髄細胞**,消化管の**粘膜細胞**,**毛根細胞**などの正常な細胞にも作用し,白血球,血小板の減少,吐き気や食欲低下,脱毛などの副作用が現れます.

抗癌剤としては**ドキソルビシン**(アドリアマイシン),**シクロホスファミド**,**パクリタキセル**,**ドセタキセル**などの注射剤などのほか,フッ化ピリミジン系の内服の抗癌剤(**フルオロウラシル**,**カペシタビン**など)が用いられます.

乳癌のうち20～30％は,乳癌細胞の表面にHER2とよばれるタンパク質をたくさんもっており,このHER2タンパク質は乳癌の増殖に関与していると考えられています.最近このHER2をねらい撃ちした治療法(**分子標的療法**)が開発され,乳癌治療を大きく変えました.トラスツズマブ治療はHER2タンパク質,あるいは*HER2*遺伝子を過剰にもっている乳癌にのみ効果が期待されます.

子宮癌:先に述べたように,同じ子宮の癌であっても,**子宮体癌**と**子宮頸癌**は,診断・治療・予後においてすべて異なります.子宮の入口にできるのが子宮頸癌で,ヒトパピローマウイルスによる性感染症の可能性があります.子宮体癌は子宮の内部にできる,感染症ではない癌であるという違いです.

年齢別でも差がみられます.子宮体癌の罹患率は,40歳代後半から増加し,50～60歳代にピークを迎え,その後減少します.近年,子宮体癌は年齢に関係なく増加傾向にあります.子宮頸癌のほうは,若年性の傾向があります.

罹患率の国際比較では,子宮頸癌が途上国で高いのに対し,子宮体癌は欧米

> **コラム 18　抗癌剤と副作用**
>
> 　抗癌剤治療の最大の問題点はその**副作用**です．副作用のない抗癌剤はないといってよいでしょう．特に，古典的な**アルキル化薬**は白血病や悪性リンパ腫などに効果が認められていますが，細胞毒であり，**骨髄抑制**などの副作用が強いことも知られています．シクロホスファミドは世界中で最もよく用いられている抗癌剤の一つです．小細胞肺癌に対する CAV 療法や悪性リンパ腫に対する CHOP 療法などの中心薬剤として使われるほか，単独で用いられることもあります．
> 　**抗癌性抗生物質**には肺癌や胃癌，悪性リンパ腫，大腸癌，肝臓癌，膵臓癌などの治療薬ドキソルビシン，急性白血病，悪性リンパ腫，卵巣癌などの治療薬の**エピルビシン**，皮膚癌，甲状腺癌に用いられる**ブレオマイシン**などがあります．抗腫瘍効果が高いと同時に，**骨髄抑制**などの副作用が強く現れやすいことも知られています．
> 　ネダプラチンは国内最初の**白金製剤**として開発された抗癌剤です．腎臓に対する毒性はシスプラチンよりも穏やかですが，血小板減少をはじめとした**骨髄抑制**は強く現れます．オキサリプラチンはイリノテカンおよびフルオロウラシルとともに，大腸癌治療の"標準3剤"とされています．おもに他剤と併用されます．

先進国で高い傾向があります（前述）．

　子宮体癌は，エストロゲンによって増殖するタイプと，エストロゲンに関係なく発生するタイプに分けられます．リスク要因としては，閉経年齢が遅い，出産歴がない，肥満，エストロゲン産生癌，などがあげられています．薬剤では，乳癌のホルモン療法に用いられる**タモキシフェン**や，更年期障害などに対するホルモン補充療法などで用いられる**エストロゲン製剤**の単独使用などがあげられます．その他のリスク要因として糖尿病，高血圧，乳癌・大腸癌の家族歴との関連が指摘されています．

　手術後は，古典的な抗癌剤の**シスプラチン**を主体とする**多剤併用化学療法**で癌細胞の完全消失が認められ，長期に生存している患者も増えています．子宮体癌では，大量の**黄体ホルモン**による内分泌療法が行われる場合が多いようです．

　最後にもう一度，**子宮頸癌ワクチン**についてふれておきます．子宮頸癌に対

しては，原因となるヒトパピローマウイルスに対するワクチンが発売されています．このワクチンについては現在，賛否両論があります．ワクチンは予防薬として最も有効性が期待できるという考え方もありますが，まったく必要ないという意見もあります．特に新しいワクチンは，予備知識なしで，気軽に接種してよいものではないようです．（子宮頸癌ワクチンでは重篤な副作用がでているものもあります．）

これまですべてのワクチン接種の歴史においては，死亡例を含む副反応があります．それは，この子宮頸癌ワクチンにおいても，例外ではありません．

確認問題 （☞解答はp.128）

29 吐き気・嘔吐が強く出現する抗癌剤はどれか．（看97回）
① シスプラチン　　② ブスルファン
③ ブレオマイシン　④ ビンクリスチン

30 骨髄抑制が出現するのはどれか．（看96回）
① 麻薬　② 利尿薬　③ 抗癌剤　④ インスリン製剤

31 原因物質と疾患との組合わせで正しいのはどれか．（看93回）
① PCB—子宮癌　　② ベンツピレン—川崎病
③ アスベスト—肺癌　④ オゾン—気管支喘息

抗癌剤のまとめ

　抗癌剤のなかでは，白金（Pt）製剤，フルオロウラシル系製剤，イリノテカンの三つが最も広く使われています．白金製剤は，（肺癌，胃癌のほかに）卵巣癌，膀胱癌などにも有効です．代謝拮抗薬のフルオロウラシルは消化器系の癌，乳癌などに用いられる一方，メルカプトプリン，フルダラビン，シタラビンは，白血病において汎用されます．メトトレキサートも，白血病，悪性リンパ腫，乳癌に用いられます．トポイソメラーゼ阻害薬のイリノテカンは，肺癌，子宮頸癌，卵巣癌，乳癌，大腸癌などに用いられています．生殖器の癌には，特に，ホルモン関連抗癌剤が重要です．（薬理作用は §4・6 参照）

　以下に，この本に出てきたものすべてを一覧にまとめました．

1) **ホルモン関連抗癌剤**
   ① 男性ホルモン系：フルタミド，リュープロレリン
   ② 女性ホルモン系：タモキシフェン，レトロゾール，アナストロゾール

2) **分子標的薬**
   ① モノクローナル抗体：ベバシズマブ，セツキシマブ，パニツムマブ，リツキシマブ
   ② 低分子酵素阻害薬（キナーゼ阻害薬）：イマチニブ，ゲフィチニブ

3) **アルキル化薬**（DNA と直接反応し，DNA に傷害を与える）
   ナイトロジェンマスタード：シクロホスファミド，エストラムスチン

4) **白金製剤**：シスプラチン，カルボプラチン

5) **抗癌性抗生物質**：マイトマイシン C，ドキソルビシン，ブレオマイシン

6) **代謝拮抗薬**（DNA 合成の基質になって DNA 合成の邪魔をする）
   ① プリン類似系：メルカプトプリン，フルダラビン
   ② ウラシル類似系：フルオロウラシル，テガフール
   ③ シトシン系：シタラビン
   ④ 葉酸系：メトトレキサート

7) **トポイソメラーゼ阻害薬**
   ① イリノテカン　② アントラサイクリン系　③ エトポシド

8) **微小管阻害薬**（チューブリンに作用し細胞分裂の停止）
   ① ビンカアルカロイド：ビンブラスチン，ビンクリスチン
   ② タキサン系化合物：パクリタキセル，ドセタキセル

3・10 こころの病気と治療

うつ病（気分障害）

原因と分類　こころの病気や精神病をわかりやすく理解するために，ここでは二つのグループに分けて考えます．一つは，**うつ病**に代表されるような，気分の変動に問題がある，**気分障害**のあるグループです．もう一つは，**統合失調症**に代表される，**精神障害**のあるグループです．

うつ病は，最近著しく増えている馴染みのある病気です．"こころの風邪"というような表現もあります．しかし，現実には気分の落ち込み（へこみ）から，身体機能の低下，生きる意欲の消失まで，幅広い気分の変動があります．自殺へと向かうこと（自殺念慮や自傷行為）もありますから，決して侮れない病気です．

うつ病では，幻覚，幻聴や，人格の破壊などの精神病的な症状はないと考えられています．気分（感情）の変動が問題であり，それをコントロールできないのが病態の本質です．一方，（後に述べるように）統合失調症では，妄想や幻覚が特徴であり，人格が変わることもよくあります．かつて，精神分裂病とよばれたのがこの統合失調症です．現実を判断する能力が損なわれているにもかかわらず，病気であるとの認識（病識）ができないのが，精神病の本態です．

気分障害グループには，うつ病，躁病，躁うつ病（双極性障害）があります．うつ病では大きな特徴として，① 睡眠リズムの乱れ，② 食欲，性欲の低下，③ 体重減少などがあります．

うつ病を起こす引き金としては，遺伝因子よりは**環境の変化などの状況因子**が重要視されています．具体的には，引越しうつ病とか，寒冷地うつ病などといわれるものがあります．

薬物治療　うつ病の診断基準が明確になり，薬物治療のための多くの薬が知られています．特に，**SSRI** や **SNRI** などという言葉は最近の流行語になってきました．しかし，これらの薬がうつ病の特効薬になっている反面，多剤投薬，長期間投薬により，病気の悪化，継続というような方向に導いているという状況もあります．したがって，このタイプにはこの薬というよう

な明確なガイドラインはないと考えていただきたいと思います．

　うつ病には **SSRI**（選択的セロトニン再取込み阻害薬；フルボキサミンなど），**SNRI**（セロトニン・ノルアドレナリン再取込み阻害薬；ミルナシプラン），**三環系抗うつ薬**（イミプラミンなど）が用いられます．SSRIの副作用には吐き気があります．三環系抗うつ薬の副作用には抗コリン作用（便秘，尿閉，口渇など）や起立性低血圧があります．

躁うつ病（気分障害）

原因と分類　気分障害にはうつ病と躁うつ病が含まれています．

　躁うつ病は，**双極性障害**ともよばれ，感情（気分）の障害を主とするこころの病気です．感情，意欲，思考面に障害をきたしますが，統合失調症のような人格の荒廃はみられません．躁病相とうつ病相から構成されます．うつ病相あるいは躁病相だけを繰返すものを**単極型**（うつ病，躁病）といい，両方の相を交互に繰返すものを**双極型**（躁うつ病）といいます．

　病因は解明されていませんが，神経伝達系，特に**セロトニン神経系**と**ノルアドレナリン神経系**の関与が考えられてきており，これらの脳内における**モノアミン**の代謝異常が原因として想定されています．また，遺伝因子，性格因子〔真面目，几帳面，執着気質（凝り過ぎる）など〕，心因子（ストレス，人間関係，転勤，昇進など）などの関与も考えられています．

薬物治療　薬物療法として，うつ病に **SSRI**（フルボキサミンなど），**SNRI**（ミルナシプラン），**三環系抗うつ薬**（イミプラミンなど）が用いられます．SSRIの副作用には吐き気があります．三環系抗うつ薬の副作用には抗コリン作用（便秘，尿閉，口渇など）や起立性低血圧があります．

　躁病の薬物療法では**炭酸リチウム**が用いられますが，これは無機化合物の塩です．特にリチウム中毒に注意が必要です．量が少なくても効きません．効果が現れるまでに1〜2週間かかります．炭酸リチウムはリチウム中毒を起こすので，血中濃度を計る**治療薬物モニタリング（TDM）**を行いながら，投薬量を決定します．

統合失調症

原因と分類 **統合失調症**は典型的な精神病であり，かつては精神分裂病とよばれました．思考障害や感情障害などの独特な精神症状が慢性的に進行し，人格荒廃をきたすこともあります．

現実を判断する能力が損なわれているにも関わらず，病気であるとの認識（病識）ができないのが精神病の本態です．原因は不明ですが，**ドパミン**の分泌異常が関与しているものと考えられています．統合失調症の病型には，**破瓜型**，**緊張型**，**妄想型**があります．これらの病型に分類できないものも多く，病型は治療上の目安です．

薬物治療 治療は，抗精神病薬による薬物療法が中心となります．抗精神病薬には，**非定型抗精神病薬**（オランザピン，リスペリドン，アリピプラゾール），**フェノチアジン系薬**（クロルプロマジン），**ブチロフェノン系薬**（ハロペリドール）などがあります．急性期の症状である陽性症状に対しては抗精神病薬の反応は比較的よく，慢性期の症状である陰性症状に対しては抗精神病薬の反応は不良とされています．

薬物治療を受けている統合失調症の患者が，無言，無動，筋硬直および40度ほどの高熱を呈するような場合は，抗精神病薬の重篤な副作用である**悪性症候群**が起こっていることが考えられ，主治医に連絡後，直ちに服薬を中止するようにします．また，手指の振戦を認める場合は，抗精神病薬の抗ドパミン作用による副作用で**パーキンソニズム**（パーキンソン病様症状を呈する疾患群の総称）が起こっていると考えられますので，主治医に連絡後，服薬を減量するようにします．

薬物療法によく反応する場合は数カ月程度の治療で退院可能ですが，服薬の中断によって再発することは非常に多いため，症状がなくなっても，自己の判断で薬物治療を止めてはいけません．

● 薬と病気をもっと詳しく知るために：参考になるウェブサイト

　医療や病気に関しては，インターネットを利用してさらに深く調べることができます．ここには代表的な製薬会社のホームページ，さらには薬の認可機関である厚生労働省のホームページなどを掲げておきます．興味の程度にしたがって参考にして下さい．

・厚生労働省：知ることから始めよう　みんなのメンタルヘルス
　　　　　　　　（http://www.mhlw.go.jp/kokoro/speciality/detail_recog.html）
・国立がん研究センターがん対策情報センター：がん情報サービス
　　　　　　　　　　　　　　　　　　　　　（http://ganjoho.jp）
・武田薬品：Medical Exective Lounge（http://www.takedamed.com/）
・大塚製薬：健康と病気（http://www.otsuka.co.jp/health_illness/）
・アステラス製薬：なるほど病気ガイド
　　　　　　　　（http://www.astellas.com/jp/health/healthcare/）
・第一三共：ヘルシーライフアカデミー
　　　　　　　　（http://www.daiichisankyo.co.jp/healthy/index.html）
・大正製薬：製品情報（http://www.taisho.co.jp/product/index.html）
・旭化成ファーマ：http://www.asahikasei-pharma.co.jp/

　　　　　　　（上記ウェブサイトの内容，アドレスは 2013 年 7 月現在のものです．）

確認問題の解答

1 ②	2 ④	3 ④	4 ③	5 ②	6 ③
7 ③	8 ①	9 ④	10 ④	11 ①	12 ①
13 ④	14 ④	15 ④	16 ④	17 ④	18 ③
19 ④	20 ①	21 ②	22 ①	23 ⑤	24 ③, ⑤
25 ①	26 ⑤	27 ①	28 ①	29 ①	30 ③
31 ③					

4 くすりの効き方のメカニズム

　薬はなぜ効くのでしょうか．素朴で重要な問題です．薬理学ではこの問題を真剣に扱っています．つまり，**薬の効き方を正確に理解する**のが，"**薬理学**"という分野の課題です．

　薬の効き方は最近ではかなりよくわかってきたといえます．その効き方をわかりやすい図に示すことで，イメージがよりはっきりしてきます．ここで解説するのは，重要な薬の"効き方のメカニズム"を示した図であり，同時に一般的な薬の働きを理解するのにもってこいの話題になるかと思います．

　ここで紹介する"効き方のメカニズム"の図は，おそらくはこんな考え方でシンプルに理解することが一番わかりやすいだろうという図です．一番理にかなった薬の効き方の説明，それが"薬理学"という分野の特色といえます．

　以下のいくつかの例をみて，薬と生体との相互作用，せめぎ合いを理解して下さい．生体はいとも簡単に，薬による軌道修正を受けてしまうものなのです．ここが，薬のありがたさと危なさの原点（出発点）になります．

4・1　高血圧治療薬

4・1・1　アンギオテンシン変換酵素阻害薬（ACE 阻害薬）

　血圧が低下したときに血圧を上昇させて恒常性を維持する働きがあります．その一つがレニン-アンギオテンシン-アルドステロン系です．

　血圧が低下すると腎臓から**レニン**（タンパク質分解酵素）が分泌されます（図4・1）．レニンはアンギオテンシノーゲンをアンギオテンシン I に変換し，そこに**アンギオテンシン変換酵素（ACE）**が働いて**アンギオテンシン II** が生成します．アンギオテンシン II は血管を収縮させることで血圧を上昇させます．また，副腎皮質に働いて**アルドステロン**の分泌を促し，アルドステロンは腎臓での水

とナトリウムの再吸収を促進するので，体液が増加し，血圧が上昇します．

ACE 阻害薬は，ACE の働きを阻害することで血圧上昇物質であるアンギオテンシンⅡの合成を抑制し，血圧を下げる作用をします．

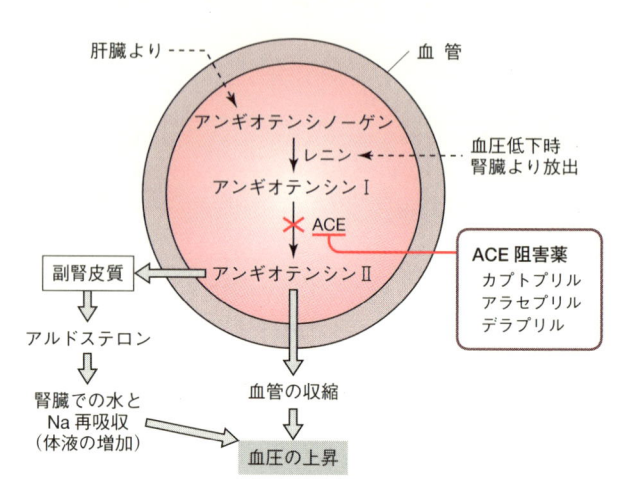

図4・1　ACE 阻害薬の作用

4・1・2　カルシウム拮抗薬

カルシウム（Ca）やナトリウムは細胞の信号（シグナル）になっています．Ca^{2+} が血管平滑筋細胞表面についている **Ca チャネル**（Ca^{2+} の通り道）を通って細胞内に入ると血管平滑筋が収縮するので血圧は上昇します（図4・2a）．

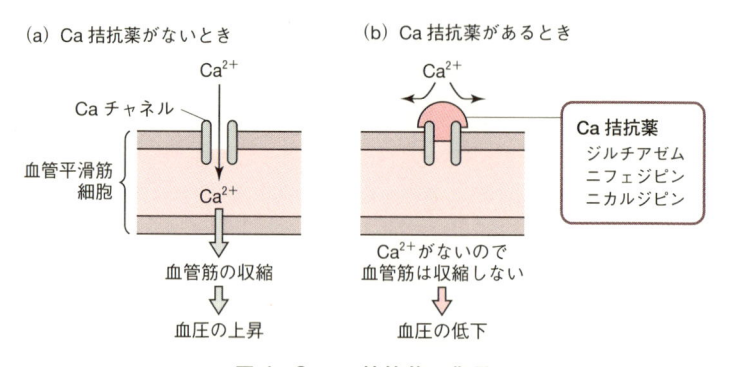

図4・2　Ca 拮抗薬の作用

一方，**Ca拮抗薬**はCaチャネルの働きを妨げるので，Ca^{2+}が血管平滑筋細胞内へ流入しなくなります（図4・2b）．筋肉の収縮に必要なCa^{2+}がないので血管平滑筋の収縮が起こらなくなり，血圧は上がりません．

4・1・3 β遮断薬

§3・1で述べたように，**カテコールアミン**（アドレナリンやノルアドレナリンなど）は心臓に作用します．すなわち，心筋細胞のβ受容体にノルアドレナリンが結合すると，刺激が伝わり心拍数が促進されるので，血圧は上昇します．**β遮断薬**はβ受容体に結合してβ受容体とノルアドレナリンが反応するのを妨げます（図4・3）．ノルアドレナリンがβ受容体に反応しなければ心臓に対しての刺激がなくなり，心拍数が減少します．その結果，血圧が下がります．

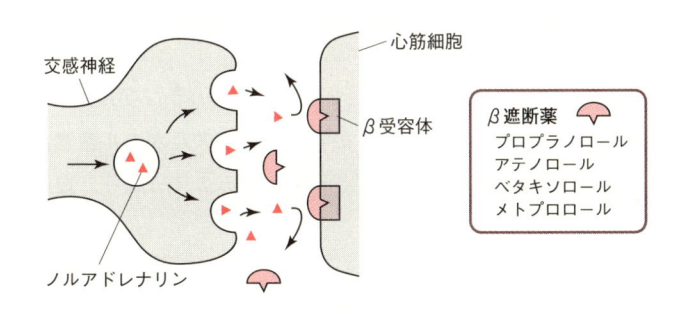

図4・3 β遮断薬の作用

4・2 狭心症治療薬

● **ニトログリセリン**（図4・4）

§2・8，§3・1でも出てきましたが，**ニトログリセリン**には冠状動脈と末梢血管を拡張させる働きがあり，冠状動脈を広げて痛みを和らげます．**硝酸エステル**なので肝臓で代謝（加水分解）されやすく，経口に適しません．そこで**舌下錠**（または**スプレー**）とし，舌の裏側の血管から血中に吸収され，肝臓を通

過させずに直接心臓に届くようにする工夫がされています．薬物動態を考えた投薬のよい例です．

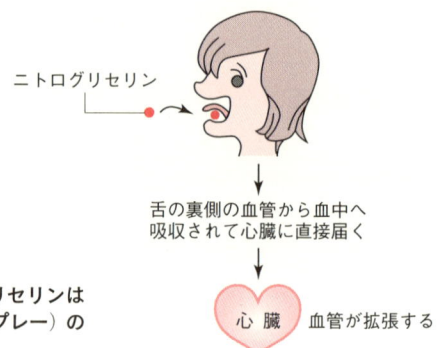

図4・4　ニトログリセリンは舌下錠（またはスプレー）の形にする

4・3　糖尿病治療薬

4・3・1　スルホニル尿素薬

§3・5，§5・3・6でも解説されていますが，膵臓の**ランゲルハンス島 β (B) 細胞**にはスルホニル尿素受容体があります．そこに**スルホニル尿素薬**が結合することにより，β 細胞から**インスリン**が分泌されるようになり，血糖値が下がります（図4・5）．

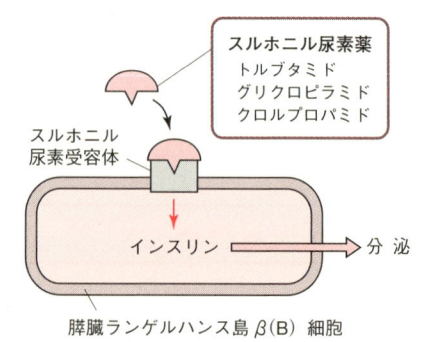

図4・5　スルホニル尿素薬の作用

スルホニル尿素薬
トルブタミド
グリクロピラミド
クロルプロパミド

4・3・2　α-グルコシダーゼ阻害薬

α-グルコシダーゼ阻害薬は，α-グルコシダーゼ（二糖類をブドウ糖などの単糖類に分解する**加水分解酵素**）の働きを妨げます．その結果，二糖類の分解

がストップし，小腸での糖吸収が起こりにくくなります（図4・6b）．小腸から血中には単糖しか吸収されないので（図4・6a），二糖類のままでは便と一緒に排泄されてしまいます．したがって，血糖値が上昇しにくくなります．

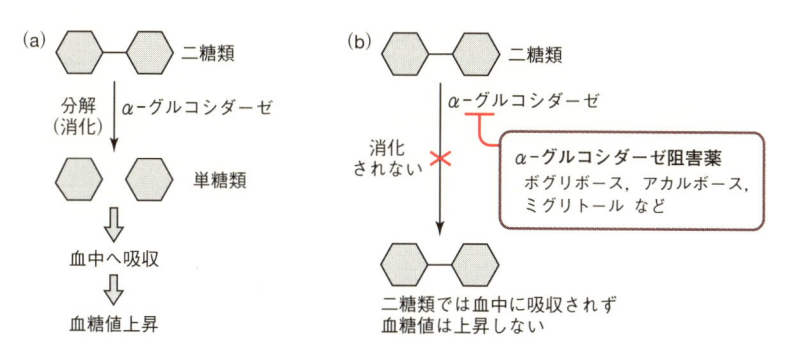

図4・6　α-グルコシダーゼ阻害薬の作用

4・4　高脂血症治療薬

● スタチン系薬（HMG-CoA レダクターゼ阻害薬）

コレステロールは食品中から摂取する以外に肝臓でもアセチル CoA からつくられており，その際に HMG-CoA レダクターゼが働いています．

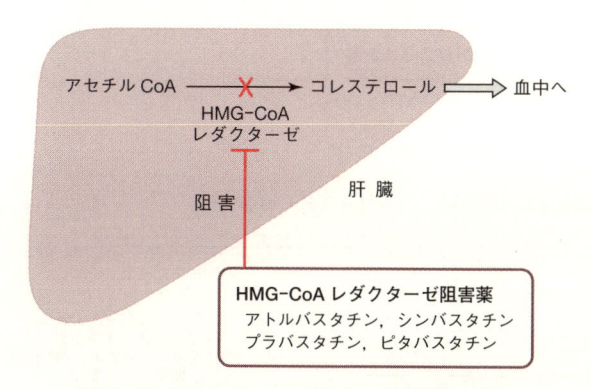

図4・7　HMG-CoA レダクターゼ阻害薬の作用

HMG-CoA レダクターゼ阻害薬はその働きを阻害し，コレステロールの生成を抑えるので，高脂血症が改善します（図4・7）．

4・5 痛風治療薬

4・5・1 発作時(前兆期): コルヒチン

§3・5でも解説したように,**痛風**では,細い血管や末梢組織で**尿酸**が析出します.炎症は,析出した尿酸を白血球が攻撃することで起こり,天然物**コルヒチン**は白血球の遊走を抑えることで炎症を起こしにくくします(図4・8a).

(a) コルヒチン

尿酸の針状結晶 ← 遊走 ← 白血球(好中球)
阻害
コルヒチン

(b) 解熱鎮痛消炎薬(非ステロイド性抗炎症薬: NSAID)

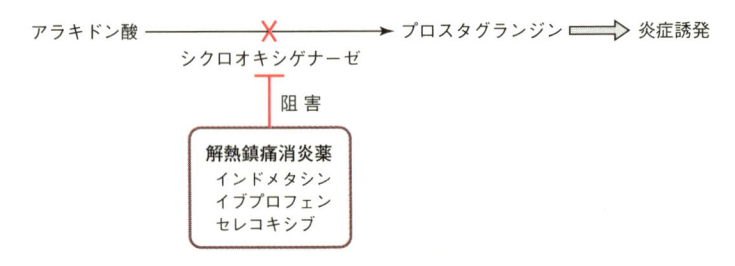

アラキドン酸 → シクロオキシゲナーゼ → プロスタグランジン ⇒ 炎症誘発
阻害
解熱鎮痛消炎薬
インドメタシン
イブプロフェン
セレコキシブ

(c) 尿酸産生抑制薬(キサンチンオキシダーゼ阻害薬)

アデニン,グアニン(プリン体) ⇒ 尿酸
キサンチンオキシダーゼ

アロプリノールの代謝にキサンチンオキシダーゼが使われるため,尿酸の生成量は減少する

キサンチンオキシダーゼ阻害薬
アロプリノール
フェブキソスタット
→ キサンチンオキシダーゼ → 代謝物

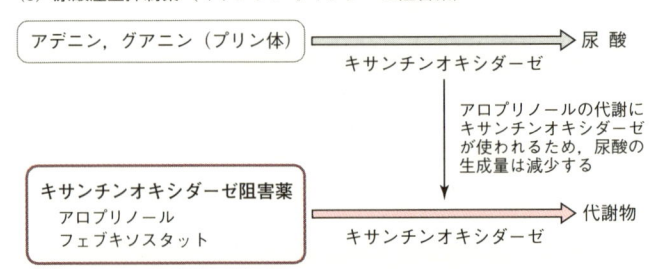

図4・8 痛風治療薬の作用

4・5・2　発作時（極期）：解熱鎮痛消炎薬（非ステロイド性抗炎症薬など）

発作時には炎症や痛みを起こす**プロスタグランジン**が生成します．解熱鎮痛消炎薬はプロスタグランジンの生成を阻害して炎症を和らげます（図4・8b）．

4・5・3　尿酸産生抑制薬（キサンチンオキシダーゼ阻害薬）

キサンチンオキシダーゼという酵素は，痛風の原因となる尿酸をアデニンやグアニンから生成するときに働きます．**キサンチンオキシダーゼ阻害薬**（アロプリノールなど）はこの酵素を奪い合うことにより，その働きを阻害することで尿酸の生成を抑えます（図4・8c）．

4・6　抗癌剤

抗癌剤は3章でたびたび解説しました．ここではその効き方のメカニズムについて説明します．（リスクについては§5・3・1で詳しく説明しています．）

a. 代謝拮抗薬
- メルカプトプリン
- フルダラビン
- フルオロウラシル
- メトトレキサート

b. アルキル化薬
- シクロホスファミド
- エストラムスチン
- ラニムスチン
- ダカルバジン

c. トポイソメラーゼ阻害薬
- イリノテカン
- エトポシド
- アントラサイクリン系

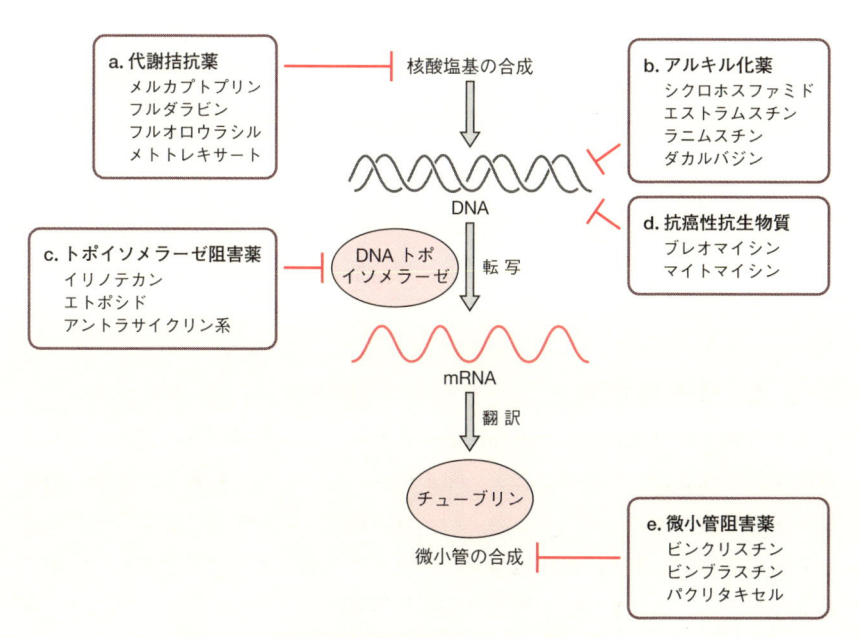

d. 抗癌性抗生物質
- ブレオマイシン
- マイトマイシン

e. 微小管阻害薬
- ビンクリスチン
- ビンブラスチン
- パクリタキセル

核酸塩基の合成 → DNA → （DNAトポイソメラーゼ）→ 転写 → mRNA → 翻訳 → チューブリン → 微小管の合成

図4・9　従来型抗癌剤の作用点　細胞分裂を阻害する．

4・6・1 従来型抗癌剤（図4・9）

a. 代謝拮抗薬　核酸の成分である塩基と似た化学構造をもち，核酸の合成を阻害します．

b. アルキル化薬　DNAに結合してDNAおよびRNAの合成を阻害します．DNAの合成ができないので細胞分裂ができなくなります．

c. トポイソメラーゼ阻害薬　DNAおよびRNAの合成を促す酵素トポイソメラーゼ（トポロジーを変化させる酵素）を阻害します．DNAおよびRNAの合成ができないので細胞分裂ができなくなります．

d. 抗癌性抗生物質　DNAの切断などによりDNAの合成を阻害します．

e. 微小管阻害薬　細胞分裂のときに出現する細胞小器官である微小管（チューブリン）の合成を阻害して細胞分裂ができないようにします．

f. ホルモン関連薬　エストロゲンなどの性ホルモン合成に関係する酵素（アロマターゼなど）の働きを阻害することにより，性ホルモンが原因となる癌（乳癌や子宮癌など）の発生を抑制します（図4・10）．

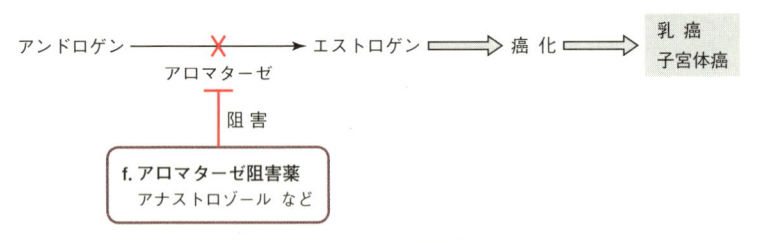

図4・10　ホルモン関連薬の作用点

4・6・2　分子標的薬

　従来の細胞分裂を阻害する抗癌剤とは異なり，癌細胞に特有な部分（受容体や酵素）を標的として作用します（図4・11）．たとえば，癌細胞の増殖（細胞増殖や血管新生など）に関わるタンパク質の働きを阻害することによって癌細胞の増殖を抑制します．癌細胞のなかの情報伝達系（キナーゼなど）に作用するものもあり，これまで不可能だった癌薬物療法（ケモセラピー）が大きく進歩しました．

4・7 感染症治療薬

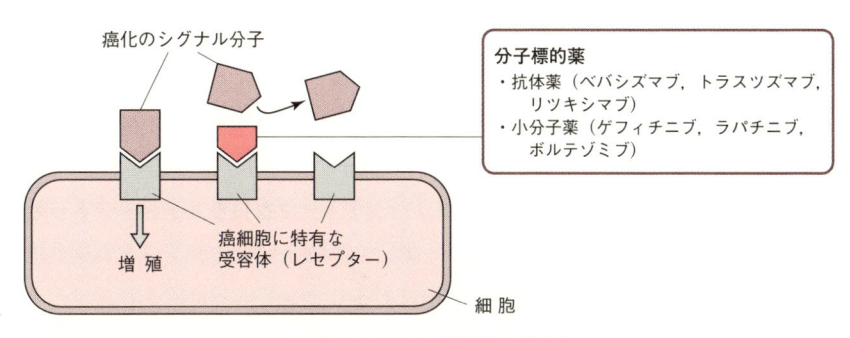

図4・11 分子標的薬の作用点

分子標的薬
・抗体薬（ベバシズマブ，トラスツズマブ，リツキシマブ）
・小分子薬（ゲフィチニブ，ラパチニブ，ボルテゾミブ）

4・7 感染症治療薬

4・7・1 抗菌薬（図4・12）

§3・7でもふれましたが，感染症治療には抗生物質などの抗菌薬が重要です．

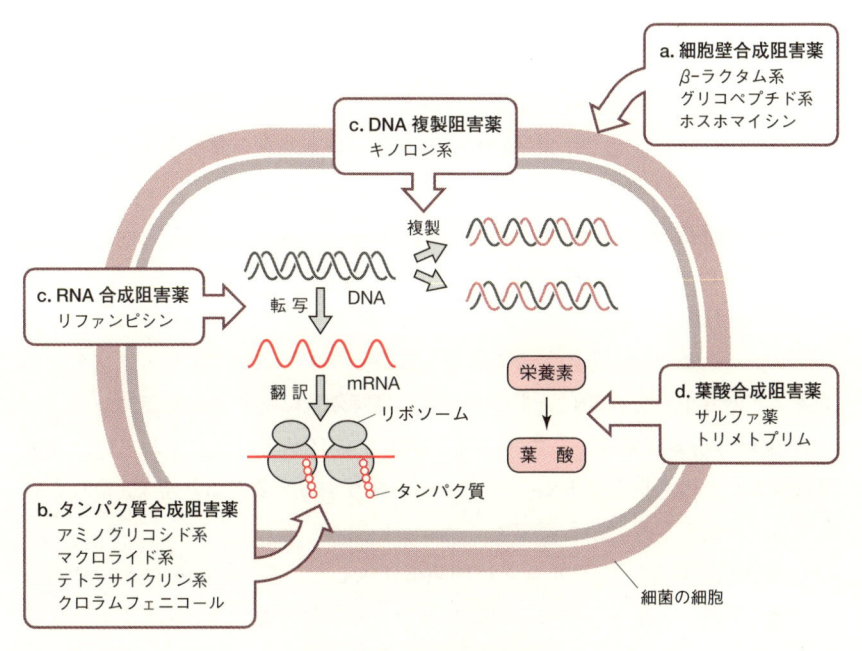

図4・12 抗菌薬の作用点

a. 細胞壁合成阻害薬
β-ラクタム系
グリコペプチド系
ホスホマイシン

c. DNA複製阻害薬
キノロン系

c. RNA合成阻害薬
リファンピシン

d. 葉酸合成阻害薬
サルファ薬
トリメトプリム

b. タンパク質合成阻害薬
アミノグリコシド系
マクロライド系
テトラサイクリン系
クロラムフェニコール

a. 細胞壁合成阻害薬（β-ラクタム系，グリコペプチド系，ホスホマイシン）　細胞壁は細菌にはありますが，ヒトの細胞にはありません．したがって細胞壁合成阻害薬はこの細胞壁を壊して細菌だけを死滅させる選択的な活性を示す薬です．

b. タンパク質合成阻害薬（アミノグリコシド系，マクロライド系，テトラサイクリン系，クロラムフェニコール）　細菌も動物と同様にタンパク質を合成して生きており，タンパク質は細胞の中にあるリボソームで合成されます．タンパク質合成阻害薬は，このリボソームの働きを阻害する薬です．タンパク質を合成できなくなった細菌は死滅します．

c. リファンピシン，キノロン系　核酸の働きを妨害する薬です．核酸にはDNAとRNAがあり，DNAの複製を阻害するのがキノロン系，RNAの合成を阻害するのがリファンピシンです．DNAの複製ができなくなれば細菌は増殖できず，RNAの合成ができなければ細菌はタンパク質の合成ができません．

d. 葉酸合成阻害薬（サルファ薬，トリメトプリム）　細菌もヒトも核酸やアミノ酸を合成するのにテトラヒドロ葉酸という物質が必要ですが，ヒトはビタミンとして葉酸を取入れ，細菌は自ら作りだします．サルファ薬もトリメトプリムも葉酸の合成の過程に必要な物質と似ているため，細菌の中で起こる反応に勘違いを起こさせ，結果としてテトラヒドロ葉酸を合成できなくします．

4・7・2　抗ウイルス薬（図4・13）

抗菌薬はたくさんありますが，抗ウイルス薬はそれほど多くはありません．ここでは，HIV，インフルエンザウイルス，肝炎ウイルスなどの感染に対応する抗ウイルス薬の効き方のメカニズムを解説します．ノロウイルス，ロタウイルスなどの食中毒をひき起こすウイルスには特効薬はありません．

a. 逆転写酵素阻害薬　エイズをひき起こすHIVというウイルスは，細胞内に侵入したのち自らのRNAをDNAに逆転写する必要があります．それを阻害するのが逆転写酵素阻害薬です．

b. 脱殻阻害薬　ウイルスは細胞に侵入したのち，核酸をウイルス内から放出（脱殻）します．それを妨害するのが脱殻阻害薬で，インフルエンザの治療に用いられます．

c. 抗ウイルスタンパク質の誘導　細胞にウイルスが侵入すると，ウイルスに感染した細胞ではウイルスの増殖を妨げたり，ウイルスの侵入を阻害する働きのある**インターフェロン**を合成します．それを薬にしたものを**インターフェロン製剤**といいます．

d. 核酸合成阻害薬　核酸の合成ができなければウイルスは増殖できません．

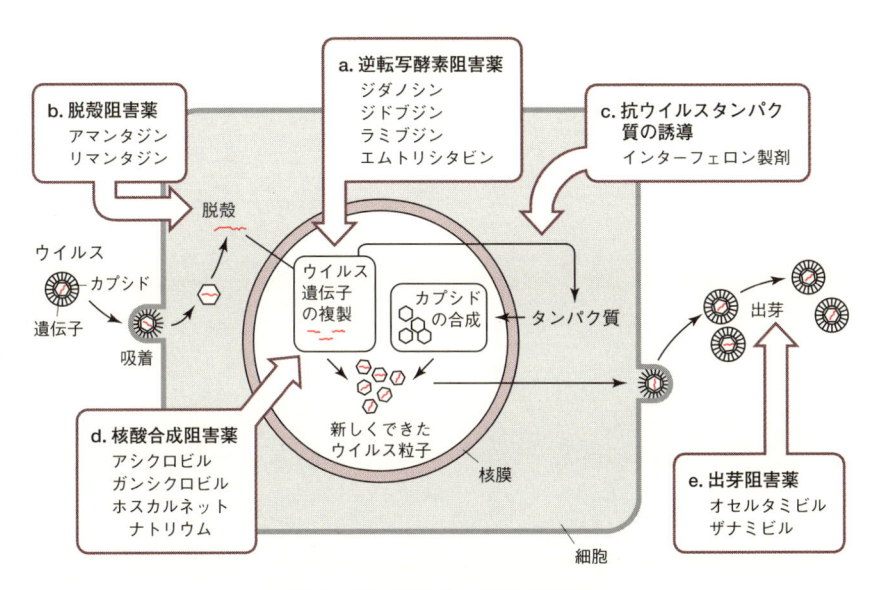

図4・13　抗ウイルス薬の作用点

e. 出芽阻害薬　ウイルスは細胞内で増殖したのち細胞内から外に出ていくことになりますが，それを妨害するのが出芽阻害薬です．インフルエンザの治療に用いられます．増殖したウイルスが細胞の外に出る前に使用しないと意味がないので，発症後48時間以内に使用します．

5 リスクから見たくすり: 実例に学ぶくすりの危なさ

5・1 薬は両刃の剣

　医療従事者は，薬は"両刃の剣"であることを知っておかなければなりません．それを示すように，

　　　　"くすり（薬）" ⟶（反対に読むと）⟶ "りすく（risk：危険）"

になりますね．

　使い方を間違ったりすれば，もちろんそのリスクは大きくなります．薬に関するリスクマネジメント（危機管理）は，医療従事者にとって大きな役割です．薬によって患者の命を脅かさないよう，意識して取扱うことが大切です．

　まず初めに，薬によって患者の命を奪うことになってしまった実例をあげ，皆さんに知っていただきたいと思います．

●**事例 1**（2002 年 6 月 2 日報道）

　入院していた男性に塩化カリウムを原液のまま注射して死亡させたとして，看護師が書類送検された．当初，男性の血中カリウム濃度が低かったため，主治医は看護師 A に"塩化カリウム 20 mL を点滴に混ぜて投与"するよう指示し，その後，看護師 A は新人の看護師 B に"混注"するよう指示した．看護師 B は"混注"の意味がわからず，塩化カリウムを直接患者に投与したところ，患者は急性心不全で死亡した．

◎ なぜ，このようなことが起こったのでしょうか？
◎ 再発防止のために，どのような対応策が考えられ，実行されていったのでしょうか？

この章では，医療現場での薬に関するリスクマネジメントについて，看護目線で考えていきます．

5・2 高濃度塩化カリウム製剤による医療事故を検証する

5・2・1 高濃度塩化カリウム製剤はどんな薬？ なぜ危険？

高濃度塩化カリウム製剤とはどんな薬なのか，簡単に解説していきます．

● **高濃度塩化カリウム製剤**（医療用医薬品添付文書より）
1) 効能・効果（製剤としての使用目的）：電解質補液の電解質補正
2) 用法・用量：電解質補液の補正用として，体内の水分，電解質の不足に応じて電解質補液に添加して点滴静脈内注射するか，腹膜透析液に添加して腹腔内投与する．
3) 用法および用量に関連する使用上の注意
   ① 本剤は電解質の補正用製剤であるため，必ず希釈して使用すること（カリウムイオン濃度として 40 mEq/L*以下に必ず希釈し，十分に混和した後に投与すること）
   ② ゆっくり静脈内に投与し，投与速度はカリウムイオンとして 20 mEq/hr を超えないこと
   ③ カリウムイオンとしての投与量は 1 日 100 mEq を超えないこと

塩化カリウムは体内の電解質の補正用に使用される薬ですが，高濃度を急速に静脈内注射すると高カリウム血症となり，結果として心筋や脳細胞などに異常興奮をひき起こし，心停止を起こします．

5・2・2 事故の概要

それでは，先述の塩化カリウムに関する医療事故について，詳しく見てみましょう．

---

* **mEq**（ミリ当量，通称メック）：輸液のように電解質を含む溶液では，溶液中のイオンの電荷数で濃度を表すことがあり，その単位として mEq がある．塩化ナトリウム（NaCl）のような電解質は，体内では Na^+（陽イオン）と Cl^-（陰イオン）に分かれる．NaCl は Na^+ と Cl^- が同じ"重量"ではなく，同じ"当量（equivalent）"で反応したものである．なお，mEq/L とは溶液 1 L 中の溶質の当量数である．

● **判 例**（抜粋）

1) 医師は看護師A（業務経験2年2カ月）に対して，塩化カリウム薬液20 mL（20 mEq/20 mL）を，急性骨髄性白血病で入院中の患者（69歳）に使用中の点滴器具の"輸液ボトル（用語解説①）"内に注入し，その中の薬液と混合希釈したうえ体内に注入するよう指示した．
2) 看護師Aは看護師B（業務経験2カ月）に対し"混注（用語解説②）"するよう指示した．看護師Bは"混注"の意味がわからず，過去に経験があった"三方活栓（用語解説③）"から薬液を注入する"側管注（用語解説④）"の方法と思っていた（以前に混注の指示で側管注を行い問題なかったため）．
3) 看護師Bは看護師Aに対して塩化カリウム薬液の作用について尋ねたが，看護師Aは即答できなかった．
4) 看護師A，Bはともに"薬品辞典（用語解説⑤）"を調べ，看護師Aは危険性を認識したものの，看護師Bはカリウム補給剤であることくらいしか理解できなかった．
5) 具体的な投与方法について確認しあうことはなかった．
6) その後，看護師Bは"側管注"により塩化カリウム薬液9 mLを直接投与した．
7) 患者は"高カリウム血症（用語解説⑥）"による急性心機能不全に陥り，翌日"急性心不全（用語解説⑦）"により死亡した．
8) 看護師Aは，業務の繁忙さから"処方せん（用語解説⑧）"を看護師Bに持たせていなかった．

判 決（2002年6月16日大津地裁）：有罪．看護師Aと看護師Bが業務上過失致死罪で起訴された．看護師Aは禁錮1年（猶予3年），看護師Bは禁錮8カ月（猶予3年）．医師は不起訴処分．

◆ **用 語 解 説**
① 輸液ボトル：患者に点滴する薬液が入っている容器．現在はバッグ製剤が汎用されている（次ページの図A，図B）．
② 混 注：注射剤を混合して調製すること．

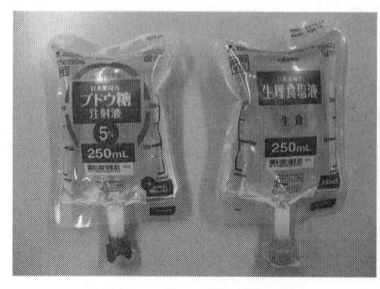

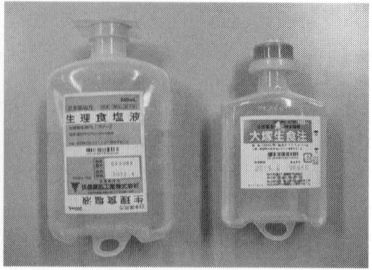

図A　バッグ製剤の例

図B　ボトル製剤の例

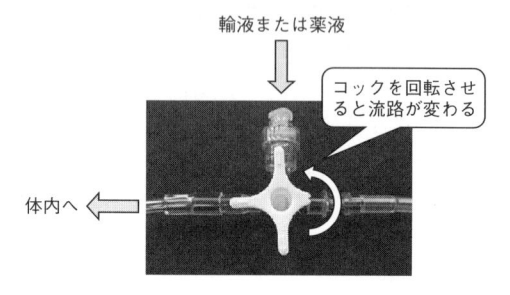

輸液または薬液

コックを回転させると流路が変わる

体内へ

図C　三方活栓

③ **三方活栓**：静脈麻酔・輸液療法などにおける薬液流路調整に用いるコック（図C）．
④ **側管注**：すでに入っている点滴ルートの側管（三方活栓など）から，薬液を急速に投与すること．
⑤ **薬品辞典**：この判例ではどのような薬品辞典を用いたか明らかではないが，現在"治療薬マニュアル（医学書院）"や"今日の治療薬（南江堂）"などの携帯用の医薬品辞典が販売されているので，参考にしてほしい．
⑥ **高カリウム血症**：カリウムは本来，体内に必要不可欠なミネラルの一つだが，血中濃度が異常に上がりすぎた場合には，人体に重篤な悪影響を及ぼす．おもな症状は，四肢のしびれ，不整脈，頻脈，筋力低下，吐き気など．そのまま放置しておくと致死性不整脈から心停止に至る可能性がある．
⑦ **急性心不全**：全身の細胞に血液を送り出す心臓のポンプとしての働きが急激に低下する病気．
⑧ **処方せん**：診療所や病院などの医療機関を受診した結果，医師，歯科医師，獣医師が作成（処方）し，投与が必要な医薬品とその服用量，投与方法などを記載した薬剤師に対する文書．厳密にいえば，院内の患者への処方せんは"指示せん"という位置づけである．

5・2・3 原因の検証と再発防止への取組み

原因の検証と再発防止への取組みについては，ぜひ皆さん自身に考えていただきたい部分です．いくつかヒントを述べ簡単に解説しておきたいと思います．

a. 原因の検証

1) 物理的・環境的管理の問題
    - 業務繁忙のあまり処方せんによる指示を確認しなかった．
2) 複数の看護職による連携の問題
    - 看護師 A は，看護師 B に投与方法について明確に指示する義務を怠った．
    - 看護師 B も，看護師 A や医師に質問するなど，投与方法を確認したうえで注射剤を投与すべき業務上の注意義務を怠った．
3) 医療知識の不足
    - 混注という言葉を知らなかった．
    - 塩化カリウムの危険性を理解していなかった．

その他，考えられる原因は何でしょうか？ ぜひ自分自身で考えてみましょう．（たとえば，使用上の注意を読む，ヒヤリハットの事例を学習する，などが考えられます．本件は使用上の注意に従っていなかった事例です．）

b. 再発防止への取組み

高濃度塩化カリウムによる医療事故多発に伴い，各方面で再発防止の取組みがなされました．

1) 病　院
    - 病棟および外来から危険薬を排除した．
    - 混注のシステムを変更した．
2) 製薬会社
    - 製品の改善：点滴ラインから直接静脈内注射できないものや，低濃度かつ希釈専用のボトル型製品の提供などの対策を講じた．
3) 医薬品医療機器総合機構（PMDA）
    - 図 5・1 のような "PMDA 医療安全情報" を発行し，各医療機関に注意を促した．

146   5. リスクから見たくすり

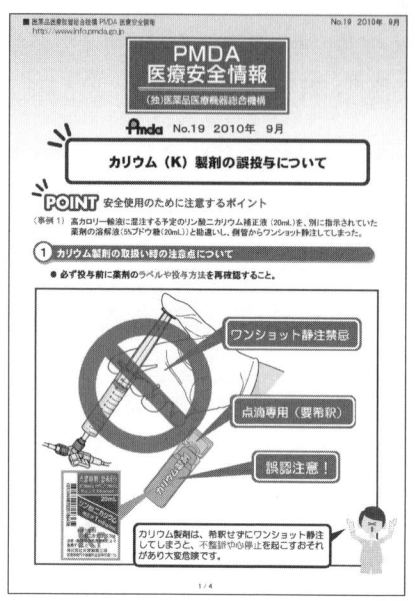

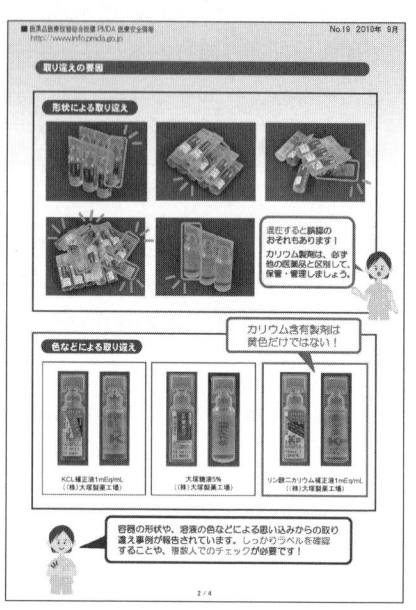

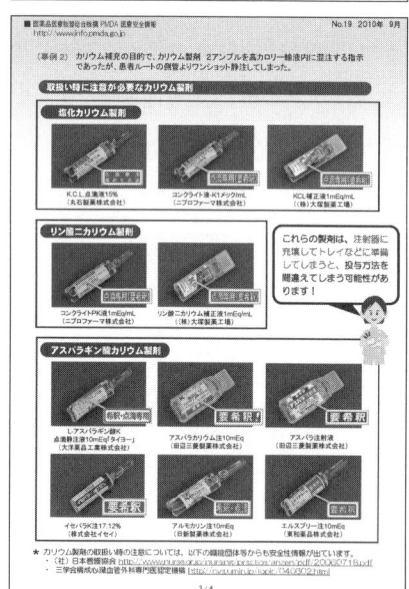

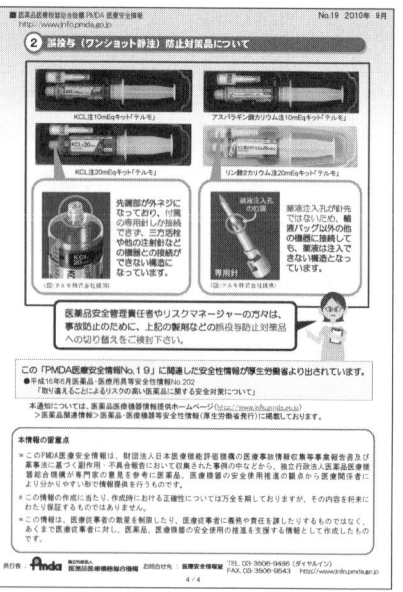

図5・1　カリウム製剤の誤投与に関して発出されたPMDA医療安全情報

これらの取組みの結果，2011 年度の PMDA*医療安全情報（No.67）では，他の薬剤と塩化カリウムとの取違え例が 1 例報告されるにとどまっています．

5・3　ハイリスク薬：リスクから見た薬

ハイリスク薬とは，"特に安全管理が必要な医薬品"のことです．ここでは，抗癌剤（抗腫瘍薬），免疫抑制薬，血液凝固阻止薬，ジギタリス製剤，テオフィリン製剤，糖尿病治療薬などのハイリスク薬を取上げ，概説していきます．

5・3・1　抗癌剤

ポイント
- 患者だけでなく，医療従事者にとってもハイリスクな薬
- 重篤な副作用は "骨髄抑制"
- 抗癌剤には "殺細胞薬" と "分子標的薬" があり，両者で作用機序や副作用の特徴は大きく異なる

抗癌剤には，他のハイリスク薬と大きく異なる特徴があります．それは，患者へのリスクとともに，取扱う医療従事者へのリスクにも注意を払う必要がある点です．まず，ぜひ皆さんにお伝えしておきたい，医療従事者へのリスクについて述べていきます．

a. 医療従事者へのリスク　現在，おもに抗癌剤を調製するのは薬剤師となり，看護師が抗癌剤を調製する機会は少なくなってきたと思いますが，まったくないとはいえないのが現状です．

米国の国立労働安全衛生研究所（NIOSH）では，医療現場における抗癌剤などの有害な薬剤（hazardous drug）を取扱うことや，その近くで働くことにより，皮膚発疹，不妊症，流産，場合によっては白血病やその他の癌をひき起こ

---

* **PMDA**（Pharmaceuticals and Medical Devices Agency；医薬品医療機器総合機構）：医薬品の副作用や生物由来製品を介した感染などによる健康被害の救済に関する業務，薬事法に基づく医薬品・医療機器などの承認・審査関連業務，およびそれらの安全対策業務を行う．

す可能性があると警告（alert）しています（NIOSH Alert, 2004）．NIOSH Alertの本文は CDC（米国疾病予防管理センター）のホームページから無料でダウンロードでき[*1]，また，国際安全衛生センター（JICOSH[*2]）のホームページでは簡略版の翻訳文を読むことができるので，抗癌剤の取扱いをする際にはぜひ参考にして下さい．わが国では，日本病院薬剤師会が抗癌剤の取扱いに関するガイドラインを制定（1991，2005 に改定）しており，いくつかの研究より抗癌剤の被曝は実際に生体に影響を及ぼすことが明らかになっています．

b．患者へのリスク　抗癌剤が患者に与えるリスクが大きいことはいうまでもありませんが，医療従事者がそのリスクを過剰に恐れることは，患者にとって大きなデメリットになります．治療効果を考えて，副作用に注意しながら使用することが重要です．コメディカル[*3]の重要な役割として，適切な投与と副作用のモニタリングがあげられます．抗癌剤を投与した際に考えられる一般的な副作用は以下のとおりです．

1) 急性の副作用
    ① 急性の悪心・嘔吐
    ② アナフィラキシーショック[*4]：発現時期は，初回投与中～点滴直後，24 時間以内
    ③ 血圧低下　　など
2) 遅発性の副作用
    ① 遅発性の悪心・嘔吐
    ② 食欲不振：発現時期は，点滴直後～1 週間程度
    ③ 全身倦怠感

---

*1　NIOSH Publication No. 2004-165: Preventing Occupational Exposure to Antineoplastic and Other Hazardous Drugs in Health Care Settings（http://www.cdc.gov/niosh/docs/2004-165/）

*2　Japan International Center for Occupational Safety and Health の略．

*3　**コメディカル**：医師・歯科医師以外の，看護師を含む医療従事者の総称として用いられる和製英語．英語圏では "paramedic" または "paramedical staff" とよばれる．

*4　**アナフィラキシーショック**：スズメバチに刺されたり，特定の薬剤の投与を受けたりしたときなどに起こる，急激かつ命に関わるほど重篤なアレルギー反応．特定の物質が体の中に入ることにより全身に過剰なアレルギー反応が起こり，呼吸困難やじん麻疹，血圧低下などの症状が出る．

④ 骨髄抑制（白血球減少，ヘモグロビン減少，血小板減少）：命に関わる副作用．発現時期は1〜2週間
⑤ 口内炎：発現時期は2〜10日間
⑥ 脱　毛：発現時期は2〜3週間
⑦ 便秘，下痢　など

c. 投与時の注意点　　抗癌剤投与の際の注意点として，おもにつぎの四つがあげられます．

1) 治療計画（**レジメン**）に沿った薬剤，投与量，投与方法であるかどうか（レジメンの理解と確認）

　抗癌剤による治療方法は，レジメンという"治療計画"に基づいて行われます．レジメンは，抗癌剤の種類や投与量，投与速度，輸液，支持療法（制吐薬など）を組合わせた時系列的な治療計画です．癌の種類により使用されるレジメンは異なり，病院によってはレジメンを審査する委員会を設置して，レジメンを登録・管理したり，ウェブ上で公開している場合もあります．ちなみに，抗癌剤は1種類のみで使用されることはまずなく，一般的には複数の薬剤を組合わせて使用するため，間違いを防ぐ意味でもこのレジメンは大変重要な意味をもちます*．

2) 患者の全身状態の確認

　当然ですが，患者の全身状態が悪い〔体温，呼吸，脈拍，血圧，食欲など（＝**バイタルサイン**）に異常がみられる〕場合は，抗癌剤による治療を開始すべきではありません．臨床症状，検査データも含め，投与開始前に確認しておく必要があります．

3) 静脈ラインの確認（**血管外漏出**がないかどうかなど）

　静脈内注射の際，薬液が血管外に漏れると，注射部位に壊死，炎症，硬結を起こすことがあるので注意が必要です．血管外漏出は，早期発見，早期対応が重要であるため，特に血管外漏出による影響が大きいドキソルビシン，ドセタキセル，パクリタキセル，マイトマイシンCなどの起壊死性

＊　近年は，レジメン審査に看護師も関わるようになってきている．癌化学療法の投与実施管理において，看護師は患者教育や安全性の確保などに大きな役割を担っている．

抗癌剤については，予防策と発生時の適切な対処が求められます．

4）急性反応対策

急性反応（インフュージョンリアクション） 出現時の初期症状は，頭痛，咳，悪心，掻痒感，発疹であり，その後，血圧低下，呼吸困難に陥る場合があります．急性反応が出現した場合は，薬液の注入速度を下げるか，投与を中止する必要があります．

d．抗癌剤の種類

ⅰ）殺細胞薬（従来型抗癌剤）

1）アルキル化薬

一般名（商品名） シクロホスファミド（エンドキサン®），イホスファミド（イホマイド®），ラニムスチン（サイメリン®），テモゾロミド（テモダール®）など

特徴 ナイトロジェンマスタード，ニトロソ尿素類，トリアゼン類などがあり，DNAをアルキル化することにより細胞増殖を阻害する薬です．乳癌，悪性リンパ腫に対して，他の抗癌剤との併用で使われます．

注意点 アルキル化薬は，抗癌剤のなかでも特に副作用が強いとされています．よく現れる副作用としては，骨髄の働きが抑制されて，血球や血小板が十分に生産されなくなる**骨髄抑制**があげられます．また，**嘔吐や胸のむかつき**も投与直後からみられる場合があります．

2）白金製剤

一般名（商品名） シスプラチン（ランダ®），カルボプラチン（パラプラチン®）など

特徴 化合物の構造中に白金（プラチナ）が含まれており，DNA間に架橋を形成することで細胞死を誘導します．肺癌，精巣癌，卵巣癌，食道癌など多くの癌種に適応があります．

注意点 シスプラチンは**腎臓に悪影響**を及ぼすため，1日十数時間の点滴で水分を補給して尿中に排泄させ，腎臓への負担を軽減する必要があります．また，**強い吐き気**などの副作用が起こりやすいため，制吐剤（吐き気を抑える薬）を併用します．

3) 代謝拮抗薬

一般名(商品名) フルオロウラシル（5-FU®錠），メルカプトプリン（ロイケリン®散），メトトレキサート（注射用メソトレキセート®）

特徴 葉酸，プリン，ピリミジンといった核酸のもととなる物質の構造類似体で，拮抗作用によってDNAおよびRNA合成に障害をひき起こす薬です．ピリミジン拮抗薬，プリン拮抗薬，葉酸拮抗薬の3種類があります．フルオロウラシルはピリミジン拮抗薬であり，大腸癌，胃癌など消化器癌に用いられる最も代表的な抗癌剤です．メルカプトプリンはプリン拮抗薬で，急性白血病，慢性骨髄性白血病に用いられます．メトトレキサートは葉酸拮抗薬で，白血病のほか，リウマチの治療薬としても効果があります．

注意点 メトトレキサートは，副作用の軽減のためにホリナートカルシウム（ロイコボリン®）と併用されます．

4) 微小管阻害薬

一般名(商品名) パクリタキセル（タキソール®，パクリタキセル®注），ドセタキセル（タキソテール®）など

特徴 細胞の有糸分裂などに働く微小管（チューブリン）に作用する抗癌剤で，アルカロイド系抗癌剤ともよばれます．パクリタキセル，ドセタキセルは，どちらもイチイの樹皮成分から見つかったタキサン系抗癌剤です．乳癌，卵巣癌の標準的な治療薬の一つです．

注意点 パクリタキセルの副作用としては，**悪心・嘔吐**，**白血球**の減少などがあります．ドセタキセルに特徴的な副作用は，**むくみ**です．どちらも高頻度で**脱毛**が起こりますが，治療を終了すれば回復します．

5) トポイソメラーゼ阻害薬

一般名(商品名) エトポシド（ラステット®，ベプシド®），イリノテカン（トポテシン®，カンプト®）など

特徴 DNAのねじれをほどくトポイソメラーゼの働きを阻害するため，DNAおよびRNA合成が行われず，細胞死を誘導します．エトポシドは，小細胞肺癌，悪性リンパ腫や，他の抗癌剤との併用療法として小児の固形癌への使用が認められています．イリノテカンは，大腸癌や肺癌の分野で重要な役割を果た

> **コラム 19**　イリノテカンの下痢対策
>
> 　イリノテカンは，**下痢**を起こしやすい抗癌剤の一つです．イリノテカンによる下痢には，コリン作動性作用による投与後早期に起こる下痢と，投与7～10日後に発症する遅発性の下痢があります．遅発性の下痢は重篤化する恐れがあるため注意が必要で，活性代謝物 SN-38 による腸粘膜傷害により発症すると考えられています．イリノテカンの下痢予防のレジメンはおもに，① 半夏瀉心湯（漢方薬）の投与，② ロペラミドの高用量投与，③ 酸化マグネシウムを投与して SN-38 の腸管からの排出を促した後，炭酸水素ナトリウムを投与して腸管内をアルカリ化し，活性代謝物 SN-38 の再吸収を抑えて粘膜傷害を防ぐ方法，の三つです．なお興味深いことに，イリノテカンの下痢の起こりやすさには個人差があり，イリノテカンの代謝酵素の遺伝子型により予測することが可能です．ちなみに，日本人の四人に一人は"起こりやすい人"に分類されます．

しています．44％の患者に**下痢**がみられます（コラム 19 参照）．

6) 抗癌性抗生物質

一般名（商品名） ドキソルビシン（アドリアシン®），ブレオマイシン（ブレオ®），マイトマイシンC（マイトマイシン）など

特徴 微生物が産生する抗生物質のうち，癌細胞に対して選択的に作用する薬物の総称です．ドキソルビシンは，再発乳癌，悪性リンパ腫，膀胱癌などに有効性が認められています．

注意点 副作用として**吐き気**が強く出ますが，ほとんどの患者は投与後1週間ほどで落ち着きます．

ii）分子標的薬

1) 抗 HER2 ヒト化モノクローナル抗体

一般名（商品名） トラスツズマブ（ハーセプチン®）

特徴 ヒト癌遺伝子 *HER2/neu*（*c-erbB-2*）の遺伝子産物である HER2 タンパク質に特異的に結合することで抗腫瘍効果を発揮します．全乳癌の 20～30％が HER2 陽性です．

注意点 副作用としては，**発熱**と**悪寒**がいずれも三人に一人くらいに出ます．

2) 抗 CD20 モノクローナル抗体

一般名(商品名) リツキシマブ（リツキサン®）

特徴 ヒト CD20 抗原に対するヒト化マウスモノクローナル抗体です．CD20 は B 細胞にのみ発現しており，リツキシマブは CD20 を認識し，免疫を活性化して B 細胞を枯渇させます．

注意点 副作用として**発熱，悪寒，虚脱感，痒み，頭痛**などが現れることがあり，予防法として，リツキシマブの点滴を行う前に抗ヒスタミン薬と解熱鎮痛薬を内服します．

3) チロシンキナーゼ阻害薬

一般名(商品名) イマチニブ（グリベック®），ゲフィチニブ（イレッサ®）

特徴 細胞内の上皮増殖因子受容体（EGFR）チロシンキナーゼの ATP 結合部位に特異的に結合します．そこで ATP と競合することにより EGFR の自己リ

表 5・1　わが国で承認されている分子標的薬（2013 年 7 月現在）

一般名	商品名	分類	投与方法	おもに対象となる癌
イマチニブ	グリベック	低分子	経口投与	慢性骨髄性白血病 KIT (CD117) 陽性消化管間質腫瘍 フィラデルフィア染色体陽性急性リンパ性白血病
エルロチニブ	タルセバ	低分子	経口投与	非小細胞肺癌
ゲフィチニブ	イレッサ	低分子	経口投与	*EGFR* 遺伝子変異陽性の手術不能または再発非小細胞肺癌
セツキシマブ	アービタックス	抗体	点滴静注	*EGFR* 遺伝子変異陽性の治癒切除不能な進行・再発の結腸・直腸癌
ソラフェニブ	ネクサバール	低分子	経口投与	根治切除不能または転移性の腎細胞癌，切除不能な肝細胞癌
トラスツズマブ	ハーセプチン	抗体	点滴静注	(HER2 過剰発現の) 乳癌
ベバシズマブ	アバスチン	抗体	点滴静注	結腸・直腸癌 非小細胞肺癌 手術不能または再発乳癌
ボルテゾミブ	ベルケイド	低分子	静脈内または皮下投与	多発性骨髄腫
リツキシマブ	リツキサン	抗体	点滴静注	B 細胞性非ホジキンリンパ腫

ン酸化を阻害し，癌増殖のシグナル伝達を遮断します．その結果，癌の増殖抑制，血管新生阻害，浸潤および転移の抑制，アポトーシスの誘導が生じ，腫瘍縮小効果を発揮すると考えられています．

注意点 ゲフィチニブは，重篤な副作用として**間質性肺炎**が起こる可能性があるため，息切れや呼吸がしにくいなどの症状に気をつける必要があります．

わが国で承認されたおもな分子標的薬を表5・1に示します．

5・3・2 免疫抑制薬

ポイント
- 免疫抑制薬の使用目的
  ・自己免疫疾患の治療
  ・骨髄移植，臓器移植における拒絶反応の予防
- 効果・副作用のモニタリングのため，血中濃度測定（TDM）が行われる場合が多い
- 注意すべき副作用は"骨髄抑制"で白血球数に注意が必要
- 免疫を抑えるため"感染症"になりやすくなるので注意が必要

免疫抑制薬は，自己免疫疾患（§3・6参照）の治療に用いられることが多い薬です．最も気をつけなければならないことは，これを服用（または注射）すると，"免疫が抑えられる→感染症にかかりやすくなる"ということです．これを，患者にもしっかりと伝えておかなければなりません（コラム20参照）．

a. 自己免疫疾患の治療に用いられる薬（図5・2）

1) メトトレキサート（MTX）: メソトレキセート® など

特徴 葉酸代謝を阻害する代謝拮抗薬です．MTXは，もともと癌の治療にのみ使用されていましたが，わが国では1999年から関節リウマチの治療に使用できるようになりました．

注意点 尿中未変化体（活性体）排泄率が高いため，**腎障害**のある患者には禁忌となっています．副作用予防としてフォリアミン（葉酸）が併用されることが多いのも特徴です．重篤な副作用は**骨髄抑制**（1～2％）であり，初期症状として白血球減少に起因した口内炎，発熱，消化器症状などがあげられます．

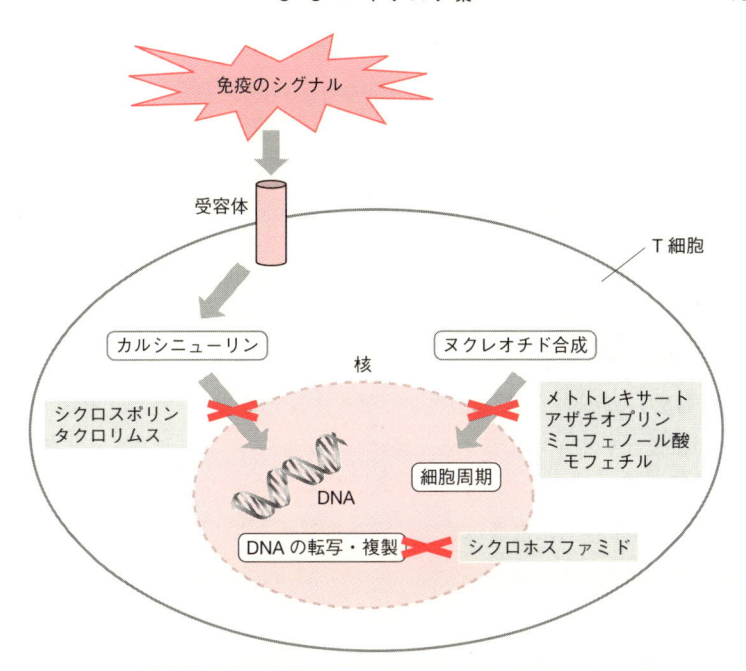

図5・2 免疫抑制薬の作用機序 メトトレキサート,アザチオプリン,ミコフェノール酸 モフェチルは,リンパ球におけるヌクレオチドの合成を阻害して免疫抑制効果を示します.一方,シクロホスファミドは,DNAの転写・複製を阻害することにより免疫抑制効果を発揮します.シクロスポリン,タクロリムスは,細胞内のカルシニューリンという酵素の働きを阻害して免疫抑制効果を示します.

コラム20 **免疫抑制薬は白内障手術に影響しない?**

　白内障の手術をする際に,免疫抑制薬のメトトレキサートを飲んでいることを医師に伝えず,手術後に感染症を起こしてしまった例がありました.後で患者さんに医師に伝えなかった理由を聞くと,"リウマチの薬なので目には関係ないと思い,言わなかった"ということでした.抗血小板薬(§5・3・3参照)の使用については医師に伝え,手術前に中止していたのがせめてもの救いでしたが….

　患者は,得てして"薬は病気の部位に移動して効く"="薬は病気でない部分には関係ない"と思いがちです.医療従事者は,患者の理解度について確認しなければならないと痛感した出来事でした.

2) **アザチオプリン（AZP）：イムラン®など**

[特徴] プリン代謝を阻害する代謝拮抗薬です．関節リウマチ，全身性エリテマトーデス，筋炎などに用いられています．この薬を併用することによりステロイドの投与量を減らす方法が用いられる場合もあります．

[注意点] 重篤な副作用は**骨髄抑制**です．また，肝機能〔アスパラギン酸アミノトランスフェラーゼ（AST），アラニンアミノトランスフェラーゼ（ALT）〕の検査値についても注意する必要があります．

3) **シクロホスファミド（CPA）：エンドキサン®など**

[特徴] DNAの転写・複製を阻害するアルキル化薬です．パルス療法（短期間に集中的に投与してから休薬する治療法）が用いられる場合もあり，効果があり副作用が少ないとされています．

[注意点] 用量依存的に**白血球減少**，**顆粒球減少**を生じるため，定期的に血球数を測定する必要があります．

b. 自己免疫疾患の治療，移植時の拒絶反応予防の両方に用いられる薬

本来免疫は，細菌，ウイルス，異物などから体を守るための防衛システムですが，臓器移植においては拒絶反応の大きな要因となります．以下の1)～3)の薬は免疫を担当するリンパ球の増殖を強力に抑える作用があり，腎移植など臓器移植後の拒絶反応の予防に用います（図5・2）．

1) **シクロスポリン（CyA）：サンディミュン®，ネオーラル®など**

[特徴] 細胞内の**カルシニューリン**という酵素の作用を阻害します．これにより，ヘルパーT細胞からのIL-2産生を抑制して免疫抑制作用を示します．腎移植，肝移植時の拒絶反応の抑制，関節リウマチ，腎炎などに有効とされており，多くの製剤が開発されています．吸収過程での不安定さを解消するため，マイクロエマルション製剤が開発され，生物学的利用能が大きく改善しました．

[注意点] **肝機能**のほか，**腎機能**（クレアチニン値など）の確認が必要です．シクロスポリンの体内動態には患者間で大きなばらつきがあるため，最適濃度を保つように血中濃度モニタリング（TDM）を行う必要があります．

2) **タクロリムス**：プログラフ®など

特徴 細胞内の**カルシニューリン**という酵素の作用を阻害します．これにより，ヘルパーT細胞からのIL-2産生を抑えて免疫抑制作用を示します．肝移植，腎移植をはじめとする，さまざまな移植治療に用いられています．

注意点 おもな副作用として**腎障害**があります．移植治療に用いる際にはTDMを行います．

3) **ミコフェノール酸 モフェチル**：セルセプト®など

特徴 生体内でミコフェノール酸に加水分解され，活性化T細胞およびB細胞におけるプリン合成系を選択的に阻害することにより，リンパ球の増殖を抑えて，免疫抑制作用を示します．

注意点 **白血球減少**などの副作用が報告されています．

5・3・3 血液凝固阻止薬

ポイント
- 手術前に服用を中止する必要があるかどうか，何日前から中止すべきか確認する
- 出血傾向の有無を含め，自覚症状と検査値を確認する
- 抗血小板薬，抗凝固薬，血栓溶解薬に分類できる

a. 抗血小板薬 止血に必要な血小板凝集を抑制し，血栓・塞栓の形成を抑えます．動脈閉塞症に伴う症状の改善や，虚血性脳血管障害，狭心症，心筋梗塞などにおける血栓，塞栓の治療，予防などに使用されます．

1) **アスピリン**：バイアスピリン®錠など

特徴 解熱鎮痛消炎薬として1899年に市場に出た後，約50年前には抗血栓作用も示唆されました．用量により適応が異なる薬であり，1日75～150 mgでは抗血小板薬として，1日1.0～4.5 gでは解熱鎮痛消炎薬として用いられます．効果は不可逆的で，投与中止後も血小板の寿命がある7～10日間は，作用が持続します．

手術前休薬期間の目安 7～10日

注意点 最も多い副作用は**胃腸障害**で，その他，**肝障害**などがあります．

2) **チクロピジン**：パナルジン®錠など

特徴 血小板の血液凝集作用を弱めることにより，血液凝固を阻止します．血栓・塞栓の治療ならびに血流障害の改善などに用いられます．効果は投与後24～48時間して発現しますが，十分な効果を得るには，4～5日間要します．また，投与中止後も，血小板の寿命がある7～10日間は，作用が持続します．

手術前休薬期間の目安 7～10日（大手術10～14日）

注意点 重大な副作用として，**血栓性血小板減少性紫斑病（TTP），無顆粒球症，重篤な肝障害**があり，1999年6月には緊急安全性情報も発出されています．投与開始後2カ月間は定期的に（原則的に2週間に1回）血液検査を行う必要があります．

3) **クロピドグレル**：プラビックス®錠

特徴 おもに，脳の血管が詰まる脳卒中（脳梗塞）の予防に用いられています．チエノピリジン系の抗血小板薬ですが，同系のチクロピジンと比べ，出血や血液障害，肝機能障害など重大な副作用の発現率がやや低いです．

手術前休薬期間の目安 14日

注意点 オメプラゾールと併用すると作用が減弱します．

4) **シロスタゾール**：プレタール®OD錠など

特徴 脳梗塞の再発を予防します．また，血管拡張作用をもち合わせていることから，慢性動脈閉塞症に伴う手足の冷えやしびれ，足の痛みや潰瘍などの治療にも用いられます．

手術前休薬期間の目安 2日（大手術3日）

注意点 **頭痛**や**動悸**のため忍容性が低く，副作用軽減のため少量から漸増する必要があります．

b. 抗凝固薬

1) **ワルファリンカリウム**：ワーファリン®錠など

特徴 血液が固まり，血管内で詰まる血栓症（心筋梗塞，脳梗塞，肺梗塞など）の予防に使用されます．血液を固めるのに必要なビタミンKの働きを阻害して血液を固まりにくくします．殺鼠剤にも使用されています．

手術前休薬期間の目安 3〜7日

注意点 納豆の作用によりワルファリンカリウムの効果が著しく低下してしまうので，ワルファリンカリウム服用者は納豆を食べてはいけないといわれています．そのほかにもビタミンKを多く含む食品は食べてはいけません．

2) **ヘパリンナトリウム**：ヘパリンNa®，ノボ・ヘパリン®

特徴 血栓塞栓症や播種性血管内凝固症候群（DIC）の治療，人工透析，体外循環での凝固防止などに用いられます．アンチトロンビンⅢとトロンビンや凝固因子（X_a, XI, IV_a）を結合（活性化）させないことにより，抗凝固作用を示します．静脈内留置ルート内の血液凝固防止（ヘパリンロック*）の目的にも使われます．

手術前休薬期間の目安 2〜4時間前

注意点 出血傾向の増強や，じん麻疹などがみられることがあります．

3) **ダビガトラン**：プラザキサ®カプセル

特徴 トロンビンは，血液凝固の最終段階であるフィブリノーゲンからフィブリンへの変換を触媒する酵素です．ダビガトランはトロンビンの活性を直接的に阻害し，血液を固まりにくくします．

手術前休薬期間の目安 24時間（大手術2日）

注意点 腎機能低下患者では用いることができません．胃腸障害の出現頻度が高いので注意が必要です．

4) **リバーロキサバン**：イグザレルト®錠

特徴 血液凝固第X_a因子を阻害する抗凝固薬です．心房細動患者の心原性脳塞栓症の予防に有効です．

手術前休薬期間の目安 24時間

注意点 1日1回投与です．飲み忘れると薬効が消失することから，十分な患者指導が重要です．

---

* 輸液を投与せずに血管内にカテーテルを留置すると，先端部分に血液が逆流して凝固し，カテーテルが閉塞する．この閉塞を予防するために，ヘパリンを加えた生理食塩水をカテーテル内に充填しておく手技を"ヘパリンロック"とよぶ．

c. 血栓溶解薬

1) ウロキナーゼ：ウロキナーゼ®静注用

（特徴）血栓をつくるタンパク質のフィブリンを分解する働きがあり，脳血栓・心筋梗塞を予防する働きがあります．

（注意点）重篤な**出血性の脳梗塞**の事例があります．出血している患者には禁忌です．

2) t-PA（組織プラスミノーゲン活性化因子）

（特徴）注射や点滴で血管内に注入し，血栓を溶かす薬剤です．アルテプラーゼ（アクチバシン®注），モンテプラーゼ（クリアクター®静注用）などがあります．血栓を構成するフィブリンへの親和性が高いため，病変部位の血栓溶解に対する選択性が比較的高いです（他の部位での出血傾向を起こしにくいということ）．

（注意点）胸部大動脈解離あるいは胸部大動脈瘤を合併している可能性がある患者では，適応を十分に注意する必要があります．

5・3・4 ジギタリス製剤

〈ポイント〉
- 強心薬であり，おもに心不全に用いられる
- 中毒症状（吐き気，下痢，食欲不振など）に注意が必要
- 有効濃度域が狭いため，血中濃度を測定する（TDM）

心筋の収縮力を強める**強心薬**とよばれる薬です．脈をゆっくりさせる働きもあります．ジギタリスという薬用植物に由来しており，18世紀に英国人の植物学者により強心薬としての薬効が発見されました．有効濃度域が狭く，おもに腎臓から排泄されるため，腎機能の低下する高齢者では投与量を下げる必要があります．長い間同じ投与量で問題のなかった患者でも，加齢により腎機能が低下し，突然，中毒症状が現れることもあるため，注意が必要です．

1) ジゴキシン：ジゴシン®錠，ハーフジゴキシンKY®錠など

（特徴）腎臓から排泄されるため，腎機能低下時および高齢者では血中濃度が高くなります．中毒症状としては，**食欲不振**，**頭痛**などがみられ，**不整脈**が伴

う場合もあります．中毒症状がみられた場合には，投与を減量または中止するなどの対処が必要です．

2) **メチルジゴキシン**：ラニラピッド®錠

特徴 ジゴキシンは腸管からの吸収が悪いのですが，メチルジゴキシンはメチル基がついたことで脂溶性が高まり，消化管吸収率はほぼ100％です．脱メチルにより体内でジゴキシンに代謝されます．中毒症状はジゴキシンと同じです．

5・3・5 テオフィリン製剤

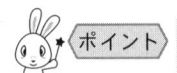

> **ポイント**
> - 気管支拡張作用と抗炎症作用をもつ
> - 薬物動態には個人差が大きく，有効濃度域が狭いため，必ず血中濃度をモニタリング（TDM）しながら使用する

テオフィリンはキサンチン誘導体であり，茶葉に含まれるアルカロイドの一種です．カフェインに似た構造であり，気管支拡張作用，利尿作用があります．テオフィリン使用の歴史は古く，1950年代にはすでに治療に用いられていました．

1) **テオフィリン**：テオドール®，テオロング®，スロービッド®，ユニフィル®，ユニコン®，アプネカット®など

特徴 当初は1日3回の投与でしたが，製剤技術の進歩に伴い現在は徐放剤（ゆっくり長く効く剤形）により1日1〜2回の投与で済みます．

注意点 副作用としては，**悪心・嘔吐**，**動悸**などがあります．有効濃度域が狭いため，血中濃度の測定を行い中毒を予防する必要があります．喫煙は肝臓にあるテオフィリン代謝酵素を誘導するため，半減期を短くし，血中濃度を下げます．

2) **アミノフィリン**：ネオフィリン®

特徴 テオフィリンに1/2当量のエチレンジアミンを加え，水溶性にしたものです．

注意点 副作用としては，**悪心・嘔吐**，**動悸**などがあります．胃腸障害を起こしやすいので，静脈内注射（ネオフィリン®）として投与します．

5・3・6 糖尿病治療薬

> **ポイント**
> - おもな副作用は"低血糖"*
> - 作用機序により服用時期が違うため注意が必要
> - 近年，さまざまな合剤が販売されている

a. インスリン製剤

特徴 インスリンは，膵臓のランゲルハンス島という細胞でつくられるホルモンで，血液中の糖（血糖）を少なくする働きをもっています．インスリンを自分で（ほとんど）つくれないのが１型糖尿病の患者で，インスリン注射をしなければ命に危険が及びます．２型糖尿病患者でも，膵臓を刺激してインスリンを分泌できなくなった場合には，インスリンの自己注射を始めます．

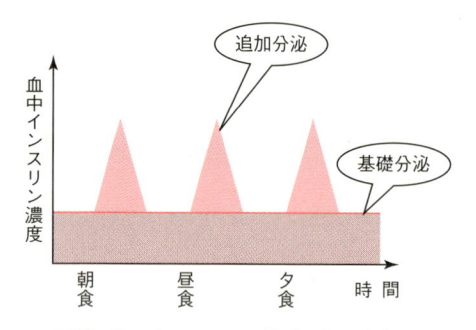

図5・3 インスリンの基礎分泌と追加分泌

健康な人のインスリン分泌は，図5・3のように，１日中一定の割合で分泌される**基礎分泌**と食事で血糖値が上がったときに一時的に分泌される**追加分泌**の二つの分泌パターンがあります．

2001年には，インスリンアナログ製剤が発売されました．インスリンアナログ製剤は，超速効型インスリン製剤とよばれ，吸収が早く，生理的なインスリン分泌動態により近い作用が期待できます．

インスリン製剤は，以下のとおり，大きく５種類に分けることができます．

---

* **低血糖**: 人の血液中の糖濃度はさまざまな制御を受け 70〜109 mg/dL に維持されている．低血糖は，これが何らかの理由で 50〜60 mg/dL 以下になる状態．原因の多くは糖尿病治療薬であり，通常は自然に回復するが，長時間続くと脳の機能が低下し，意識がなくなることがあり，死に至ることもある．(p.165，コラム 21 参照)

1) **超速効型インスリン**（追加分泌を補う製剤）：インスリンリスプロ（ヒューマログ®），インスリンアスパルト（ノボラピッド®），インスリングルリジン（アピドラ®）
2) **速効型インスリン**（追加分泌を補う製剤）：生合成ヒト中性インスリン（ノボリンR®），ヒトインスリン（ヒューマリンR®）
3) **混合型インスリン**（追加分泌と基礎分泌の両方を補う製剤）：インスリンリスプロ混合製剤-25（ヒューマログミックス25®），二相性プロタミン結晶性インスリンアスパルト（ノボラピッド30ミックス®）など
4) **中間型インスリン**（基礎分泌を補う製剤）：生合成ヒトイソフェンインスリン（ノボリンN®など），中間型インスリンリスプロ（ヒューマログN®）など
5) **持効型溶解インスリンアナログ**（基礎分泌を補う製剤）：インスリンデテミル（レベミル®，ランタス®など）

20年ほど前までは，バイアルと使い捨てシリンジを用いた注射方法が主流でしたが，ペン型注射器が開発され，カートリッジ式となりました．現在ではインスリンカートリッジの交換が不要な，注射器自体が使い捨てになったプレフィルド製剤が発売されており，インスリン注射は非常に簡便になっています．

b. スルホニル尿素薬（SU薬）

一般名（商品名） グリメピリド（アマリール®），グリベンクラミド（ダオニール®）など

特徴 膵臓のβ細胞に働きかけ，インスリン分泌を促進して血糖値を下げます．空腹時の血糖値をよく下げます．長期使用により，作用が減弱することがあります．

副作用 低血糖，体重増加

服用方法 食前・食後のどちらで服用しても構いません．

c. ビグアナイド薬

一般名（商品名） メトホルミン（メトグルコ®，メデット®）

特徴 肝臓で糖をつくる働きを抑え，筋肉などでのグルコースの利用を促し，血糖値を下げます．肝硬変，腎不全患者には禁忌です．

(副作用) 低血糖，胃腸障害，乳酸アシドーシス　　**(服用方法)** 食後

d. α-グルコシダーゼ阻害薬（ブドウ糖吸収阻害薬）

(一般名(商品名)) アカルボース（グルコバイ®），ボグリボース（ベイスン®）

(特徴) 小腸で二糖類を分解するα-グルコシダーゼの働きを阻害することで，ブドウ糖の分解・吸収を遅らせ，食後の急激な血糖値の上昇を抑えます．

(副作用) お腹の張りやおならの増加，低血糖

α-グルコシダーゼ阻害薬による低血糖への対処法としては，ブドウ糖を10〜15g飲み込み，しばらく安静にしています．この薬は糖分をゆっくり分解させるため，砂糖やジュースではダメです．

(服用方法) 食事の直前（1日3回）

e. 速効型インスリン分泌促進薬

(一般名(商品名)) ナテグリニド（スターシス®，ファスティック®）など

(特徴) スルホニル尿素薬と同じように，膵臓のβ細胞に働きかけ，インスリン分泌を促進します．飲んだあと短時間だけ作用します．服用後30分以内に効果が現れるので，食事を摂らないと低血糖を起こす可能性があります．

(副作用) 低血糖，肝機能障害

(服用方法) 食事の直前・10分以内（1日3回）

f. チアゾリジン薬

(一般名(商品名)) ピオグリタゾン（アクトス®）

(特徴) 脂肪や筋肉などでインスリンの効き目をよくして，血液中のブドウ糖の利用を高めて血糖値を下げます．**インスリン抵抗性改善薬**ともいいます．低血糖を起こす可能性が低い薬です．心不全患者には禁忌です．

(副作用) 低血糖，むくみ，肝障害，体重増加　　**(服用方法)** 食後（朝1回）

g. ジペプチジルペプチダーゼ-4（DPP-4）阻害薬

(一般名(商品名)) シタグリプチン（ジャヌビア®），アログリプチン（ネシーナ®）など

(特徴) 小腸から分泌される**インクレチン**というホルモンに作用する薬です．DPP-4作用を阻害することにより，インクレチンGIPとGLP-1の血中濃度を

高め，糖濃度依存的にインスリン分泌を促進させ，血糖値を低下させます．

副作用 胃腸障害

服用方法 1日1回，いつ服用しても構いません．

h. グルカゴン様ペプチド-1（GLP-1）受容体作動薬

一般名（商品名） リラグルチド（ビクトーザ®皮下注），エキセナチド（バイエッタ®皮下注）

特徴 膵臓のGLP-1受容体を刺激し，インスリン分泌を促進し，グルカゴン分泌を抑制します．中枢における食欲抑制作用もあります．

副作用 吐き気，嘔吐

投与方法 注射剤です．1日1回いつ注射しても構いません．

i. 合剤
何種類かの同じような薬効，あるいは異なる薬効をもった成分を一つの薬の中に配合した薬を**合剤（配合剤）**とよびます．

薬剤名：ピオグリタゾン＋メトホルミン（メタクト®）
　　　　ピオグリタゾン＋グリメピリド（ソニアス®）

コラム21　糖尿病治療薬のコンプライアンス（正しく飲むこと）の確認は重要

50年来の糖尿病を患っているAさん89歳．長年の一人暮らしから，自宅近くのケアハウスへ引っ越しを終え，ほっとしたころ…部屋で意識不明になり，救急車で運ばれる事態となりました．

原因を究明したところ，低血糖昏睡とのこと．ブドウ糖を点滴し一命を取り止めましたが，その後Aさんに話を聞くと，"今までは（糖尿病治療薬を）飲んだり飲まなかったりしていたのが，ケアハウスへ来てから毎回ちゃんと飲むようになった"とのこと．その後，医師の診察により，Aさんの糖尿病治療薬は減量となりました．

糖尿病治療薬の"ノンコンプライアンス（薬を規則正しく飲まないこと）"がこんなに恐ろしいものとは…大変ゾッとした出来事です．"薬を規則正しく飲まなかった"→"規則正しく飲むようになった"という"良い変化"が，まさか命を脅かすことになろうとは，Aさんは夢にも思わなかったでしょう．

薬が直接的に命に関わることにもなりますので，コンプライアンスの確認は非常に重要です．

5・4　間違えやすい薬の名前

5・4・1　サクシンとサクシゾンの誤使用

2008年11月，筋弛緩剤を投与された患者が死亡するという医療事故がありました（事例2）．

● 事例 2

　当直の医師が，肺炎などで入院していた男性患者（70歳）に対し，副腎皮質ホルモン薬である"サクシゾン"を処方しようと電子カルテに"サクシ"と入力したところ，画面には毒薬である筋弛緩剤の"サクシン"のみが表示された．

　医師は"サクシゾン"と思い込み処方し，薬剤師は，投与の量が200 mgと少なかったため不自然と思わず用意した．点滴での投与を担当した看護師は，医師に"本当にサクシンでよいのですか"と口頭で確認したが，医師は"（点滴の時間設定を）20分でお願いします"とだけ答えた．

　患者は投与から約2時間半後，意識不明の状態で見つかり，約2時間にわたって人工呼吸などを施したが，残念ながら死亡した．この医師は，薬品名の十分な確認をせず投与を指示したとして，業務上過失致死容疑で書類送検された．

5・4・2　名称の類似による医療事故防止対策の強化・徹底

　事例2の"サクシン"と"サクシゾン"の取違えによる死亡事故の発生により，厚生労働省より"医薬品の販売名の類似性等による医療事故防止対策の強化・徹底について"*が発出されました．その際に注意が喚起された"名称類似薬"のほとんどは，調剤過誤を起こしたとき患者に重大な危害を及ぼす薬，すなわち**ハイリスク薬**でした．医療機関には"名称類似薬"の適正な使用が再三求められてきましたが，2012年7月に報告された"医療事故情報収集等事業 医療安全情報 No.68"によると，薬剤名が類似していることにより薬剤を取違えた事例が2007年1月～2012年5月の間に20件報告されていることがわかって

---

*　2008年12月4日付 医政発第1204001号・薬食発 第1204001号 厚生労働省医政局長・医薬食品局長通知．

います．

"医薬品の販売名の類似性等による医療事故防止対策の強化・徹底について"には"薬剤の名称の類似性等に注意を要する医薬品について"が別添され，名称類似によると思われる誤処方，調剤エラー，誤投与などの事故，ヒヤリハット報告があった医薬品の事例が記載されています．以下は，その一部に備考を追記し表に改変したものです（表5・2～表5・5）．

表5・2　誤処方による事故，ヒヤリハット報告があった医薬品名の組合わせ[†]

販売名（薬効）	備　考
アマリール（経口血糖降下薬) アルマール（高血圧症・狭心症・不整脈治療薬）	アルマールがアロチノロールに名称変更（2012年6月）
サクシン（筋弛緩薬） サクシゾン（副腎皮質ホルモン）	サクシンがスキサメトニウムに名称変更（2009年8月）
タキソール（抗癌剤） タキソテール（抗癌剤）	タキソテールがワンタキソテールに名称変更（2011年10月）
ノルバスク（高血圧症・狭心症治療薬） ノルバデックス（抗乳癌剤）	
オーダーリングシステムなどを採用している医療機関において先頭3文字が同一の医薬品	

[†] 表中にあげた医薬品は，2003年11月27日付医政発第1127004号・薬食発第1127001号厚生労働省医政局長・医薬食品局長通知による．

表5・3　名称類似によると思われる調剤エラーや誤投与のヒヤリハット報告が複数あった医薬品名の組合わせ[†]

販売名（薬効）	備　考
アロテック（気管支拡張薬） アレロック（アレルギー性疾患治療薬）	アロテックの国内販売中止（2010年）
ウテメリン（切迫流・早産治療薬） メテナリン（子宮収縮止血薬）	メテナリンがメチルエルゴメトリンに名称変更（2010年6月）
テオドール（気管支拡張薬） テグレトール（向精神作用性てんかん治療薬・躁状態治療薬）	
プレドニン（副腎皮質ホルモン） プルゼニド（緩下剤）	

[†] 表中にあげた医薬品は，2003年11月27日付医政発第1127004号・薬食発第1127001号厚生労働省医政局長・医薬食品局長通知による．

表 5・4　医療事故情報収集等事業に報告された薬剤名の類似に関連した取違えの事例[†1～†3]

販　売　名（薬効）
セフメタゾン静注用（セファマイシン系抗生物質） 注用セフマゾン（合成セファロスポリン系抗生物質）
ファンガード点滴用（キャンディン系抗真菌薬） ファンギゾン（ポリエンマクロライド系抗真菌性抗生物質）
アレロック錠（アレルギー性疾患治療薬） アレリックス錠（利尿薬）
ラクテックD注（5％ブドウ糖加乳酸リンゲル液） ラクテック注（乳酸リンゲル液）

[†1]　2004年10月～2006年12月に報告されたもの．
[†2]　"医療事故情報収集等事業 医療安全情報", No.4（2007年3月）より．
[†3]　タキソール注射液，タキソテール注，アルマール錠，アマリール錠は再掲のため割愛．

表 5・5　医療事故情報収集等事業に報告された薬剤名の類似に関連した医療事故の事例[†1, †2]

販　売　名（薬効）
ニューロタン錠（高血圧症治療薬） ニューレプチル錠（精神神経用薬）
スロービッドカプセル（気管支拡張薬） スローケー錠（徐放性カリウム剤）
ヒルトニン注射液（遷延性意識障害治療薬） ヒルナミン筋注（精神神経用薬）
フェノバール散（鎮静・抗けいれん薬） フェニトイン散（抗てんかん薬）

[†1]　2007年1月～12月に報告されたもの．
[†2]　"医療事故情報収集等事業 平成19年 年報", p.216,（財）日本医療機能評価機構（2008）より．

　以上，厚生労働省より注意が喚起された数種類の"名称類似薬"では，名称変更や販売中止などの措置がとられました．しかしながら，いくつかの医薬品ではそれらの措置がなされていないのが現状です．各医療施設において，採用医薬品の再検討をするなど，リスクマネジメントの観点からさまざまな対策がとられています．

5・5　大事なのは"知識"と"意識"

　本章では，"薬とリスク"ということで，おもにハイリスク薬について解説しました．

　ここで最後に皆さんに強く伝えたいのは，薬物治療を安全に行うためには，医療従事者それぞれが"知識"と"意識"をしっかりもち，薬を取扱うことが大変重要であるということです．どちらが欠けても，患者が危険にさらされることになります．患者の命を救うはずの薬で，万が一，患者の命を奪うことになったら…それに自分が関わっていたら…と，少し考えてみて下さい．

　"まさか"ではなく"もしも"で考え，責任をもって薬を取扱いましょう．

6 臨 床 検 査

　臨床検査は疾病の診断，治療，予防においてきわめて効果的なエビデンス（科学的根拠）を提供し，現代医療において重要な役割を担っています．現代医療における治療法を患者への対応の仕方で分類すると，安静療法，食事療法，精神療法，薬物療法，外科療法，放射線療法，理学療法などに分けられます．このなかで中心となるのは，薬物療法です．

　薬物（＝医薬品）を患者に有効に，適切に使用するための方策として，医薬品情報の活用や，患者個人個人の容態や条件に合わせた適用の研究が進んでいます．このようなテーラーメイドの医療の実践がこれからの医療の重要課題です．そのなかで，患者の容態を客観的に把握するために臨床検査は重要な役割を担っています．

　臨床検査の目的を大きく分類すると，

・病気の確定診断
・治療の経過の観察
・薬物治療を進めるうえで副作用が起こる可能性を調べるため

などであり，病気によって検査が異なります．検査によって得られた情報は，チーム医療を進めるうえですべての医療職種が理解すべき重要な情報となります．一般的に行われている検査は，生理学検査，生化学検査，特殊な検査などに分類されますが，ここでは，各種検査を以下のように分けて説明します．

1) 血液に関する検査
2) 肝臓の機能に関する検査
3) 腎臓の機能に関する検査
4) 電解質バランスに関する検査
5) 糖，脂質，尿酸値の検査
6) 画像診断および心臓の機能に関する検査
7) 腫瘍マーカーに関する検査
8) 健康診断

なお，次節以降で各種検査の基準値を示していますが，これらの基準値については，検査法や単位などにより数値が大きく変わったり，病院などの施設ごとによっても若干の相違があります．さらに，生化学研究，臨床研究や疫学的研究による新知見，学会によるガイドラインの見直しなどにより，検査対象や基準値が変更される場合があるので，常に最新の情報に注意し，現場の基準に従って下さい．

6・1 血液に関する検査

血液は液体成分（**血漿**）と有形成分（**血球**）から成り（p.59，図3・1参照），循環血流量は体重の 1/13 といわれています．**生命維持**に欠かせない**酸素**や**栄養素**を体内に運ぶ一方，老廃物の運搬，生体防御，体温調節など生体の**恒常性維持**の役割を担っています．

血漿の約 90％ は水であり，その中にタンパク質，糖質，脂質，電解質，無機質，酵素，ビタミン，ホルモンなどが溶解しています．肝臓の機能，腎臓の機能，電解質バランス，糖・脂質・尿酸の値（§6・2〜6・5）などはこれらの成分の変化を測定することにより行われます．

末梢血の血球数検査は貧血，白血病，出血傾向などの血液・造血器疾患や，癌，肝疾患，腎疾患などあらゆる全身性の疾患の診断に用いられています．また，感染症，炎症性疾患などのスクリーニングとして，炎症マーカー検査〔赤血球沈降速度（ESR），C反応性タンパク質（CRP）〕が行われます．

a. 血球検査項目

基準値（M: 男性，F: 女性，以下同）

① 白血球数（WBC）　　　　　M 3900〜9800　　F 3500〜9100（/μL*）
② 赤血球数（RBC）　　　　　M 430〜570　　　F 380〜500（$\times 10^4$/μL）
③ ヘモグロビン（血色素）量　M 14〜18　　　　F 11〜15（g/dL）
　　（Hb）

---

* μLのμは単位系の接頭語の一つで，基礎となる単位（ここではL）の100万分の1であることを示している．本書によく出てくる接頭語を下記に示す．

d（デシ）	m（ミリ）	μ（マイクロ）	n（ナノ）	p（ピコ）	f（フェムト）
1/10	1/1000	100万分の1	10億分の1	1兆分の1	1000兆分の1

④ ヘマトクリット値（Ht）　　　　M 40～52　　F 33～45（％）
⑤ 平均赤血球容積（MCV）　　　　M 83～102　F 79～100（fL）
⑥ 平均赤血球ヘモグロビン　　　　M 28～35　　F 26～34（pg）
　　（血色素）量（MCH）
⑦ 平均赤血球ヘモグロビン　　　　M 32～37　　F 31～37（％）
　　（血色素）濃度（MCHC）
⑧ 血小板数（PLT）　　　　　　　　M 13～36　　F 13～37（$\times 10^4/\mu L$）

（臨床意義）初診時に尿検査とともに必ず行うスクリーニング検査であり，血液疾患の診断や経過観察，貧血，感染症，出血などがある場合に繁用されています．検査項目として**白血球数**（WBC），**赤血球数**（RBC），**ヘモグロビン（血色素）量**（Hb），**ヘマトクリット値**（Ht），**平均赤血球容積**（MCV），**平均赤血球ヘモグロビン量**（MCH），**平均赤血球ヘモグロビン濃度**（MCHC），**血小板数**（PLT）を調べることはきわめて重要です．おもに RBC，Hb，Ht の組合わせにより貧血あるいは赤血球増加症の有無を調べるために行われます．また，それらから MCV，MCH，MCHC が算定され，貧血の病態確定に用いられます．

b．白血球分類（好中球，リンパ球，単球，好酸球，好塩基球）
（基準値）白血球 100 個中の比率
① 好中球：55～65％　　② リンパ球：20～45％　　③ 単球：3～7％
④ 好酸球：0（＋）～5％　　⑤ 好塩基球：0～2％

（臨床意義）**白血球**とは，5 種類の重要な白血球（好中球，リンパ球，単球，好酸球，好塩基球）を総称しています（白血球画分）．これらの画分にはそれぞれ異なる形態・性質があり，正常な状態のときはそれぞれの占める割合が一定範囲内に保たれていますが，体に異常が発生すると互いの比率に変化が現れます．

感染や急性の炎症に最も早く反応するのは**好中球**です．感染症，外傷，慢性骨髄性白血病，心筋梗塞で増加し，急性白血病や腸チフス，敗血症などで減少を示します．

免疫の役割を担う**リンパ球**が増えるのはウイルス感染症，甲状腺機能亢進症，副腎の病気で，減少する場合は悪性リンパ腫，癌，白血病が考えられます．

単球は好中球が食べ残した細菌の後始末や，異物を取込む働きをします．増加で予測できる病気は結核，梅毒，はしか（麻疹）などです．

好酸球はアレルギー性疾患（気管支喘息，花粉症，じん麻疹），寄生虫病，ホジキン病などで増加し，クッシング症候群などで減少します．**好塩基球**は最も数が少なく，甲状腺機能低下症，慢性骨髄性白血病などで増加を示します．

c. 赤血球沈降速度（赤沈，血沈，ESR）

 基準値 M 1～10 mm　F 2～15 mm（1 時間後）

 臨床意義 おもに**炎症**を伴う病気の有無や程度がわかります．異常がなくても異常値を示すことがあり，逆に，明らかに病気であるのに正常値になることもあるため，この検査だけで診断を下すことはできません．特定の病気を診断するという性格のものではありません．

 高値になるとき 感染症（肺炎，結核，気管支炎，梅毒，腎盂腎炎），心臓疾患（心筋梗塞，心内膜炎，心筋炎），消化器疾患（肝炎，胆囊炎，膵炎，潰瘍性大腸炎），免疫の異常（全身性エリテマトーデス，関節リウマチ），血液疾患（多発性骨髄腫，白血病，悪性貧血），進行中の癌

 低値になるとき 多血症，播種性血管内凝固症候群（DIC），低フィブリノーゲン血症など

d. C 反応性タンパク質（CRP）

 基準値 0.3 mg/dL 以下

 臨床意義 **C 反応性タンパク質（CRP）**は，肺炎球菌菌体の C 多糖体と沈降反応を示すタンパク質として見いだされました．**炎症**や癌などによる組織傷害によって活性化された単球およびマクロファージはインターロイキン 6（IL-6），IL-1，腫瘍壊死因子 α（TNF-α）などのサイトカインを分泌します．分泌されたサイトカインは，肝細胞における CRP をはじめとする急性相反応タンパク質の産生を誘導し，血中濃度が上昇します．

 高値になるとき 炎症性疾患

6・2　肝臓の機能に関する検査

肝臓は**代謝**（生体内化学変換）に関連した多くの機能を果たしており，**腎臓**とともに生体の恒常性維持に大きく関与しています．肝臓は最も大きな臓器であり，予備能力が大きく，多少の障害を受けても自覚症状が現れません．

80％程度の障害を受けてはじめて機能不全になります．また，再生能力が高く，正常な肝臓であれば70％切除しても元の大きさと機能が復元します．肝障害の三大原因は**肝炎ウイルス**，**アルコール**，**薬物**であり，薬物治療を行うとき副作用防止のために肝機能検査を行うことは大変重要です．

> ポイント　肝障害の三大原因
> 　　　　　① 肝炎ウイルス　　② アルコール　　③ 薬物

6・2・1　血液生化学検査

肝酵素は生体内における種々の化学反応（＝代謝）を円滑に行うための生体触媒で物質代謝を調節する鍵になる物質です．酵素の活性を測定することにより，心筋梗塞，肝・胆道疾患，血液疾患，筋肉疾患，膵臓疾患，骨疾患，癌，妊娠などについて知ることができます．

a. AST（アスパラギン酸アミノトランスフェラーゼ）

基準値　10〜40 U/L

臨床意義　ASTとALT（次項参照）はともにピリドキサールリン酸（PALP）を補酵素とする代表的なアミノ基転移酵素です．組織が病的状態に陥り細胞膜の透過性を高める変性または崩壊があれば，細胞内の酵素は血液中に逸脱（遊離）して血清中の酵素活性は上昇します．すなわち，血清アミノトランスフェラーゼ活性値は，**損傷組織**や**損傷の程度**を推定する指標となります．

心筋梗塞においては，心筋中に多いASTの逸脱により血清AST活性は上昇します．発作が起こってから6〜8時間後から上昇し始め，48〜60時間で最高に達し，4〜5日くらいで正常値に戻ります．

ウイルス性肝炎では初期にAST，ALTとも上昇し始め，ALT活性値がAST活性値より高値に達し，正常への回復はALT活性値のほうが緩慢です．**肝硬変**，**肝癌**ではASTのほうがALTより活性値が高くなる傾向にあります．**閉塞性黄疸**，**急性肝炎**ではALTのほうがASTより活性値の上昇がみられます．

高値になるとき　肝硬変，溶血性疾患，慢性肝炎，閉塞性黄疸，胆汁うっ滞，心筋梗塞，脂肪肝，急性肝炎，アルコール性肝炎

低値になるとき　慢性透析，ピリドキサールリン酸欠乏

b. ALT（アラニンアミノトランスフェラーゼ）

基準値 5〜40 U/L

臨床意義 ASTとALTの検査は，**臓器の傷害**を疑うとき，すなわち，肝・胆道疾患，心疾患，筋肉疾患，溶血性疾患などによる傷害の程度，臨床経過などを知るために行います．

ASTは特に心筋，肝臓，骨格筋，腎臓に，ALTは肝臓，ついで腎臓の細胞内に多く局在し，これらの臓器が傷害された際，血中に逸脱（遊離）して増加します．ALTはASTに比べて**肝障害**に特異性が高いです．

高値になるとき 急性肝炎，アルコール性肝炎，胆汁うっ滞，脂肪肝，慢性肝炎，ウイルス性肝炎，肝硬変

低値になるとき ピリドキサールリン酸欠乏，慢性透析

c. LDH（乳酸デヒドロゲナーゼ）

基準値 120〜250 U/L

臨床意義 LDH（乳酸デヒドロゲナーゼ）は細胞の可溶性画分に広く存在します．LDH活性が血清中に増加するのは，**組織の損傷**が存在し，LDHが血清へ逸脱（遊離）していることを意味します．

また，LDHには5種類のアイソザイム*があり，アイソザイムパターンに特徴があるので，血清中のアイソザイムパターンから，傷害組織の部位をある程度まで推定することができます．

低値になるとき 遺伝性Hサブユニット欠損症

血清LDHが高値になるとき ウイルス性肝炎，白血病，肺梗塞，進行性筋ジストロフィー症，心筋梗塞，再生不良性貧血，肝硬変，悪性リンパ腫，うっ血性心不全，溶血性貧血，癌，広範な癌転移，急性肝炎，悪性貧血

尿中LDHが高値になるとき 急性腎盂炎，血尿症，癌（腎臓・膀胱・前立腺・泌尿・生殖器），タンパク尿症，尿細管菌感染，尿細管腎症，ネフローゼ

---

* アイソザイム：同一の触媒反応を行うが，化学構造が異なる酵素の総称．

d. ALP（アルカリホスファターゼ）

基準値 120〜360 U/L

臨床意義 ALP（血清アルカリホスファターゼ）は肝臓，骨，胎盤，小腸に由来しており，おもな検査目的は**肝・胆道疾患**，特に胆汁流出障害の有無，骨新生の状態，胎盤機能の状態，などを知ることです．また，ある種の癌細胞からも産生され，**腫瘍マーカー**としての意義もあります．

高値になるとき 総胆管胆結石，胆管癌，胆道系疾患，副甲状腺機能亢進症，閉塞性疾患，慢性腎不全，膵頭部癌，骨軟化症，原発性胆汁性肝硬変，薬剤性肝障害，骨疾患，甲状腺機能亢進症，肝細胞癌，肝硬変，くる病，ウイルス性肝炎，アルコール性肝炎

低値になるとき 先天性低ホスファターゼ血症

e. γ-GTP（γ-グルタミルトランスペプチダーゼ）

基準値 M 70 以下　F 30 以下（U/L）

臨床意義 γ-GT（γ-グルタミルトランスフェラーゼ）ともいいます．γ-GTPは血清のみならず，尿，胆汁，唾液，羊水などでも検出可能ですが，血清のγ-GTPは主として**肝・胆道疾患**を特異的に反映すると考えられます．肝臓のγ-GTPは肝細胞のミクロソーム画分や細胆管などに存在し，ALP，ロイシンアミノペプチダーゼ（LAP）などとともに胆道系酵素ともよばれています．胆汁では，うっ滞γ-GTPの合成誘導と胆汁への排泄障害の結果，血清γ-GTP値が上昇します．一方，アルコール性肝障害や薬剤性肝障害での上昇は，合成の誘導に起因します．

高値になるとき 肝外胆管閉塞，肝内胆汁うっ滞，薬物性肝障害，慢性肝炎，胆管細胞癌，脂肪肝，急性肝炎，肝硬変，アルコール性肝障害，肝細胞癌

低値になるとき 妊娠時の胆汁うっ滞性黄疸，先天性低γ-GTP血症，高グルタチオン尿症，高グルタチオン血症

f. ChE（コリンエステラーゼ）

基準値 M 240〜500　F 200〜460（U/L）

臨床意義 ヒトには数種類の**ChE（コリンエステラーゼ）**が存在します．大

別すると，アセチルコリンを特異的に分解する特異的アセチルコリンエステラーゼ（AChE）および非特異的 ChE です．AChE は神経刺激伝達に関与すると考えられ，髄液中に多いです．一方，非特異的 ChE は血清，肝臓，膵臓などに含まれ，リン酸エステルのほか種々のエステルを加水分解します．血清中の ChE は大部分が肝細胞で合成され，血中に放出されるため肝実質細胞の機能の指針となります．おもに**肝機能**の検査として用いられます．

高値になるとき ネフローゼ症候群，糖尿病，肥満，脂肪肝，高血圧，甲状腺機能亢進症，気管支喘息，肝細胞癌

低値になるとき 慢性肝炎，重症消耗性疾患（癌，貧血，結核，白血病，粘液水腫），抗 ChE 薬投与，劇症肝炎，肝硬変，肝癌，遺伝性異型 ChE 血症，有機リン中毒

g. 総タンパク質（TP）

基準値 6.7〜8.3 g/dL

臨床意義 血漿タンパク質は血漿中の約 8％ を占め，多種類のタンパク成分から成り立っており，その総和を**総タンパク質（TP）**といいます．

　TP は 60％ のアルブミンと 20％ の γ グロブリンが大部分を占め，γ グロブリンは TP の増減を反映しています．TP の減少はアルブミンの低下によるものが多く，アルブミンはそのほとんどが肝細胞で合成されることから，**栄養不良や肝障害による合成の低下**，**腎疾患・胃腸疾患・滲出性疾患・体腔液の排除**などによる体外への喪失などを反映しています．

高値になるとき 肝硬変，慢性肝炎，慢性炎症，脱水症，M タンパク質血症，多発性骨髄腫，膠原病，癌

低値になるとき 吸収不良症候群，栄養不良状態，ネフローゼ症候群，タンパク質漏出性胃腸症，重症肝障害

h. アルブミン（Alb）

基準値 3.8〜5.2 g/dL

臨床意義 アルブミン（Alb）は肝細胞で合成され，血漿総タンパク質の約 60％ を占める成分です．膠質浸透圧の維持に関係し，ビリルビン，尿酸，遊離

脂肪酸，チロキシン，Ca，Cu，Zn，そのほか各種薬物や色素などの物質との結合輸送に重要な役割をもちます．**全身栄養状態や腔内・体外への喪失**の把握，**肝機能障害**の検査として利用されます．

高値になるとき 脱水症，血液濃縮，肝炎の回復期

低値になるとき 体腔液貯留，タンパク質漏出性胃腸症，全身性浮腫，先天性無アルブミン血症，水血症，腎不全，甲状腺機能亢進症，吸収不良症候群，肝硬変，感染症，炎症性疾患，栄養不良，癌，ネフローゼ症候群，重症肝障害，本態性低タンパク質血症

i. アルブミン/グロブリン比（A/G比）

基準値 1.1〜2.1

臨床意義 アルブミン，総グロブリン双方の濃度変化により変動します．絶対量の増減を推定することはできませんが，血漿タンパク質の分画を小さな数値で大まかに把握できます．A/G比は**無γグロブリン血症**（グロブリン低下）で上昇し，**アルブミンの減少，慢性感染症，癌，マクログロブリン血症**（グロブリン増加）などで減少します．

高値になるとき 無γグロブリン血症

低値になるとき 慢性感染症，先天性無アルブミン血症，肝硬変，Mタンパク質血症，癌，マクログロブリン血症，ネフローゼ症候群，栄養不良

j. 総ビリルビン（TB）

基準値 0.3〜1.2 mg/dL

臨床意義 ビリルビンはヘモグロビンなどのヘムが網内系で代謝されて生成する色素です．生成されたビリルビン（**間接ビリルビン**）はアルブミンと結合して血中を転送された後，肝臓でグルクロン酸抱合され，**直接ビリルビン**となって肝臓より胆汁中に排泄されます．

血清**総ビリルビン**（**TB**）と間接および直接ビリルビン分画測定は，肝機能検査のなかでは重要なものであり，**各種肝・胆道疾患**の診断，経過観察，予後判定や黄疸の鑑別に用いられています．

高値になるとき サラセミア，溶血性貧血(先天性・後天性)，閉塞性黄疸，鉄欠乏性貧血，新生児黄疸，肝内胆汁うっ滞，肝硬変，悪性貧血，肝炎（急性・慢性）

6・2・2 免疫学的検査

a. B型肝炎ウイルス（HBV）DNA

(基準値) 3.7未満（定量下限値）〔Log コピー（LGE）/mL〕

(臨床意義) HBVの感染の診断には，HBs抗原/HBs抗体，HBe抗原/HBe抗体，HBc抗体，DNAポリメラーゼ，HBV DNAなどのマーカーが臨床応用されています．また，HBVキャリヤーの病態の予後や治療効果の判定には血清ウイルス量が反映するとされています．しかし近年，遺伝子変異によりHBe抗原を産生しないHBV変異株の存在が明らかになりました．また，これまでのHBV DNA定量検査で検出できない低ウイルス量の症例が多数存在することがわかったため，HBV DNAの測定意義が高まっています．

b. C型肝炎ウイルス（HCV）DNA

(基準値) 検出せず（変異数）

(臨床意義) C型慢性肝炎におけるインターフェロン（IFN）治療の著効率は，サブタイプ1b型で10〜40％，2b型では約80％と報告されています．IFN治療効果に関与する因子として，ウイルス量，サブタイプ，組織学的進行度などが報告されていますが，根本的なIFN抵抗性のメカニズムは明らかにされていません．

c. HBs抗原（B型肝炎ウイルス外被抗原）

(基準値) 陰 性

(高値になるとき) B型肝炎，急性期初期，持続感染

d. HCV抗体（C型肝炎ウイルス抗体）

(基準値) 陰 性

(高値を示す疾患) C型肝炎

6・3 腎臓の機能に関する検査

腎臓は1分間に約1Lの血液を沪過し，体内から老廃物を尿として体外に排泄します．腎臓は尿をつくるだけでなく，各種の補助機能をもっています（体内環境を守る，血圧を調整する，血液をつくるサポート，ビタミンD活性化）．

腎疾患の多くは自覚症状に乏しいため，定期的な健康診断や人間ドックによって早期に症状を確認し，治療することが重要です．腎疾患のスクリーニングは尿検査や血液生化学検査により行います．尿検査を行うときの注意点として，原則的に採取直後の新鮮な尿を使います（時間が経過することにより，尿中の成分が分解，変質するのを防ぐため）．採尿は一般に早朝起直後の早朝第一尿がよいとされていますが，食後2時間以上経過し，激しい運動の直後でなければ，随時尿でもよいとされています．

　尿検査は血液検査のような針さしによる痛みがなく，病態の変化，予後の測定，治療の推移を見るために反復して行えるため利用度の高い検査です．

6・3・1 尿中一般検査
a. 尿中一般検査
基準値
① pH：5.0〜8.0　　② 尿　糖：陰性
③ 尿タンパク：陰性　　④ 尿ウロビリノーゲン：±
⑤ 尿ビリルビン：陰性　　⑥ 尿潜血：陰性
⑦ 尿ケトン体：陰性　　⑧ 比　重：1.002〜1.030

臨床意義　**尿中一般検査**は重要な意義をもつ検査です．尿はタンパク質・核酸代謝の終末産物や中間代謝物，諸種の有機および無機塩類，電解質，解毒物質，微量のビタミン，ホルモン，酵素などを含有します．それらの物質の量的・質的変化，また異常物質の出現状況をみることで**腎・尿路系疾患**や心臓，肝臓，内分泌その他諸器官の機能や病態を把握することができます．

異常値を示す疾患　糖原病，閉塞性黄疸，末端肥大症，糖尿病，糸球体腎炎，甲状腺機能亢進症，褐色細胞腫，グルカゴノーマ，腎不全，尿崩症

b. 尿沈渣
臨床意義　**尿沈渣**中にみられる成分は，腎に由来する各種円柱，尿路から混入する赤血球・白血球・上皮細胞・細菌，その他尿中に析出する各種結晶など多種です．沈渣の種類や増加の程度を鏡検することで**腎・尿路系疾患**の鑑別とその程度を知ることができます．尿を長時間放置すると，細菌の働きで尿素が分

解してアルカリ性に傾き血球・上皮細胞・円柱などが破壊されるので，新鮮尿で検査します．

6・3・2 血液生化学検査

a. 尿素窒素（BUN）

基準値 血清 8.0〜22.0 mg/dL　蓄尿 6.5〜13.0 g/日

臨床意義 尿素窒素（BUN）は，血中の尿素に含まれる窒素分を表すもので，理学的には尿素と同義です．尿素は，クレアチニン，尿酸などとともに，含窒素物質の終末代謝産物で，アミノ酸の脱アミノによって生じたアンモニアと CO_2 から尿素サイクルによって合成されます．血中尿素窒素は，腎糸球体から沪過され，一部尿細管で再吸収された後，尿中に排泄されるため血中および尿中の測定は**腎機能**の指標となります．

高値になるとき 高タンパク食，ヘモグロビン尿症，癌，外科的侵襲，アミロイドーシス，多発性骨髄腫，痛風，尿毒症，薬剤投与（チアジド，エタクリン酸，テトラサイクリン系抗生物質など），腎不全，脱水症

低値になるとき 肝不全，妊娠，尿崩症（多尿），劇症肝炎，肝硬変（腹水貯留），低タンパク食

b. クレアチニン（Cr）

基準値 血清：M 0.6〜1.0　F 0.5〜0.8（mg/dL）
　　　　　蓄尿：M 0.7〜2.2　F 0.4〜1.5（g/日）

臨床意義 クレアチニン（Cr）はクレアチンの終末代謝産物で，クレアチンから非酵素的に H_2O が取れた無水物です．筋肉細胞内では，クレアチンリン酸からクレアチンキナーゼ（CK）反応によって ATP が生成し筋収縮活動に利用され，その代謝産物として生成したクレアチンから Cr が産生されます．

血中非タンパク性窒素化合物の一つである Cr は腎糸球体から沪過され，尿中に排泄されます．血中 Cr の測定は腎での沪過機能の指標となり，そのクリアランスは**腎機能**を評価するうえで有用です．

高値になるとき 急性糸球体腎炎，慢性糸球体腎炎，急性腎不全，慢性腎不全，脱水症

低値になるとき 筋ジストロフィー，尿崩症，妊娠初期

6・4 電解質バランスに関する検査

電解質とは水中に含まれる，(無機)**陽イオン**，(無機)**陰イオン**に解離する物質のことであり，生体における電解質は細胞内液，細胞外液などの体液に溶存して体液の水分量を調節したり，浸透圧を調節し酸塩基平衡の維持，神経・筋肉の活動，酵素の活性化などの生命活動に大きく関わっています．電解質の検査は**意識障害，けいれん，浮腫，不整脈，テタニー**などの症状が現れた場合や，**腎臓疾患，内分泌疾患，糖尿病**など電解質異常をきたす病態のときに行われます．電解質はそれぞれが関連しているため，一つの電解質の値だけでなく総合的に判断することが**重要**です．

a. ナトリウム (Na)

基準値 血清 136〜147 mEq/L　蓄尿 1.6〜5.8 g/日

臨床意義 細胞外液中の浸透圧活性物質の 95% 以上は，**ナトリウム (Na)** とそれに随伴する陰イオン (Cl^- と HCO_3^-) で占められるので，Na と Cl は細胞外液の量と浸透圧を規定する重要な因子です．細胞外液と細胞内液の組成は異なりますが，水は細胞膜を自由に通過しうるので，細胞内外の浸透圧は等しいです．そのため，血清 Na 濃度は**全体液浸透圧**の指標となります．Na と Cl の血清濃度や尿中排泄量を測定することにより，**体液の量や浸透圧の維持機構**ならびに**酸塩基平衡調節系**の病態の把握に有用です．

高値になるとき 本態性高 Na 血症，尿崩症 (多尿)，脱水症 (嘔吐・下痢)，水分摂取不足，原発性アルドステロン症，クッシング症候群

低値になるとき 腎不全，抗利尿ホルモン分泌異常症候群 (SIADH)，急性水中毒，アジソン病，ネフローゼ症候群，Na 喪失性腎症，Na 摂取量減少，肝硬変 (浮腫)，甲状腺機能低下症

b. カリウム (K)

基準値 血清 3.6〜5.0 mEq/L　蓄尿 1.0〜3.9 g/日

臨床意義 体内総**カリウム (K)** 量の 98% は細胞内に存在し，細胞外液中に含まれる K は全体の 2% です．1 日の摂取量は約 70 mEq で，摂取された量の 90% は尿中に排泄され，糞便中に約 10% が含まれるので，皮膚を介して体外

へ失われる量はごくわずかと考えられます．

血清 K の恒常性は，腎からの排泄と細胞内外の分布を調節することにより維持されます．K 濃度の異常は，細胞膜の機能に重大な影響を及ぼし，**神経・平滑筋・心筋**などの重篤な機能障害をひき起こすことが知られています．

高値になるとき K 過剰摂取，薬物投与（β 遮断薬，ジギタリス），副腎皮質機能不全，先天性溶血性貧血，腎不全，高 K 血症性周期性四肢麻痺，アシドーシス

低値になるとき 利尿薬投与，K 摂取不足，発汗過多，熱傷，低 K 血症性周期性四肢麻痺，原発性アルドステロン症，下痢，アルカローシス，薬物投与（インスリン，炭酸水素ナトリウム），嘔吐

c．クロル（Cl）

基準値 血清 98～109 mEq/L　蓄尿 2.5～8.9 g/日

臨床意義 クロル（Cl）は，Na とともに NaCl として大部分細胞外液中に存在し，他の電解質との相互関係のもとに水分平衡，浸透圧の調節，酸塩基平衡の調節などに重要な役割を果たしています．**水・電解質代謝異常**や**酸塩基平衡障害**が疑われるときには，血清および尿中 Cl 濃度の測定は不可欠です．

高値になるとき 下痢，脳炎，呼吸性アルカローシス，薬物投与（アセタゾラミド），過剰摂取，低アルドステロン症，過換気症候群，尿細管性アシドーシス，高張性脱水症

低値になるとき 胃液吸引，代謝性アルカローシス，呼吸筋障害，呼吸性アシドーシス，呼吸中枢の障害，腎不全，大葉性肺炎，嘔吐，利尿薬投与，慢性腎盂腎炎，慢性腎炎，肺気腫，低張性脱水症，水分過剰摂取

d．カルシウム（Ca）

基準値 血清 8.5～10.2 mg/dL　蓄尿 0.1～0.3 g/日

臨床意義 成人には約 1 kg のカルシウム（Ca）が存在しますが，その 99％ は硬組織（骨や歯牙）に含まれており，残りの 1％ が軟部組織や細胞外液中に存在します．血液中に存在する Ca は約 0.1％ にすぎませんが，種々の生理機能調節に重要な役割を果たしており，おもに**副甲状腺ホルモン（PTH）**と活性型ビタミン D である **1,25-ジヒドロキシビタミン D_3〔1,25-$(OH)_2D_3$〕**により，腸

管からの吸収，骨での出入り，腎尿細管での再吸収の各段階で調節されています．これらのホルモン作用の異常，あるいは**腸管，骨，腎臓**などの標的臓器の異常により血中 Ca 値に異常をきたします．また，血漿 Ca の約 50% は血漿タンパク質（大部分は**アルブミン**）に結合しているため，血清総 Ca 測定時には必ず血清アルブミンを測定し，つぎの Payne の補正式などにより補正します．

補正 Ca 値(mg/dL) ＝ 血清総 Ca 値(mg/dL) − 血清アルブミン値(g/dL) ＋ 4

(高値になるとき) ミルクアルカリ症候群，多発性骨髄腫，甲状腺機能亢進症，原発性副甲状腺機能亢進症，急性腎不全，褐色細胞腫，家族性低 Ca 尿性高 Ca 血症，悪性腫瘍骨転移，アジソン病

(低値になるとき) ビタミン D 欠乏症，吸収不良症候群，急性膵炎，低 Mg 血症，尿毒症，副甲状腺機能低下症，慢性腎不全，ネフローゼ症候群

e. リン（P）

(基準値) 血清 2.4～4.3 mg/dL　蓄尿 0.5～1.0 g/日

(臨床意義) 細胞内の**リン（P）**は大部分有機リン酸化合物として存在しますが，血液中では大部分が無機リンです．通常，血中で測定するのは無機リンです．無機リンの代謝は Ca 調節ホルモンの影響を強く受けることから，血清 **Ca**，血清 **PTH**，**腎・尿細管機能**（糖尿，アミノ酸尿），**酸塩基平衡**，あるいは血中**ビタミン D 代謝物**などを併用することにより病態を把握できます．

(高値になるとき) 急性リン負荷，横紋筋融解症，末端肥大症，副甲状腺機能低下症，腎不全，甲状腺機能亢進症，過剰摂取，重症溶血，ビタミン D 中毒

(低値になるとき) 呼吸性アルカローシス，原発性副甲状腺機能亢進症，吸収不良症候群，異所性副甲状腺ホルモン産生腫瘍，ビタミン D 欠乏症，Mg，Ca，Al の経口投与

f. マグネシウム（Mg）

(基準値) 血清 1.8～2.6 mg/dL　蓄尿 0.02～0.13 g/日

(臨床意義) **マグネシウム（Mg）**の生体内における生化学的作用は多岐にわたり，しかも酵素活性やエネルギー代謝過程に不可欠であり，病態生理学的役割の重要性について再認識されています．**体液喪失**時や**利尿薬**の長期投与時は定期的に血清 Mg 濃度の検査が必要となります．一方，尿中 Mg 量は Mg 欠乏症

の診断に有用です．

<u>高値になるとき</u> ビタミン D 投与，ミルクアルカリ症候群，リチウム治療，急性肝炎，急性腎不全乏尿期，甲状腺機能低下症，高 Mg 透析液使用，慢性腎不全，Mg 剤過剰摂取，白血病

<u>低値になるとき</u> 原発性アルドステロン症，利尿薬投与，慢性腎不全利尿期，慢性アルコール中毒，尿細管性アシドーシス，高 Ca 血症，急性膵炎，吸収不良症候群，家族性腎性 Mg 喪失症，糖尿病

g. 血清浸透圧

<u>基準値</u> 280〜290 mOsm/kg・H_2O

<u>臨床意義</u> **浸透圧**は単位体積当たりの溶媒に含まれる溶質の分子（種類を問わない）の総数に比例します．すなわち，同じ重量の溶質が何種類か存在する場合，低分子量の溶質ほど浸透圧に及ぼす影響が大きいことになります．血清または尿の浸透圧を測定することにより**体液**の濃縮，希釈の傾向を知ることができます．また，血漿中の主要な浸透圧物質は**電解質**（Na，Cl），**グルコース，尿素**でこれらは浸透圧調節系で調節されています．

<u>高値になるとき</u> 抗利尿ホルモン（ADH）分泌低下，腎疾患，真性尿崩症，高血圧症，アルコール，糸球体沪過速度（GFR）低下，尿細管疾患

<u>低値になるとき</u> 浮腫，腎不全末期，腎不全，ADH 分泌異常症候群（SIADH），ADH 分泌過剰

6・5 糖，脂質，尿酸値の検査

糖尿病，脂質異常症，高尿酸血症などの生活習慣病の場合や，不適切な食生活によるエネルギー，脂質の摂り過ぎ，アルコール摂取，運動不足により血糖値やコレステロール値は上昇します．生活習慣病の多くは自覚症状に乏しいので，人間ドックなどで早期発見し，治療することが重要です．

a. 血 糖

<u>基準値</u> 70〜109 mg/dL

<u>臨床意義</u> 一般に**血糖**とは，血液中のブドウ糖（グルコース）のことをいい，

空腹時の血糖値は恒常的に調節されています．血糖調節の最大の因子は**インスリン**であり，不足すると高血糖になり，過剰では低血糖になります．また，インスリンの拮抗ホルモンには**グルカゴン**，**コルチゾール**，**カテコールアミン**などがあります．拮抗ホルモンの過剰によっても高血糖になり，不足すると低血糖になります．インスリン欠乏による高血糖を示す疾患は**糖尿病**であり，低血糖を示す代表の疾患は，**インスリノーマ**，**脳下垂体不全症**です．

高血糖がみられ，糖尿病が疑われたら，**75g 経口ブドウ糖負荷試験（OGTT）**を行います．早朝空腹時に 75g ブドウ糖液を飲ませて 30 分ごとに採血し，2 時間までの血糖曲線を測定します．早朝空腹値が 126 mg/dL 以上，または 2 時間値が 200 mg/dL 以上なら糖尿病型と判定します．

高値になるとき 脳腫瘍，くも膜下出血，情緒的ストレス，外傷，火傷，悪性高血圧症，巨人症，狭心症，骨折，手術，心筋梗塞，代謝性疾患，中枢神経系疾患，糖尿病，妊娠，副腎髄質腫瘍，末端肥大症，膵臓疾患，甲状腺機能亢進症，内分泌性疾患

低値になるとき 下垂体機能低下症，胃癌，甲状腺機能低下症，インスリノーマ，副腎皮質機能低下症，肝疾患，高インスリン血症，食事性・機能的反応性低血糖，腎性糖尿，繊維腫および肉腫，中枢神経疾患，小児特発性低血糖症，脳下垂体不全症

b．グリコヘモグロビン A1c（HbA1c）

基準値 6% 以下

臨床意義 グリコヘモグロビン A1c（HbA1c）は，さまざまな代謝を受けますが，その代謝物質は安定な化合物です．安定型 HbA1c とよばれています．安定型 HbA1c は赤血球の寿命（約 4 カ月）の間消滅しないため，過去 1～2 カ月間の血糖値を反映します．したがって長期間（約 1 カ月）の血糖値を反映する便利な指標として用いられています．

高値になるとき 糖尿病
低値になるとき 溶血性貧血

c．尿　糖

基準値 陰性

臨床意義 血液の中の糖は腎臓の糸球体でいったんすべて沪過されます．そし

て細尿管で再吸収されます.しかし,**血糖**がある値の壁を超えると再吸収しきれなくなり,尿中に糖が排泄されます.この壁を腎臓の**糖排泄閾値**(閾値:ボーダーライン値)といい,通常 170〜180 mg/dL です.つまり,**尿糖**が出ていなければ一般的に血糖値は 180 mg/dL 以下であるといえます.しかし,閾値が低い場合には,血糖値が 100 mg/dL 程度でも尿に糖が漏れます.この場合,尿に糖は出ていますが,糖尿病ではなく**腎性糖尿病**とよばれます.　　高値になるとき　糖尿病

d. トリグリセリド(中性脂肪,TG)

基準値　50〜149 mg/dL

臨床意義　トリグリセリド(**TG**)はグリセロールの脂肪酸エステルです.血中 TG は各種リポタンパク質のコアに組込まれた形で運ばれます.リポタンパク質はキロミクロン,超低密度リポタンパク質(VLDL),低密度リポタンパク質(LDL),中間密度リポタンパク質(IDL),高密度リポタンパク質(HDL)に分画されます.血中 TG は各種の**原発性・続発性脂質異常症**で異常値を示すため,病態の診断や治療に有用です.

高値になるとき　尿毒症,ネフローゼ症候群,グリコーゲン蓄積症,下垂体機能亢進症,家族性高リポタンパク質血症(I,IIb,III,IV,V 型),甲状腺機能低下症,痛風,動脈硬化症,脳血栓症,末端肥大症,薬剤投与(チアジド,経口避妊薬),膵炎(急性・慢性),糖尿病

低値になるとき　悪液質,βリポタンパク質欠損症,ヘパリン投与,心不全,下垂体機能低下症,肝硬変,吸収不良症候群,急性黄色肝萎縮症,急性中毒性脂肪肝,甲状腺機能亢進症,重症肝実質障害

e. 総コレステロール(T-Cho,TC)

基準値　150〜219 mg/dL

臨床意義　**コレステロール**はリン脂質とともに細胞膜の構造脂質として重要な物質であり,またステロイドホルモン産生の原料などとなります.おもに肝臓で生合成され,末梢に運ばれ,代謝され生成した低密度リポタンパク質(LDL)中のおもな脂質成分となっています.正常人では LDL 中に最も多く含有され,一部は,末梢から肝へのコレステロール逆転送に関与する高密度リポタンパク質(HDL)中に存在しています.

血清コレステロール値は食物からの摂取,体内での生合成,胆汁酸や中性ステロールとして体外への排出という三者のバランスにより保たれています.

コレステロールの測定は,**肝臓**での合成・分泌の状態,**胆管閉塞**,**腸管での吸収**や**栄養状態**の一つの指標となり,また,各種**脂質の代謝異常**の解明や**動脈硬化**の危険性の予知にも有用です.

(高値になるとき) 肥満,下垂体機能低下症,家族性コレステロールエステル輸送タンパク質(CETP)欠損症,家族性リポタンパク質リパーゼ(LPL)欠損症,末端肥大症,家族性複合型高脂血症(Ⅱb型),経口避妊薬服用,糖尿病,閉塞性黄疸,Ⅲ型高リポタンパク質血症,家族性高コレステロール血症(Ⅱa型),甲状腺機能低下症,肝細胞癌,ネフローゼ症候群

(低値になるとき) 悪液質,肝硬変,急性肝炎,甲状腺機能亢進症,消化不良症候群,低βリポタンパク質血症,無βリポタンパク質血症

f. LDL コレステロール(LDL-C)

(基準値) 70〜139 mg/dL

(臨床意義) LDLは密度が1.02〜1.06 g/dLの非常にコレステロールに富むリポタンパク質で,おもな役割は肝臓や腸管から末梢組織へコレステロールを運ぶことです.**LDL-C**は,総コレステロールよりも**動脈硬化**と強い相関をもつことが確かめられており,動脈硬化性疾患の直接的な危険因子の一つです.

(高値になるとき) ネフローゼ症候群,肥満,糖尿病,甲状腺機能低下症,閉塞性黄疸,家族性高コレステロール血症(Ⅱa型),家族性混合型高脂血症(Ⅱb型)

(低値になるとき) 慢性肝炎,先天性無βリポタンパク質血症,甲状腺機能亢進症,肝硬変,家族性低コレステロール血症

g. HDL コレステロール(HDL-C)

(基準値) M 40〜90 F 40〜100 (mg/dL)

(臨床意義) HDLは末梢から肝臓へのコレステロールの逆転送に重要な役割を果たしています.HDLは抗動脈硬化作用をもち,**冠動脈疾患(CHD)の防御因子**として重要であり,**低HDL-C血症**は冠動脈疾患の主要な危険因子の一つに数えられています.

HDLはおもに肝臓,腸管で合成され,タンパク質50%,脂質50%から構成

されます．脂質はさらにリン脂質23％，コレステロール20％，TG 5％などから成っています．HDL-Cの測定はこのHDL分画中のコレステロールを測定し，HDLの総量および組成について知るための検査です．**動脈硬化性疾患**における危険因子の検査や**脂質代謝異常**が想定されるときに有用です．

(高値になるとき) 一次性：家族性高αリポタンパク質血症（長寿症候群）

二次性：アルコール多飲，原発性胆汁性肝硬変，インスリン投与，脂質異常症，閉塞性肺疾患

(低値になるとき) 一次性：魚眼症，LPL欠損症，レシチン-コレステロールアシルトランスフェラーゼ（LCAT）欠損症，アポA-I異常症

二次性：肝硬変，チアジド系利尿薬投与，ネフローゼ症候群，慢性血液透析，肥満，糖尿病，甲状腺機能異常，高リポタンパク質血症（I，II，III，IV，V型），冠動脈硬化症，慢性腎不全

h. 尿　酸（UA）

(基準値) 血清：M 3.7～7.0　F 2.5～7.0（mg/dL）
蓄尿：0.4～1.2 g/日

(臨床意義) **尿酸（UA）**はプリン体の最終代謝産物で，腎糸球体から濾過され，ほとんどが尿細管で再吸収されますが，一部は再び尿細管中に分泌されて尿中に排泄されます．体内尿酸が過剰な状態では，関節滑膜や腎尿細管に尿酸ナトリウム結晶が形成され沈着するため，**痛風，関節炎，痛風腎**を発症します．尿酸値の測定は**プリン体代謝異常**や**腎機能障害**の診断に有用な検査です．

(高値になるとき) 特発性高尿酸血症，解糖系中間体の増加，筋原性高尿酸血症，呼吸性アシドーシス，腎実質障害，糖尿病性腎症，グルタミン酸代謝異常症，尿細管吸収能亢進，熱傷，白血病，肥満，痛風，乾癬症

(低値になるとき) アルコール中毒，キサンチン尿症，肝疾患，先天性キサンチンオキシダーゼ欠損症，多発性骨髄腫，特発性低尿酸血症，アロプリノール投与

§6・1～§6・5で述べた臨床検査の検査項目と基準値，異常値を示す疾患・病態を表6・1にまとめて示します．

表6・1　臨床検査の検査項目と基準値および異常値を示す疾患・病態[†]

	検査項目	基準値[†]	高値になるとき	低値になるとき
血　圧		収縮期 100〜140 mmHg 拡張期 60〜90 mmHg	高血圧症	低血圧症
血液検査	白血球数（WBC）	M 3900〜9800/μL F 3500〜9100/μL	細菌感染症，外傷，心臓病など	ウイルス感染症初期，再生不良性貧血
	赤血球数（RBC）	M 430〜570×10^4/μL F 380〜500×10^4/μL	多血症	貧血，妊娠後期
	ヘモグロビン（血色素）量（Hb）	M 14〜18 g/dL F 11〜15 g/dL	多血症	貧血
	ヘマトクリット値（Ht）	M 40〜52 % F 33〜45 %		
	平均赤血球容積（MCV）	M 83〜102 fL F 79〜100 fL	多血症，脱水時	貧血，妊娠後期
	平均赤血球ヘモグロビン（血色素）量（MCH）	M 28〜35 pg F 26〜34 pg		
	平均赤血球ヘモグロビン（血色素）濃度（MCHC）	M 32〜37 % F 31〜37 %		
	白血球分類　好中球	55〜65 %	肺炎，髄膜炎，心筋梗塞	ウイルス感染症，再生不良性貧血
	好酸球	0(+)〜5 %	花粉症，喘息などのアレルギー疾患	再生不良性貧血
	好塩基球	0〜2 %	慢性骨髄性白血病	
	単球	3〜7 %	結核，膠原病	
	リンパ球	20〜45 %	ウイルス感染症，リンパ性白血病，百日咳など	エイズ，全身性エリテマトーデス，うっ血性心不全
	血小板数（PLT）	M 13〜36×10^4/μL F 13〜37×10^4/μL	慢性貧血，骨髄機能亢進	白血病，再生不良性貧血
	炎症性反応　赤血球沈降速度（赤沈，血沈，ESR）	M 1〜10 mm F 2〜15 mm （1時間後）	感染症，心臓疾患，消化器疾患，免疫の異常，血液疾患，進行癌	多血症，播種性血管内凝固症候群（DIC），低フィブリノーゲン血症
	C反応性タンパク質（CRP）	0.3 mg/dL以下	炎症性疾患	

[†] M: 男性，F: 女性

表6・1(つづき)

	検査項目	基準値	高値になるとき	低値になるとき
肝機能検査	AST（アスパラギン酸アミノトランスフェラーゼ）	10〜40 U/L	肝硬変,溶血性疾患,慢性肝炎,閉塞性黄疸,胆汁うっ滞	慢性透析,ピリドキサールリン酸欠乏
	ALT（アラニンアミノトランスフェラーゼ）	5〜40 U/L	急性肝炎,アルコール性肝炎,胆汁うっ滞,脂肪肝,慢性肝炎	ピリドキサールリン酸欠乏,慢性透析
	ALP（アルカリホスファターゼ）	120〜360 U/L	総胆管胆石,胆管癌,胆道系疾患,副甲状腺機能亢進症	先天性低ホスファターゼ血症
	ChE（コリンエステラーゼ）	M 240〜500 U/L F 200〜460 U/L	ネフローゼ症候群,糖尿病,肥満,脂肪肝,高血圧	慢性肝炎,重症消耗性疾患(癌,貧血,結核,白血病)
	γ-GTP（γ-グルタミルトランスペプチダーゼ）	M 70 U/L 以下 F 30 U/L 以下	肝外胆管閉塞,肝内胆汁うっ滞,薬物性肝障害,慢性肝炎	妊娠時の胆汁うっ滞性黄疸,先天性低γ-GTP血症
	LDH（乳酸デヒドロゲナーゼ）	120〜250 U/L	血清：ウイルス性肝炎,白血病,肺梗塞 尿中：急性腎盂炎,血尿症,癌(腎臓・膀胱など)	遺伝性Hサブユニット欠損症
	総タンパク質（TP）	6.7〜8.3 g/dL	肝硬変,慢性肝炎,慢性炎症,脱水症,Mタンパク質血症	吸収不良症候群,栄養不良状態,ネフローゼ症候群
	アルブミン（Alb）	3.8〜5.2 g/dL	脱水症,血液濃縮,肝炎の回復期	体腔液貯留,タンパク質漏出性胃腸症,全身性浮腫
	アルブミン/グロブリン比（A/G比）	1.1〜2.1	無γグロブリン血症	慢性感染症,先天性無アルブミン血症,肝硬変
	総ビリルビン（TB）	0.3〜1.2 mg/dL	サラセミア,溶血性貧血(先天性・後天性),閉塞性黄疸	
	B型肝炎ウイルス（HBV）DNA	3.7 LGE/mL 未満（定量下限値）	B型肝炎	
	C型肝炎ウイルス（HCV）DNA	検出せず（変異数）	C型肝炎	
	HBs抗原(B型肝炎ウイルス外被抗原)	陰性	B型肝炎,急性期初期,持続感染	
	HCV抗体（C型肝炎ウイルス抗体）	陰性	C型肝炎	

6・5 糖, 脂質, 尿酸値の検査

	検査項目	基準値	高値になるとき	低値になるとき
腎機能検査	尿 pH	5.0〜8.0	尿路感染症	栄養不良, 発熱, 糖尿病
	尿 糖	陰 性	糖尿病, 膵炎, 甲状腺機能亢進症	
	尿タンパク	陰 性	急性・慢性腎炎	
	尿ウロビリノーゲン	±		
	尿ビリルビン	陰 性		
	尿ケトン体	陰 性	糖尿病, 高熱疾患	
	尿潜血	陰 性	尿路結石	
	比 重	1.002〜1.030		
	尿素窒素 (BUN)	血清 8.0〜22.0 mg/dL 蓄尿 6.5〜13.0 g/日	高タンパク食, ヘモグロビン尿症, 癌, 外科的侵襲	肝不全, 妊娠, 尿崩症(多尿), 劇症肝炎, 肝硬変
	クレアチニン (Cr)	血清: M 0.6〜1.0 mg/dL F 0.5〜0.8 mg/dL 蓄尿: M 0.7〜2.2 g/日 F 0.4〜1.5 g/日	急性糸球体腎炎, 慢性糸球体腎炎, 急性腎不全, 慢性腎不全, 脱水症	筋ジストロフィー, 尿崩症, 妊娠初期
電解質バランスに関する検査	ナトリウム (Na)	血清 136〜147 mEq/L 蓄尿 1.6〜5.8 g/日	本態性高 Na 血症, 尿崩症, 脱水症(嘔吐・下痢)	腎不全, 抗利尿ホルモン分泌異常症候群 (SIADH), 急性水中毒, アジソン病
	カリウム (K)	血清 3.6〜5.0 mEq/L 蓄尿 1.0〜3.9 g/日	K 過剰摂取, 副腎皮質機能不全, 先天性溶血性貧血	K 摂取不足, 発汗過多, 熱傷, 低 K 血症性周期性四肢麻痺
	クロル (Cl)	血清 98〜109 mEq/L 蓄尿 2.5〜8.9 g/日	下痢, 脳炎, 呼吸性アルカローシス, 低アルドステロン症	胃液吸引, 代謝性アルカローシス, 呼吸筋障害, 腎不全
	カルシウム (Ca)	血清 8.5〜10.2 mg/dL 蓄尿 0.1〜0.3 g/日	ミルクアルカリ症候群, 多発性骨髄腫, 甲状腺機能亢進症, 急性腎不全	ビタミン D 欠乏症, 吸収不良症候群, 急性膵炎, 低 Mg 血症, 慢性腎不全
	リ ン (P)	血清 2.4〜4.3 mg/dL 蓄尿 0.5〜1.0 g/日	急性リン負荷, 横紋筋融解症, 末端肥大症, 腎不全	呼吸性アルカローシス, 原発性副甲状腺機能亢進症
	マグネシウム (Mg)	血清 1.8〜2.6 mg/dL 蓄尿 0.02〜0.13 g/日	ミルクアルカリ症候群, 急性肝炎, 甲状腺機能低下症	原発性アルドステロン症, 慢性アルコール中毒
	血清浸透圧	280〜290 mOsm/kg·H$_2$O	抗利尿ホルモン (ADH) 分泌低下, 腎疾患, 真性尿崩症	浮腫, 腎不全, SIADH, ADH 分泌過剰

表6・1(つづき)

	検査項目	基準値	高値になるとき	低値になるとき
代謝に関する検査	血糖	70〜109 mg/dL	糖尿病, 脳腫瘍, くも膜下出血, 情緒的ストレス, 外傷, 火傷, 悪性高血圧症	下垂体機能低下症, 胃癌, 甲状腺機能低下症, インスリノーマ
	グリコヘモグロビン A1c (HbA1c)	6％以下	糖尿病	溶血性貧血
	尿糖	陰性	糖尿病	
	総コレステロール (T-Cho, TC)	150〜219 mg/dL	肥満, 下垂体機能低下症, 家族性コレステロールエステル輸送タンパク質 (CETP) 欠損症	悪液質, 肝硬変, 急性肝炎, 甲状腺機能亢進症, 消化不良症候群, 低βリポタンパク質血症
	LDL コレステロール (LDL-C)	70〜139 mg/dL	ネフローゼ症候群, 肥満, 糖尿病, 甲状腺機能低下症, 閉塞性黄疸	慢性肝炎, 先天性無βリポタンパク質血症, 甲状腺機能亢進症
	HDL コレステロール (HDL-C)	M 40〜90 mg/dL F 40〜100 mg/dL	一次性: 家族性高αリポタンパク質血症 二次性: アルコール多飲	一次性: 魚眼症, リポタンパク質リパーゼ (LPL) 欠損症 二次性: 肝硬変, ネフローゼ症候群
	トリグリセリド (中性脂肪, TG)	50〜149 mg/dL	尿毒症, ネフローゼ症候群, グリコーゲン蓄積症, 下垂体機能亢進症	悪液質, βリポタンパク質欠損症, 心不全, 下垂体機能低下症
	尿酸 (UA)	血清: M 3.7〜7.0 mg/dL F 2.5〜7.0 mg/dL 蓄尿: 0.4〜1.2 g/日	特発性高尿酸血症, 解糖系中間体の増加, 筋原性高尿酸血症, 呼吸性アシドーシス, 腎実質障害, 糖尿病性腎症	アルコール中毒, キサンチン尿症, 肝疾患, 先天性キサンチンオキシダーゼ欠損症, 多発性骨髄腫, 特発性低尿酸血症

6・6　画像診断および心臓の機能に関する検査

　さまざまな疾患の診断，重症度の判定，治療効果の判定に**画像診断**が行われます．画像診断は，**放射線，超音波，核磁気共鳴**などを利用して，体の内部構造を画像化して行います．不整脈，心筋障害の診断などには**心電図検査**をします．

　画像診断では検査を行うにあたって注意が必要な人がいるので被験者への十分な説明および被験者の協力が必要になります．また，X線写真，コンピューター断層撮影（CT），核医学検査は放射線を使用するので，検査は必要最小限にし，不要な被曝を避けることが原則です．

　a．X線（レントゲン）写真撮影　　X線は人体を通り抜けますが，骨など通り抜けにくいところがあるため，通り抜けたX線を画面に写すと濃淡ができ，体内の様子を知ることができます．

　たとえば，健康な人の肺はX線写真に黒く写り，心臓などは白っぽく写ります．肺に腫瘍や炎症などの病変があると，白く陰影が写ります．不整な円形に近い白い影は**肺癌**など，境界がぼやけて不明瞭な白い影は**肺炎，肺結核**などが疑われます．また，**気胸**では，肺の縮んだ様子が写ります．

　b．コンピューター断層撮影（CT，X線CT）　　体をX線撮影し，それをコンピューター処理して，体内の様子を5mm～1cm間隔の輪切りにした画像を映し出す検査です．造影剤を使わないで撮影する**単純撮影**と造影剤を使って撮影する**造影撮影**があり，造影剤を血管内に投与することで，腫瘍や梗塞部位の周辺には不規則な円状の増強効果が認められるようになります．

　c．超音波検査（エコー検査，US）　　エコー検査とは，高い周波数の音波を腹部などに当て，臓器の状態を調べるものです．胃や腸，肝臓，胆嚢，膵臓，腎臓，脾臓，大血管の様子を観察することができ，X線やCTなどと違い，被曝もなく安全な検査です．短時間で非常に多くのことを知ることができます．健診をはじめとして，より精密な検査にも応用されます．

d. 核磁気共鳴検査（**MRI**，図6・1）　水素原子核からの信号を捉えて，体内の断面を画像化し，脳梗塞や脳出血，くも膜下出血などの病変の手がかりを調べる検査です．CT検査では骨に囲まれた部位では画像の質が低下しますが，**MRI**では骨の影響を受けないので，鮮明な画像が得られます．解析度も優れていて，CTでは写せない小さな脳梗塞や，脳幹部の病変などもはっきり捉えることができます．

MRIの利点としては，X線などの電離性放射線を使用しないため，放射線被曝がないと考えられています．コンピューターを用いているため，後処理がしやすく，生体を構成する組織の種類による画像のコントラストがCTよりも高いです．造影剤を用いなくとも血管画像が撮影できます．軟骨や筋肉，靱帯などの軟部組織は一般的にX線で評価できないため，腰椎椎間板ヘルニアや靱帯損傷，肉離れ，骨軟部腫瘍など，骨以外の運動器の異常の評価に有用です．

脳梗塞超急性期では拡散強調画像が有用であり，CTより早期に病変を描出することができます．

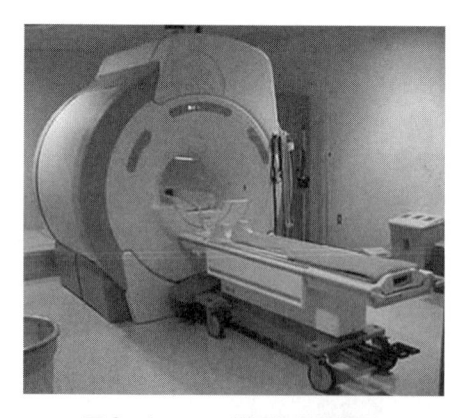

図6・1　MRI（核磁気共鳴装置）

e. 核医学検査（**PET**，図6・2）　　PETは陽電子放射断層撮影（ポジトロンCT）といい，"苦痛がほとんどなく一度の検査で全身を調べられる"，"小さな癌も発見できる"として，近年注目されている検査です．

PETは，放射線を出す検査薬を注射し，その薬が発する放射線を特殊なカメラを使って外部から検出し画像化します．検査薬は細胞のエネルギー源となる

ブドウ糖（グルコース）に似た糖に放射性物質を結合させたもので，その取込み具合によって対象となる部位の"機能"を判別します．

癌細胞は通常の細胞よりも増殖スピードが速いため，より多くのブドウ糖を必要とするので，癌のあるところから放射線が多く放出され，それが画像に映し出されます（白黒の場合は黒く，カラー画像では明るい）．細胞の"機能"の違いから病巣を見つけるという特性をもつ検査です．

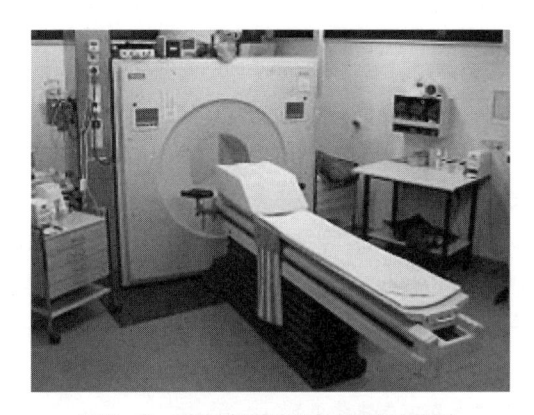

図6・2　PET（陽電子放射断層撮影装置）

f. 12誘導心電図　　12誘導心電図は，手首・足首と胸部に六つの電極を取付けて，心臓を12の方向から見た波形から心電図を計測します．時間は数分程度で終わり，非常に簡単な心電図検査の方法です．ただし，不整脈などがある場合は，12誘導心電図計測においてその症状が現れないこともあり，ホルター心電図計測などを行います．

12誘導心電図はわずか数分（計測時間は数十秒）と皮膚に電極を短時間つけるだけで計測が完了しますが，検査したときの電気信号を描写するだけなので，心臓などの疾患について100％診断できるわけではありません．動悸や息切れなどの発作が起こっても，12誘導心電図で検査を行うときには治まっていて，結局正常としか検査されない場合もあります．

g. 運動負荷心電図　　運動で心臓に一定の負荷（負担）をかけつつ，あるいはその直後に行い，心臓の筋肉の変化を観察するのが**運動負荷心電図検査**で

す．安静時は健康体と変わらないのに，運動中や仕事中に狭心症の症状が出る，というように狭心症の疑いがある場合には，心筋での酸素需要を高め，心筋の虚血（心筋に酸素が十分供給されない状態）を意図的に誘発することによって異常の有無を調べることができます．また，通常の心電図検査で異常があったときや，運動中の胸痛，不整脈などの症状があるときにも行われる検査です．

負荷をかける度合いは，年齢や性別，病気の程度により異なりますが，運動方法はおもにつぎの3通りです．検査時間は10〜20分程度です．

1) **マスター法**：安静にしている状態での心電図をとります．つぎに，2段の階段をメトロノームに合わせて昇降します．運動後1分，3分，5分，10分後の心電図をとり，安静時の心電図と比較します．

2) **トレッドミル法**：胸に電極を付けたまま，ベルトコンベア状の検査装置の上を歩きながら心電図をとります．ベルトコンベアの速度と角度の調節によりさまざまな負荷をかけることができます．

3) **エルゴメーター法**：胸に電極を付けたまま，自転車状の検査装置のペダルをこぎながら心電図をとります．ペダルの抵抗を調節することにより，さまざまな負荷をかけることができます．

h. ホルター心電図　24時間以上にわたる日常生活中の心電図を間欠あるいは連続的に記録し，それを数分から十数分という高速で再生して心電図を得る装置で，通常の安静時心電図には現れない一過性不整脈の検出，狭心症の診断，人工ペースメーカーの機能の判定などに利用しています．最新の装置ではp-R間隔が測定できるため房室ブロックの発見，そして心電図波形から呼吸がわかるため睡眠時の無呼吸などを発見しやすくなりました．

6・7　腫瘍マーカーに関する検査

日本人の主要な死因として**癌**があげられます．癌は疾病対策上，重要な課題となっています．各種癌の早期発見や標準的な治療法の確立のために，**腫瘍マーカー（癌指標）の検査**や**便潜血検査**は重要な意味をもっています．腫瘍マーカー

検査は感度と特異性が十分に高くないため,画像診断や診察で癌が強く疑われた場合に確定診断をする一助とします.

腫瘍マーカーとは正常細胞ではほとんど産生されず,癌細胞から特異的に産生される物質や,癌細胞が生体内にあることにより産生される物質で,癌の存在,部所,種類,進行度などの状態を知るための指標となります(表6・2).

表6・2 おもな癌の種類と腫瘍マーカー

1) 肺　癌: CEA (特に腺癌)
　　腺　癌　　: シアリル SSEA-1, CA19-9
　　扁平上皮癌: SCC 抗原, CYFRA21-1
　　小細胞癌　: NSE, ProGHP

2) 消化器系の癌
　　食道癌: CEA, SCC 抗原
　　胃　癌: CEA, CA19-9, AFP
　　大腸癌: CEA, CA19-9, NCC-ST-439

3) 肝　癌: AFP, AFP-L3 分画, PIVKA-II

4) 膵・胆道系の癌
　　膵　癌: CEA, CA19-9, Dupan-2, CA50, Span-1
　　胆道癌: CEA, CA19-9

5) 婦人科の癌
　　乳　癌　: CEA, CA15-3, BCA225, HER2, NCC-ST-439
　　卵　巣　: CA125, CEA, CA19-9, CA72-4, GAT, AFP
　　子宮頸癌: SCC 抗原, CA125
　　子宮体癌: CA125, CA19-9

6) 泌尿器系の癌
　　前立腺癌: PSA, PAP
　　膀胱　癌: BTA, NMP22

7) 広範な腫瘍に反応: BFP, TPA, IAP, ポリアミン, フェリチン

一方,腫瘍マーカーは喫煙の影響を受けたり,妊娠時にも上昇することがあり,これらによる変動を考慮することが必要です.また,消化管出血をきたす大腸癌のスクリーニングとして便潜血の検査が行われています.癌の診断を確定するためには,画像検査や病理検査などによって癌の存在を確認することが必要です.腫瘍マーカーについては,付録 B (p.222) も参照して下さい.

6・8 健康診断

癌，虚血性心疾患，脳血管疾患，糖尿病などの生活習慣病の対策として，検診が行われています．生活習慣病に関わる医療費が国民医療費の約1/3を占めている現在，健康診断により治療が必要な人に受診を勧めることができるようになり，病気の早期発見・早期治療に役立ちます．これにより，国民医療費の軽減が図れると考えられています．

2000年から"21世紀における国民健康づくり運動（健康日本21）"として健康づくり施策が推進されてきました．しかし"健康日本21"の中間評価において

・糖尿病の有病者・予備軍が増加している
・20～60歳代男性の肥満が増加している
・野菜の摂取量が不足している
・日常生活における歩行歩数が減少している

など，健康状態および生活習慣の改善がみられない，もしくは悪化しているとの状況が発表されたことから，新たな生活習慣病対策として"特定健康診査・特定保健指導"が実施されることになりました（コラム22参照）．

● 特定健診の検査項目

特定健診の対象者全員が受ける項目として，

・既往歴の調査（服薬歴および喫煙習慣の状況に係る調査を含む）
・自覚症状および他覚症状の有無の検査（問診）
・理学的所見（身体診察）：身長，体重，腹囲の計測，BMIの測定〔BMI＝体重(kg)÷身長(m)^2〕
・血圧の測定
・肝機能検査（AST，ALT，γ-GTP）
・血中脂質検査〔中性脂肪(TG)，HDLコレステロール，LDLコレステロール〕
・血糖検査（空腹時血糖またはHbA1c）
・尿検査（尿糖および尿タンパクの有無）

が行われます．

また，重症化の進展を早期にチェックするなど，医師が必要と判断した場合に貧血検査〔ヘマトクリット値，ヘモグロビン値（血色素量），赤血球数〕，心電図検査および眼底検査が選択的に受けられる項目となっています．

● **メタボリックシンドロームに着目する意義**

内臓脂肪型肥満に起因する糖尿病，高血圧症，脂質異常症などの発症は予防可能であり，発症してしまったあとでも，血糖，血圧，血中脂質などをコントロールすることにより，これらの疾患の重症化や心血管疾患，脳血管疾患，腎不全などへの進展を予防することはできます．その結果として，中長期的には医療費の増大を抑制することも可能であるといわれています．

コラム22　特 定 保 健 指 導

● **情報提供**

特定健康診査（特定健診）の受診者全員を対象に，特定健診の結果の通知と同時に，受診者本人が自らの健康状態を自覚し，健康な生活習慣の重要性に対する関心と理解を深めるための"情報提供"が行われます．

● **特定保健指導**

特定健診の結果，特定保健指導の対象者となった人には，情報提供に加え，動機づけ支援や積極的支援といった**特定保健指導**が行われます．その際，医療保険者は，対象者となった人全員に特定保健指導を実施する必要はなく，優先順位をつけ，効果的・効率的に実施することが求められています．

● **情報提供，受診勧奨**

医療保険者は，特定健診の結果について，異常値を示している項目，異常値の程度，異常値がもつ意義などについて，受診者にわかりやすく通知する必要があります．その際，健診機関は，検査結果のもつ意義，異常値の程度，年齢などを考慮したうえで，医療機関を受診する必要性を個別に医師が判断し，受診者に通知することが重要です．

6・9　検査値から考える疾患の治療：実例集

　高血圧，脂質異常症，糖尿病は生活習慣から発症することが多いといわれており，検診で行われる検査は，すべてこれらの疾患の病態を把握するために必要なものです．また，治療経過とともに患者の予後を確認していくうえで定期的に調べる項目となります．また，薬物治療が必要となった患者は，薬による副作用をモニターするために肝臓，腎臓の機能の検査を併せて行う必要があります．

　以下にいくつかの症例をあげ，検査値から治療方針および経過の考え方を示します．

a. 糖尿病

● **症例 1**：糖尿病

　患　者：OY，61歳，男性，2型糖尿病
　主　訴：自覚症状はない．
　現病歴：10年前に糖尿病を指摘され，以後，運動療法，食事療法，薬物療法（オイグルコン2錠，1日1回朝食前）を開始したが，辛いものと甘いものが好きで，食事にはあまり気を遣っていなかった．また運動も，できるだけ歩くようにはしていたが，仕事の関係で完全には守れなかった．会社の検診でHbA1cが11％と指摘されたため，今回，糖尿病の精査・教育目的で入院した．
　　　空腹時血糖（FBS）300 mg/dL，HbA1c 11％，肝機能異常なし，Cペプチド検査（CPR）からインスリン分泌はされていた．以上の結果からインスリン抵抗性2型糖尿病と診断された．

　患者背景
　　身長：164 cm，体重：70 kg，血液型：AB型，BMI：26，喫煙：なし，飲酒：ビール2本/日，睡眠：良，排便：あり，血圧：154/88 mmHg，脈拍：60/min，意識：清明，皮膚：湿潤，浮腫：なし，眼科疾患：なし，眼底：正常，アレルギー歴：なし

6・9 検査値から考える疾患の治療：実例集

薬　歴：
医薬品名（商品名）	投与方法
オイグルコン（2.5 mg）	1日1回，朝食後
フルイトラン（2 mg）	1日1回，朝食後
セルベックス（50 mg）	1日3回，毎食後
酸化マグネシウム散	1日3回，毎食後
プログレス（8 mg）	1日2回，朝1・夕0.5食後
アダラートCR（20 mg）	1日2回，朝・夕食後
アクトス（15 mg）	1日1回，朝食後

◆ 検査項目
WBC 6700/μL　　RBC 430×10^4/μL　　PLT 124.8×10^4/μL
AST 19 IU/L　　ALT 21 IU/L　　TP 7 g/dL
T-Cho 183 mg/dL　　TG 105 mg/dL　　UA 3.6 mg/dL
BUN 17 mg/dL　　Cr 0.5 mg/dL　　Na 140 mEq/L
K 4 mEq/L　　Cl 106 mEq/L　　HbA1c 11 %
FBS 270 mg/dL

☞ 経過の考え方

HbA1c 11 % から自宅で糖尿病のコントロールが十分に行えていないと判断されました．教育入院となりましたが，入院中，食事療法，運動療法，薬物療法が継続して行われました．糖尿病の指標となる検査値と薬物療法で注意を要する検査項目を注意深く監視しながら患者の経過を見ていきます．

● **患者の経過観察のうえで注意すること**

すべての疾患に共通する経過観察における注意点を表6・3に示します．

表6・3　経過観察において注意すること（全疾患共通事項）

1) 患者の自覚症状を確認する．
2) 患者の客観的データを確認する（検査値の確認）．
3) 患者の危険因子の有無を確認する．
4) 他の薬剤（OTC薬や健康食品を含む）の影響や薬物相互作用の有無を確認する．
5) 副作用の発生状況を確認する．
6) コンプライアンスの状況を確認する．
7) 治療に対する理解度を確認する．
8) 生活習慣を確認する．
9) 問題が発生したときの対処方法についての理解度を確認する．

b. 関節リウマチ　リウマチなどの免疫学的な検査が必要な疾患では，IgE 抗体などの因子の測定や，骨の変形を確認するための X 線撮影も重要な検査となります．免疫抑制薬としてメトトレキサートを用いている場合，薬による副作用を未然に防ぐために血液検査も重要な役割を担っています．以下に示す症例では，薬物治療の経過とともに血球数の検査，肝機能の検査が治療の継続のための重要な指標となっています．

●症例 2：関節リウマチ

患　者：TS，65 歳，女性

現病歴：半年前から手指関節（手指の付け根）が腫張し，朝のこわばりがある．その後，手指関節のほかに肘や肩の関節に腫脹がみられるようになり，持続するようになった．朝のこわばりも 1 時間以上続き，肘の外側にしこりがあった．整形外科を受診したところ関節リウマチと診断され，メトトレキサートによる治療が開始された．

　本日，メトトレキサート治療開始から 3 カ月が経過したので受診した．なお，本日の検査結果および所見は以下のとおりである．

◆生化学検査値

　　WBC 5500/μL　　RBC 410×10^4/μL　　Hb 11.7 g/dL
　　CRP 0.7 mg/dL　　AST 85 IU/L　　ALT 106 IU/L
　　BUN 16 mg/dL　　血清クレアチニン（Scr）0.7 mg/dL
　　リウマトイド因子（＋）
　　DAS28（Disease activity score 28）2.9（半年前の DAS28 5.9）

臨床所見：皮下結節あり

☞ **経過の考え方**

　メトトレキサート治療が開始されてから 3 カ月が経過したので，病勢のコントロールができているか，薬物治療の副作用が起こっているか確認する必要があります．また，リウマチ疾患特有の随伴症状に変化があるのかを確認します．薬物治療の経過が良好ならば治療を継続します．もし，病勢のコントロールが不十分であるならば生物学的製剤の使用を考えます．

c. 喘 息

喘息では呼吸における生理機能検査が病態の把握に重要な役割を担っています．また，治療継続における患者のコンプライアンス確認や，薬物による副作用の発生状況を確認するためにいろいろな検査値をもとに患者の状態を把握することが必要になります．症例3では必要な薬剤の服用を怠ったために症状が悪化し緊急入院した患者の経過を示していますが，シメチジンの服用開始に伴うテオフィリン血中濃度の上昇によるものと考えられる副作用も起こっています．患者の容態が悪化する理由は一つだけではないので，検査値を総合して考える必要があります．

● **症例3**：気管支喘息

患　者：MF，54歳，女性
主　訴：息切れ，流感様症状（吐き気，嘔吐，疲労），動悸，不眠，神経過敏
現病歴：2日前にプレドニゾロンを突然中止したところ，息切れの増悪が起こり，吸入剤使用が増加した．その結果，吐き気，嘔吐，疲労，動悸，不眠，神経過敏などの症状が起こった．
既往歴：喘息，過去1年で喘息の急性発作による入院2回
手術歴：なし
家族歴：特記事項なし
生活歴：5年前に禁煙（1日あたり1/2箱×18年）　　飲　酒：なし
薬　歴：

医薬品名（商品名）	投与方法
テオフィリン徐放錠（400 mg）	経口，1日2回
シメチジン錠（400 mg）	経口，1日2回（1週間前より）
プレドニゾロン錠（20 mg）	経口，1日1回（3日前に中止）
アルブテロール吸入剤	1回2吸入，頓用
ベクロメタゾン吸入剤	1回2吸入，頓用

アレルギー歴：薬剤なし，食品なし

身体所見
　全体的所見：クッシング症状発現；明らかな呼吸困難
　バイタルサイン：血圧 100/60（座位），血圧 90/50（立位），呼吸数 27，心拍数 130，体温 37.5℃，体重 65 kg

> 頭部・眼・耳鼻咽喉：ムーンフェイス，多毛
> 心臓：心雑音なし
> 胸部：両側の呼吸音低下，吸気/呼気の喘鳴とラ音
> 神経系：見当識，意識清明であるが錯乱している．
>
> ◆臨床検査値，血清中薬物濃度および診断所見
>   Na 125　　K 5.9　　Cl 94　　Ca 2.4　　Mg 0.78　　BUN 8
>   血清クレアチニン(SCr) 0.5　　AST 22　　ALT 22　　Alb 41
>   テオフィリン：17 mg/L（入院2カ月前の来院時の血中濃度）
>   　　　　　　　125 mg/L（入院時）
>   肺機能テスト：1秒率（$FEV_{1.0}\%$）
>   　　　　　　　55%（β作動薬服用前），70%（β作動薬服用後）
>   心電図：心房細動，ときおりの心室性期外収縮

☞ 経過の考え方

　ステロイド依存性喘息の患者がステロイドを服用中止していたために起こった喘息発作で，過去の入院履歴より，コンプライアンスはあまり良くないと考えられます．さらに，1週間前のシメチジン服用開始に伴う薬物相互作用で，テオフィリン血中濃度の上昇によるものと考えられる副作用も起こっています．表6・3に示した経過観察のうえで注意することのうち，1），2），4)〜7），9）を確認する必要があります．特に，7）の治療に対する理解度を向上させる必要があります．

d. 大腸癌
　　大腸癌は，血便，下血，下痢と便秘の繰返し，便が細い，便が残る感じ，おなかが張る，腹痛，貧血，原因不明の体重減少などが多い症状です．血便の頻度が高く，早めに消化器科，胃腸科，肛門科などを受診することが早期発見につながります．大腸癌の確定診断のためには，大腸内視鏡検査が必須ですが，下剤で便を全部排出しないと精度の高い検査はできません．大腸癌が疑われると，癌のある部位や広がりを調べるために，指を肛門から直腸内に入れて，しこりや異常の有無を指の感触で調べたり，注腸造影検査，内視鏡検査，超音波，CT，MRI，PET検査などを行います．

　また，体のどこかに癌が潜んでいると異常値を示す腫瘍マーカーの検査（血液検査）を行います．腫瘍マーカーは転移・再発の評価指標として，また治療

の効果判定などのためにも用いられます．大腸癌では CEA と CA19-9 とよばれるマーカーの検査が一般的です．腫瘍マーカーは定期的に測定して判断することが必要です．

　超音波（エコー）検査では，大腸癌と周囲の臓器の位置関係，癌の転移の有無を調べます．CT は X 線を使って体の内部を描き出し，治療前に転移や周辺の臓器への癌の広がりを調べる検査です．MRI は磁気を使用します．

　PET 検査は放射性ブドウ糖液を注射し，その取込みの分布を撮影することで全身の癌細胞を検出します．超音波検査，CT，MRI や病理検査で診断が難しい場合，腫瘍マーカーなどの異常から転移や再発が疑われる場合などには，PET で検査することもあります．

● **症例 4**：大腸癌

患　者：TY，74 歳，男性
主　訴：手指のしびれあり，倦怠感なし，吐き気・悪心なし，食欲不振なし
現病歴：2011 年 6 月ごろから排便時にときどき下血があったが，自分では痔の出血だと思っていた．出血の回数も量も増えてきたので気になり，人間ドックを受診した．精密検査を受けるよう指示され，検査の結果，大腸癌と告知されて 9 月に S 状結腸切除術を行った．手術後，肝臓に転移が見つかり，化学療法を行うことになった．外来化学療法のために CV ポートを増設し，11 月上旬に退院となった．外来化学療法室にて今回 2 回目の mFOLFOX6 療法*を予定している．

患者背景
　身長：170 cm，体重：65 kg，血液型：A，RH（＋）
　睡眠：良，排便：1 日 1 回，排尿：5～6 回/日（夜間 1 回），
　薬に関する知識：良，服用状況：良，薬の自己管理：可，
　倦怠感：なし，吐き気：なし，食欲不振：なし，下痢：なし
アレルギー歴：薬剤なし，食品なし

---

*　mFOLFOX6 はわが国で大腸癌の外来化学療法に用いる抗癌剤の組合わせで，フルオロウラシル（fluorouracil，商品名 5-FU），レボホリナート（levofolinate，商品名アイソボリン），オキサリプラチン（oxaliplatin，商品名エルプラット）の三つをさす．薬の名前の頭文字をとって，こうよばれている．

薬　歴：

医薬品名（商品名）	投与方法
1) カイトリルキット（3 mg） 　　デカドロン注（8 mg）	30分かけて点滴
2) エルプラット注（140 mg） 　　5％ブドウ糖液（250 mL）	2時間かけて点滴
3) アイソボリン注（325 mg） 　　5％ブドウ糖液（250 mL）	
4) 5-FU注（680 mg） 　　5％ブドウ糖液（100 mL）	側管から全開で静注
5) 5-FU注（4000 mg） 　　生理食塩液（145 mL）	46時間かけて持続注入

◆検査値

WBC 5400/μL	RBC 450×10^4/μL	PLT 20.8×10^4/μL
Ht 43.6％	好中球 51％	Hb 13.2 g/dL
AST 91 IU/L	ALT 92 IU/L	TP 7.3 g/dL
LDH 263 IU/L	ALP 291 U/L	BUN 10.9 mg/dL
Cr 0.8 mg/dL	Na 143 mEq/L	K 4 mEq/L
Cl 104 mEq/L	FBS 112 mg/dL	
CRP 0.3 mg/dL	Alb 4.6 g/dL	

☞ 経過の考え方

　外来化学療法室にて今回2回目のmFOLFOX6療法施行ということで，この患者は自宅療養になります．医療者との面談は多くても週1回程度になるため，疾患，治療方法，薬物による副作用への対応などを説明し，自分で対応できるようにする必要があります．表6・3にあげた項目すべてを来院時に必ず確認するように心がけます．

付　　　録

付録A： 本書収載の医薬品一覧表
付録B： よく用いられる腫瘍マーカー
付録C： 癌検診で行われるおもな検査
付録D： 本書収載医薬品の商品名と
　　　　一般名の対照表

付録A　本書収載の医薬品一覧表 [†]

一般名	商品名	分類	適応
アカルボース	グルコバイ	α-グルコシダーゼ阻害薬	糖尿病
アザチオプリン	イムラン, アザニン	免疫抑制薬	関節リウマチ, 炎症性腸疾患, 全身性エリテマトーデス
アシクロビル	ゾビラックス	抗ヘルペスウイルス薬	感染症
アズトレオナム	アザクタム	モノバクタム系抗生物質	感染症
アスピリン	アスピリン	解熱鎮痛薬	解熱, 鎮痛
アスピリン	バイアスピリン	抗血小板薬	狭心症, 心筋梗塞, 脳梗塞における血栓・塞栓形成の抑制
アセブトロール	アセタノール	β遮断薬	高血圧
アダリムマブ	ヒュミラ	抗リウマチ薬(分子標的薬)	関節リウマチ
アテノロール	テノーミン	β遮断薬	高血圧, 虚血性心疾患
アトルバスタチン	リピトール	HMG-CoAレダクターゼ阻害薬(スタチン系薬)	高コレステロール血症
アドレナリン	ボスミン	$β_1$作動薬(カテコールアミン系薬)	心肺蘇生, アレルギー疾患, ショック
アトロピン	アトロピン硫酸塩	抗コリン薬	不整脈, 有機リン系殺虫剤中毒
アナストロゾール	アリミデックス	ホルモン関連抗癌剤	閉経後乳癌
アヘンチンキ	アヘンチンキ	アヘンチンキ製剤	下痢症, 鎮痛・鎮咳
アマンタジン	シンメトレル	抗インフルエンザウイルス薬, パーキンソン症候群治療薬	インフルエンザ, パーキンソン症候群
アミオダロン	アンカロン	カリウムチャネル遮断薬	不整脈
アミカシン	アミカシン硫酸塩	アミノグリコシド系抗生物質	感染症
アミノフィリン	ネオフィリン, ニチフィリン	ホスホジエステラーゼ阻害薬(テオフィリン製剤)	気管支喘息, 慢性気管支炎, 慢性閉塞性肺疾患
アムロジピン	アムロジン, ノルバスク	カルシウム拮抗薬	高血圧症, 狭心症
アモキシシリン	サワシリン, パセトシン	β-ラクタム系抗生物質	感染症, 消化性潰瘍に伴うピロリ菌除菌, 感染症
アラセプリル	セタプリル	アンギオテンシン変換酵素阻害薬	高血圧, 心不全
アリピプラゾール	エビリファイ	非定型抗精神病薬	統合失調症, 双極性障害
アルテプラーゼ	アクチバシン, グルトパ	血栓溶解薬(t-PA製剤)	脳梗塞, 虚血性心疾患
アルベカシン	ハベカシン	アミノグリコシド系抗生物質	感染症
アログリプチン	ネシーナ	インスリン分泌促進薬(DPP-4阻害薬)	2型糖尿病

[†] 本書収載の医薬品を一般名の五十音順に並べ,商品名(おもに先発薬),作用機序・薬効などによる薬剤の分類,および適応を記した.本書では医薬品を一般名で記したが,医療の現場では商品名でよばれることが多いので,商品名を掲載し,一般名との関連がつくようにした.商品名から一般名の検索には付録Dを利用されたい.各医薬品の薬効・薬理の詳細は本文を参照.(商品名は2013年7月現在販売中のもの)

付録A (つづき)

一般名	商品名	分類	適応
アロプリノール	ザイロリック	キサンチンオキシダーゼ阻害薬	痛風
アンピシリン	ビクシリン	ペニシリン系抗生物質	感染症
イソニアジド	イスコチン	抗結核薬	結核
イソプロテレノール	ストメリン	β作動薬	気管支喘息
イブプロフェン	ブルフェン, ユニプロン	非ステロイド性抗炎症薬	消炎, 解熱, 鎮痛
イプラトロピウム	アトロベント	抗コリン薬	気管支喘息, 慢性気管支炎, 肺気腫
イホスファミド	イホマイド	抗癌剤（アルキル化薬）	肺小細胞癌, 前立腺癌, 悪性リンパ腫
イマチニブ	グリベック	抗癌剤（分子標的薬）	白血病
イミプラミン	イミドール, トフラニール	三環系抗うつ薬	うつ病
イミペネム	チエナム	β-ラクタム系抗生物質	感染症
イリノテカン	トポテシン, カンプト	抗癌剤（トポイソメラーゼ阻害薬）	肺癌, 胃癌, 大腸癌
インジナビル	クリキシバン	抗ウイルス薬	HIV感染症/エイズ
インスリン アスパルト(遺伝子組換え)	ノボラピッド, ノボラピッド30ミックス	インスリン製剤	糖尿病
インスリン グルリジン(遺伝子組換え)	アピドラ	インスリン製剤	糖尿病
インスリン デテミル	レベミル	インスリン製剤	糖尿病
インスリン リスプロ(遺伝子組換え)	ヒューマログ	インスリン製剤	糖尿病
インスリン リスプロ混合製剤-25	ヒューマログミックス25	インスリン製剤	糖尿病
インターフェロン	オーアイエフ, スミフェロン	肝炎治療薬	ウイルス性肝炎
インドメタシン	アコニップ, インダシン, ラクティオン, インテバン	非ステロイド性抗炎症薬	消炎・鎮痛
インフリキシマブ	レミケード	抗リウマチ薬（分子標的薬）	関節リウマチ
ウラピジル	エブランチル	α_1遮断薬	高血圧, 前立腺肥大症に伴う排尿障害
ウロキナーゼ	ウロナーゼ, ウロキナーゼ	血栓溶解薬	虚血性心疾患, 脳梗塞
エキセナチド	バイエッタ	インクレチン関連薬（GLP-1受容体作動薬）	2型糖尿病
エストラムスチン	エストラサイト	抗癌剤（アルキル化薬）	前立腺癌
エタネルセプト	エンブレル	抗リウマチ薬（分子標的薬）	関節リウマチ

一般名	商品名	分類	適応
エタンブトール	エサンブトール, エブトール	抗結核薬	結核
エトスクシミド	ザロンチン, エピレオプチマル	抗てんかん薬	てんかん
エトポシド	ベプシド, ラステット	抗癌剤（トポイソメラーゼ阻害薬）	肺癌, 悪性リンパ腫
エナラプリル	レニベース	アンギオテンシン変換酵素阻害薬	高血圧, 心不全
エバスチン	エバステル	抗ヒスタミン薬	皮膚疾患, アレルギー性鼻炎
エピナスチン	アレジオン	抗ヒスタミン薬	気管支喘息, 皮膚疾患, アレルギー性鼻炎
エフェドリン	エフェドリン塩酸塩	β_2 作動薬	気管支喘息, 気管支炎に伴う咳嗽
エリスロマイシン	エリスロシン	マクロライド系抗生物質	肺炎, 感染症
エルロチニブ	タルセバ	抗癌剤（分子標的薬）	肺癌, 膵癌
エンプロスチル	カムリード	プロスタグランジン製剤	胃潰瘍
オーラノフィン	リドーラ	免疫調整薬	関節リウマチ
オキシトロピウム	テルシガン	抗コリン薬	気管支喘息, 慢性気管支炎, 肺気腫
オセルタミビル	タミフル	抗インフルエンザウイルス薬	インフルエンザ
オメプラゾール	オメプラール, オメプラゾン	プロトンポンプ阻害薬	消化性潰瘍
オランザピン	ジプレキサ	非定型抗精神病薬	統合失調症, 双極性障害
オルプリノン	コアテック	ホスホジエステラーゼ阻害薬	急性心不全
カナマイシン	カナマイシン	アミノグリコシド系抗生物質	感染症
カプトプリル	カプトリル	アンギオテンシン変換酵素阻害薬	高血圧
カペシタビン	ゼローダ	抗癌剤（アルキル化薬）	乳癌, 直腸癌, 胃癌
カベルゴリン	カバサール	ドパミン受容体作動薬	パーキンソン病
ガランタミン	レミニール	アセチルコリンエステラーゼ阻害薬	アルツハイマー病
カルテオロール	ミケラン	β 遮断薬	高血圧, 虚血性心疾患
カルバマゼピン	テグレトール	抗てんかん薬	てんかん
カルビドパ	ネオドパストン, メネシット	ドパミン補充薬	パーキンソン病
カルペリチド	ハンプ	利尿薬	心不全
カルボプラチン	パラプラチン	抗癌剤（白金製剤）	頭頸部癌, 肺癌, 精巣癌, 卵巣癌など
ガンシクロビル	デノシン	抗サイトメガロウイルス薬	感染症

付録A（つづき）

一般名	商品名	分類	適応
乾燥水酸化アルミニウムゲル	「純生」アルミゲル	制酸薬	消化性潰瘍
カンデサルタンシレキセチル	ブロプレス	アンギオテンシン受容体拮抗薬	高血圧
キニジン	硫酸キニジン	ナトリウムチャネル遮断薬	不整脈
金チオリンゴ酸ナトリウム	シオゾール	免疫調整薬	関節リウマチ
グアナベンズ	ワイテンス	α_2作動薬	高血圧
クラブラン酸・アモキシシリン	オーグメンチン, クラバモックス	複合抗生物質	感染症
クラリスロマイシン	クラリシッド, クラリス	マクロライド系抗生物質	肺炎などの感染症, 消化性潰瘍に伴うピロリ菌除菌
グリクロピラミド	デアメリンS	インスリン分泌促進薬（スルホニル尿素薬）	2型糖尿病
グリメピリド	アマリール	インスリン分泌促進薬（スルホニル尿素薬）	2型糖尿病
クレマスチン	タベジール	抗ヒスタミン薬	皮膚疾患, アレルギー性鼻炎
クロナゼパム	ランドセン, リボトリール	抗てんかん薬	てんかん
クロニジン	カタプレス	α_2作動薬	高血圧
クロピドグレル	プラビックス	抗血小板薬	虚血性心疾患, 脳梗塞
クロラムフェニコール	クロロマイセチン	抗生物質	感染症
クロルフェニラミン	クロダミン, ポララミン	抗ヒスタミン薬	皮膚疾患, アレルギー性鼻炎
クロルプロパミド	アベマイド	インスリン分泌促進薬（スルホニル尿素薬）	2型糖尿病
クロルプロマジン	ウインタミン, コントミン	抗精神病薬	統合失調症, 躁病
ケトチフェン	ザジテン	抗ヒスタミン薬	気管支喘息, アレルギー性鼻炎, 皮膚疾患
ゲフィチニブ	イレッサ	抗癌剤（分子標的薬）	EGFR遺伝子変異陽性の肺癌
ゲンタマイシン	ゲンタシン	アミノグリコシド系抗生物質	感染症
合成ケイ酸アルミニウム	アルミワイス	制酸薬	消化性潰瘍
コデイン	コデインリン酸塩	麻薬性鎮咳薬	下痢症, 鎮咳・鎮痛
ジヒドロコデイン	ジヒドロコデインリン酸塩	麻薬性鎮咳薬	下痢症, 鎮咳・鎮痛
コルヒチン	コルヒチン	痛風治療薬	痛風
サキナビル	インビラーゼ	抗ウイルス薬	HIV感染症/エイズ

一般名	商品名	分類	適応
ザナミビル	リレンザ	抗インフルエンザウイルス薬	インフルエンザ
サラゾスルファピリジン	アザルフィジン	抗炎症薬（サルファ薬）	関節リウマチ
サラゾスルファピリジン	サラゾピリン	抗炎症薬（サルファ薬）	潰瘍性大腸炎
サルブタモール	アイロミール, サルタノール, ベネトリン	β_2 作動薬	気管支喘息, 慢性気管支炎, 肺気腫
シクレソニド	オルベスコ	副腎皮質ステロイド薬	気管支喘息
シクロスポリン	サンディミュン, ネオーラル	免疫抑制薬	腎・肝移植時の拒絶反応抑制, 関節リウマチ, 腎炎
シクロホスファミド	エンドキサン	抗癌剤（アルキル化薬）	乳癌など
ジゴキシン	ジゴシン, ハーフジゴキシン KY	ジギタリス製剤	心不全
シスプラチン	ランダ, ブリプラチン, アイエーコール	抗癌剤（白金製剤）	肺癌, 食道癌, 精巣癌など
シタグリプチン	グラクティブ, ジャヌビア	インスリン分泌促進薬（DPP-4 阻害薬）	2 型糖尿病
ジダノシン	ヴァイデックス	抗ウイルス薬	HIV 感染症/エイズ
シタラビン	キロサイド	抗癌剤（代謝拮抗薬）	白血病, 悪性リンパ腫, 消化器癌など
ジドブジン	レトロビル	抗ウイルス薬	HIV 感染症/エイズ
ジピリダモール	ペルサンチン	抗血小板薬	虚血性心疾患
ジフェンヒドラミン	レスタミン	抗ヒスタミン薬	皮膚疾患, アレルギー性鼻炎
シプロフロキサシン	シプロキサン	ニューキノロン系抗菌薬	感染症
ジベカシン	パニマイシン	アミノグリコシド系抗生物質	感染症
シメチジン	タガメット, カイロック	H_2 遮断薬	消化性潰瘍
硝酸イソソルビド	ニトロール, フランドル	硝酸薬	虚血性心疾患
ジルチアゼム	ヘルベッサー	カルシウム拮抗薬	高血圧, 虚血性心疾患, 不整脈
シロスタゾール	プレタール	抗血小板薬	虚血性心疾患, 脳梗塞
シンバスタチン	リポバス	HMG-CoA レダクターゼ阻害薬（スタチン系薬）	高脂血症
スクラルファート	アルサルミン	胃炎・消化性潰瘍治療薬（防御因子増強薬）	消化性潰瘍
ストレプトマイシン	硫酸ストレプトマイシン	アミノグリコシド系抗生物質	結核などの感染症
スピロノラクトン	アルダクトン A	抗アルドステロン薬	うっ血性心不全などによる浮腫の改善, 原発性アルドステロン症

付録A (つづき)

一般名	商品名	分類	適応
スルバクタムナトリウム・セフォペラゾンナトリウム	スルペラゾン	β-ラクタマーゼ阻害薬配合抗生物質製剤	感染症
スルファジメトキシン	アプシード	サルファ薬	膀胱炎, 腎盂腎炎, 化膿性髄膜炎
スルファメトキサゾール・トリメトプリム	バクタ, バクトラミン	合成抗菌薬	感染症
セツキシマブ	アービタックス	抗癌剤 (分子標的薬)	大腸癌など
セファゾリン	セファメジン	セフェム系抗生物質	感染症
セファレキシン	ケフレックス	セフェム系抗生物質	感染症
セフォチアム ヘキセチル	パンスポリンT	セフェム系抗生物質	感染症
セレコキシブ	セレコックス	非ステロイド性抗炎症薬	消炎・鎮痛
ソタロール	ソタコール	カリウムチャネル遮断薬	不整脈
ゾニサミド	エクセグラン	抗てんかん薬	てんかん
ソラフェニブ	ネクサバール	抗癌剤 (分子標的薬)	腎細胞癌, 肝細胞癌
ダカルバジン	ダカルバジン	抗癌剤 (アルキル化薬)	悪性黒色腫など
タクロリムス	プログラフ	免疫抑制薬	臓器移植時の拒絶反応抑制, 関節リウマチなど
タゾバクタムナトリウム・ピペラシリンナトリウム	ゾシン	β-ラクタマーゼ阻害薬配合抗生物質製剤	感染症
ダビガトラン	プラザキサ	抗凝固薬	心房細動患者の脳卒中及び全身性塞栓症発症抑制
炭酸水素ナトリウム	重曹, メイロン	制酸薬	消化性潰瘍 (内服), アシドーシスなど (静注)
タモキシフェン	ノルバデックス	抗エストロゲン薬	乳癌
炭酸リチウム	リーマス	躁病治療薬	躁病
チアマゾール	メルカゾール	抗甲状腺薬	甲状腺機能亢進症
チオトロピウム	スピリーバ	気管支拡張薬 (抗コリン薬)	慢性閉塞性肺疾患 (COPD)
チクロピジン	パナルジン	抗血小板薬	虚血性心疾患, 脳梗塞
沈降炭酸カルシウム	炭カル, カルタン	制酸薬	消化性潰瘍
テオフィリン	テオドール, アプネカット, テオロング, スローピッド, ユニコン, ユニフィル	β作動薬 (テオフィリン製剤)	気管支喘息, 慢性気管支炎, 肺気腫, 慢性閉塞性肺疾患 (COPD)
テガフール	フトラフール	抗癌剤 (代謝拮抗薬)	胃癌, 大腸癌
テトラサイクリン	アクロマイシン	テトラサイクリン系抗生物質	感染症
テモゾロミド	テモダール	抗癌剤 (アルキル化薬)	悪性神経膠腫

付　　録

一般名	商品名	分類	適応
テラゾシン	ハイトラシン，バソメッド	α_1遮断薬	高血圧
デラプリル	アデカット	アンギオテンシン変換酵素阻害薬	高血圧，心不全
テルブタリン	ブリカニール	β_2作動薬	気管支喘息，慢性気管支炎，肺気腫
ドカルパミン	タナドーパ	β_1作動薬（カテコールアミン系薬）	心不全
ドキサゾシン	カルデナリン	α_1遮断薬	高血圧
ドキシサイクリン	ビブラマイシン	テトラサイクリン系抗生物質	感染症
ドキソルビシン	アドリアシン，ドキシル	抗癌性抗生物質	再発乳癌，肝細胞癌，悪性リンパ腫
トシリズマブ	アクテムラ	抗リウマチ薬（分子標的薬）	関節リウマチ
ドセタキセル	タキソテール	抗癌剤（微小管阻害薬）	肺癌，乳癌など
ドネペジル	アリセプト	アセチルコリンエステラーゼ阻害薬	アルツハイマー病
ドパミン	イノバン	β_1作動薬（カテコールアミン系薬）	心不全
ドブタミン	ドブトレックス	β_1刺激薬（カテコールアミン系薬）	心不全
トラスツズマブ	ハーセプチン	抗癌剤（分子標的薬）	乳癌
トラニラスト	リザベン	ケミカルメディエーター阻害薬	気管支喘息，アレルギー性鼻炎，皮膚疾患
トリクロルメチアジド	フルイトラン	チアジド系利尿薬	高血圧
トリヘキシフェニジル	アーテン，トレミン	抗コリン薬	パーキンソン病
トルブタミド	ヘキストラスチノン	インスリン分泌促進薬（スルホニル尿素薬）	2型糖尿病
ドロキシドパ	ドプス	ドパミン補充薬	パーキンソン病
ナテグリニド	ファスティック，スターシス	インスリン分泌促進薬	2型糖尿病
ニカルジピン	ペルジピン	カルシウム拮抗薬	高血圧
ニコランジル	シグマート	硝酸薬	虚血性心疾患
ニトログリセリン	ミリスロール，ニトロダーム，バソレーター，ミオコール，ミリステープ	硝酸薬	虚血性心疾患
ニフェカラント	シンビット	カリウムチャネル遮断薬	不整脈
ニフェジピン	アダラート，セパミット	カルシウム拮抗薬	高血圧，虚血性心疾患
ニムスチン	ニドラン	抗癌剤（アルキル化薬）	癌
ネダプラチン	アクプラ	抗癌剤（白金製剤）	癌
ノルフロキサシン	バクシダール，ノフロ	ニューキノロン系抗菌薬	感染症

付録A（つづき）

一般名	商品名	分類	適応
パクリタキセル	タキソール	抗癌剤（微小管阻害薬）	肺癌，乳癌など
パニツムマブ	ベクティビックス	抗癌剤（分子標的薬）	大腸癌
バラシクロビル	バルトレックス	抗ヘルペスウイルス薬	感染症
バルガンシクロビル	バリキサ	抗サイトメガロウイルス薬	感染症
バルサルタン	ディオバン	アンギオテンシン受容体拮抗薬	高血圧
バルプロ酸	デパケン, セレニカR	抗てんかん薬	てんかん
ハロペリドール	セレネース, ネオペリドール	抗精神病薬	統合失調症，躁病
バンコマイシン	バンコマイシン塩酸塩	グリコペプチド系抗生物質	感染症
ピオグリタゾン	アクトス	インスリン抵抗性改善薬（チアゾリジン薬）	2型糖尿病
ピオグリタゾン/グリメピリド配合錠	ソニアス配合錠	チアゾリジン系薬/スルホニル尿素薬配合薬	2型糖尿病
ピオグリタゾン/メトホルミン配合錠	メタクト配合錠	チアゾリジン系薬/ビグアナイド系薬配合薬	2型糖尿病
ピタバスタチン	リバロ	HMG-CoA レダクターゼ阻害薬（スタチン系薬）	高コレステロール血症
ビダラビン	アラセナA	抗ヘルペスウイルス薬	感染症
ヒト インスリン（遺伝子組換え）	ノボリンR, ノボリンN, ヒューマリンR	インスリン製剤	糖尿病
ヒドロクロロチアジド	ニュートライド	チアジド系利尿薬	高血圧
ヒドロタルサイト	サモール	制酸薬	消化性潰瘍
ビペリデン	アキネトン	抗コリン薬	パーキンソン病
ピラジナミド	ピラマイド	抗結核薬	結核
ピレンゼピン	ガストロゼピン	抗コリン薬	消化性潰瘍
ビンクリスチン	オンコビン	抗癌剤（微小管阻害薬）	白血病，癌
ピンドロール	カルビスケン	β遮断薬	高血圧，狭心症，虚血性心疾患
ビンブラスチン	エクザール	抗癌剤（微小管阻害薬）	悪性リンパ腫，癌
ファモチジン	ガスター	H_2遮断薬	消化性潰瘍
ファロペネム	ファロム	β-ラクタム系抗生物質	感染症
フェニトイン	アレビアチン，ヒダントール	抗てんかん薬	てんかん
フェノバルビタール	フェノバール, ノーベルバール	抗てんかん薬	てんかん
フェブキソスタット	フェブリク	キサンチンオキシダーゼ阻害薬	痛風
ブスルファン	ブスルフェクス, マブリン	抗癌剤（アルキル化薬）	白血病

一般名	商品名	分類	適応
ブデソニド	パルミコート	副腎皮質ステロイド薬	気管支喘息
ブナゾシン	デタントール	α_1遮断薬	高血圧
プラバスタチン	メバロチン	HMG-CoAレダクターゼ阻害薬（スタチン系薬）	高脂血症
フルオロウラシル	5-FU	抗癌剤（代謝拮抗薬）	食道癌，胃癌，大腸癌，肝癌
フルタミド	オダイン	ホルモン関連抗癌剤	前立腺癌
フルダラビン	フルダラ	抗癌剤（代謝拮抗薬）	白血病，悪性リンパ腫
フルチカゾン	フルタイド，フルナーゼ	副腎皮質ステロイド薬	気管支喘息，慢性閉塞性肺疾患（COPD），アレルギー性鼻炎
フルバスタチン	ローコール	HMG-CoAレダクターゼ阻害薬（スタチン系薬）	高コレステロール血症
フルボキサミン	デプロメール，ルボックス	選択的セロトニン再取込み阻害薬	うつ病
ブレオマイシン	ブレオ	抗癌性抗生物質	食道癌など
プレドニゾロン	PSゾロン，プレドニン	副腎皮質ステロイド薬	リウマチ疾患，腎疾患，アレルギー疾患，潰瘍性大腸炎など
プロカインアミド	アミサリン	ナトリウムチャネル遮断薬	不整脈
プロカテロール	メプチン	β_2作動薬	気管支喘息，慢性気管支炎，肺気腫，慢性閉塞性肺疾患（COPD）
プロキシフィリン	モノフィリン	キサンチン系利尿薬（テオフィリン製剤）	気管支喘息，心不全
プログルミド	プロミド	抗ガストリン薬	消化性潰瘍
プロパンテリン	プロ・バンサイン	抗コリン薬	消化性潰瘍
プロピルチオウラシル	チウラジール，プロパジール	抗甲状腺薬	甲状腺機能亢進症
プロフェナミン	パーキン	抗コリン薬	パーキンソン病
プロプラノロール	インデラル	β遮断薬	高血圧，虚血性心疾患
プロベネシド	ベネシッド	尿酸排泄促進薬	痛風
ブロモクリプチン	パーロデル	ドパミン受容体作動薬	パーキンソン病
ベクロメタゾン	キュバール（吸入），プロパデルム（外用）	副腎皮質ステロイド薬	気管支喘息（吸入），皮膚疾患（外用）
ベタキソロール	ケルロング	β遮断薬	高血圧
ペニシラミン	メタルカプターゼ	免疫調整薬	関節リウマチ
ベバシズマブ	アバスチン	抗癌剤（分子標的薬）	大腸癌，肺癌，乳癌
ヘパリンナトリウム	ヘパリンNa，ノボ・ヘパリン	抗凝固薬	虚血性心疾患，脳梗塞
ベラパミル	ワソラン	カルシウム拮抗薬	高血圧，虚血性心疾患，不整脈

付録A (つづき)

一般名	商品名	分類	適応
ペラミビル	ラピアクタ	抗インフルエンザウイルス薬	感染症
ベンジルペニシリン	ペニシリンGカリウム	β-ラクタム系抗生物質	肺炎
ベンズブロマロン	ユリノーム	尿酸排泄促進薬	痛風
ベンチルヒドロクロロチアジド	ベハイド	チアジド系利尿薬	高血圧
ボグリボース	ベイスン	α-グルコシダーゼ阻害薬	糖尿病
ホスカルネットナトリウム	ホスカビル	抗サイトメガロウイルス薬	感染症
ホスホマイシン	ホスミシン	抗生物質	感染症
ボルテゾミブ	ベルケイド	抗癌剤（分子標的薬）	多発性骨髄腫
マイトマイシンC	マイトマイシン	抗癌性抗生物質	白血病, 胃癌, 肝癌など
ミグリトール	セイブル	α-グルコシダーゼ阻害薬	糖尿病
ミコフェノール酸モフェチル	セルセプト	免疫抑制薬	臓器移植時の拒絶反応抑制
ミソプロストール	サイトテック	プロスタグランジン製剤	非ステロイド性抗炎症薬の長期投与時にみられる消化性潰瘍
ミゾリビン	ブレディニン	免疫抑制薬	腎移植時の拒絶反応抑制, ネフローゼ, 関節リウマチ
ミチグリニド	グルファスト	インスリン分泌促進薬	糖尿病
ミノサイクリン	ミノマイシン	テトラサイクリン系抗生物質	感染症
ミルリノン	ミルリーラ	ホスホジエステラーゼ阻害薬	心不全
メサラジン	アサコール, ペンタサ	抗炎症薬	潰瘍性大腸炎
メチルジゴキシン	ラニラピッド	ジギタリス製剤	心不全
メチルドパ	アルドメット	α_2作動薬	高血圧
メトトレキサート	メソトレキセート	抗癌剤（代謝拮抗薬）	白血病, 悪性リンパ腫, 乳癌
メトトレキサート	メトレート, リウマトレックス	抗リウマチ薬	関節リウマチ
メトプロロール	ロプレソール, セロケン	β遮断薬	高血圧
メトホルミン	メトグルコ, メデット	ビグアナイド系血糖降下薬	糖尿病
メトロニダゾール	フラジール	抗原虫薬	感染症
メマンチン	メマリー	NMDA受容体拮抗薬	アルツハイマー病
メルカプトプリン	ロイケリン	抗癌剤（代謝拮抗薬）	白血病, 癌
メロペネム	メロペン	β-ラクタム系抗生物質	感染症

付　録

一般名	商品名	分類	適応
モンテプラーゼ	クリアクター	血栓溶解薬（t-PA製剤）	虚血性心疾患，脳梗塞
モンテルカスト	シングレア，キプレス	ロイコトリエン受容体拮抗薬	気管支喘息，アレルギー性鼻炎
ラクツロース	モニラック	抗アンモニア血症薬	肝硬変に伴う抗アンモニア血症
ラタモキセフ	シオマリン	β-ラクタム系抗生物質	感染症
ラニチジン	ザンタック	H_2遮断薬	消化性潰瘍
ラニムスチン	サイメリン	抗癌剤（アルキル化薬）	脳腫瘍，悪性リンパ腫
ラベプラゾール	パリエット	プロトンポンプ阻害薬	消化性潰瘍
ラミブジン	エピビル，ゼフィックス	抗ウイルス薬	HIV感染症/エイズ
ランソプラゾール	タケプロン	プロトンポンプ阻害薬	消化性潰瘍
リシノプリル	ロンゲス，ゼストリル	アンギオテンシン変換酵素阻害薬	高血圧
リスペリドン	リスパダール	非定型抗精神病薬	統合失調症
リツキシマブ	リツキサン	抗癌剤（分子標的薬）	癌，悪性リンパ腫
リドカイン	キシロカイン	ナトリウムチャネル遮断薬	不整脈
リバーロキサバン	イグザレルト	抗凝固薬	心房細動患者の脳卒中及び全身性塞栓症発症抑制
リバスチグミン	イクセロン，リバスタッチ	アセチルコリンエステラーゼ阻害薬	アルツハイマー病
リファンピシン	リファジン	抗結核薬	結核，レジオネラ肺炎
リュープロレリン	リュープリン	LHRH誘導体	前立腺癌，閉経前乳癌，子宮内膜症，子宮筋腫など
リラグルチド	ビクトーザ	インクレチン関連薬（GLP-1受容体作動薬）	糖尿病
レトロゾール	フェマーラ	ホルモン関連抗癌剤	閉経後乳癌
レフルノミド	アラバ	免疫抑制薬	関節リウマチ
レボチロキシン	チラーヂンS	甲状腺ホルモン薬	甲状腺機能低下症
レボドパ	ドパゾール，ドパストン	ドパミン補充薬	パーキンソン病
レボフロキサシン	クラビット	ニューキノロン系抗菌薬	感染性大腸炎，感染症
ロキサチジン	アルタット	H_2遮断薬	消化性潰瘍
ロサルタンカリウム	ニューロタン	アンギオテンシン受容体拮抗薬	高血圧
ロスバスタチン	クレストール	HMG-CoAレダクターゼ阻害薬（スタチン系薬）	高脂血症
ロピナビル・リトナビル	カレトラ配合錠	抗ウイルス薬	HIV感染症/エイズ
ロピニロール	レキップ	ドパミン受容体作動薬	パーキンソン病
ロペラミド	ロペミン	止瀉薬	下痢症
ワルファリンカリウム	ワーファリン	抗凝固薬	血栓塞栓症の治療および予防

付録 B　よく用いられる腫瘍マーカー

● α フェトプロテイン（AFP）

基準値 10.0 ng/mL 以下

臨床意義 原発性肝癌患者血清中に見いだされた分子量約 7 万，590 個のアミノ酸から成る胎児性タンパク質．おもに胎児の肝細胞および卵黄嚢で産生され，1 歳を過ぎると生体内でほとんど産生されなくなるが，肝細胞が癌化しタンパク質産生の調節が幼弱化した場合やその他の悪性腫瘍で増加する．肝細胞癌の腫瘍マーカーとしてスクリーニング，診断の補助および，肝細胞癌のハイリスクグループである慢性肝疾患，特に肝硬変での定期的な測定による早期診断や経過観察，特に治療効果判定や再発の指標などで用いられる．

上昇する場合 肝硬変，卵黄嚢腫瘍，非転移性悪性腫瘍，妊娠，転移性肝癌，精巣・卵巣癌，胆管・胃・肺・食道癌，原発性肝癌，胃潰瘍，先天性胆道閉塞症，胎児性癌

減少する場合 体内死亡胎児をもつ妊婦，正常妊娠 32 週以後の妊婦，肝炎・肝硬変の肝障害回復期

● CA19-9

基準値 37.0 U/mL 以下

臨床意義 大腸癌培養株 SW1116 を免疫抗原として作製したモノクローナル抗体 NS19-9 によって認識される糖鎖抗原．正常組織中の唾液腺，胆管，気管支腺などに存在する．消化器癌，特に膵・胆嚢・胆管癌において高い陽性率を示すことから，癌の診断補助，治療経過および再発のモニターとして有効である．しかし，他の消化器癌，肺癌，乳癌などでも陽性を示すため，CEA，AFP を組合わせた検査が広く用いられている．

上昇する疾患（非癌性疾患） 胆石，糖尿病，肝硬変症，慢性肝炎，原発性胆汁性肝硬変症

上昇する疾患（悪性疾患） 消化器系，特に膵・胆嚢・胆管癌

● SCC

基準値 1.5 ng/mL 以下

臨床意義 子宮頸癌関連抗体 TA-4 の亜分画で，正常扁平上皮の中層域の細胞および扁平上皮癌の細胞質に存在している．子宮頸部扁平上皮癌や肺扁平上皮癌など，各種臓器の扁平上皮癌につき診断の補助，予後や治療効果の判定，あるいは病状の経過観察に有用である．扁平上皮細胞のある部位での良性疾患（上気道疾患，透析患者）でも血中 SCC 抗原値が上昇する可能性があるため注意を要する．

上昇する疾患 扁平上皮癌一般，子宮頸部扁平上皮癌，子宮体癌，食道癌，肺扁平上皮癌

備考 唾液・ふけ・皮膚（表皮）・毛髪・爪などの混入により検査値が高くなる場合があるので，検体の取扱いには十分に注意する．

●前立腺癌特異抗原（PSA）

基準値 4.0 ng/mL 以下

臨床意義 血中 PSA 濃度は前立腺癌，前立腺肥大症，前立腺炎および関連疾患で上昇が認められ，特に前立腺癌患者で異常上昇を示す．同じ前立腺癌の診断用マーカーである前立腺性酸性ホスファターゼ（PAP），γ-セミノプロテイン（γ-Sm）などに比べ，前立腺癌初期での陽性率が特に優れており，前立腺癌の診断，予後の判定，再発の発見などに有用視されている．前立腺癌診断においては，PAP，γ-Sm との併用により，診断効率が上昇すると報告されている．

上昇する疾患 前立腺癌

備考 前立腺肥大症と前立腺癌の判別に用いるカットオフ値として 10.0 ng/mL が推奨される．

●癌胎児性抗原（CEA）

基準値 5.0 ng/mL 以下

臨床意義 CEA は当初，消化器癌に特異的であるとされていたが，乳癌，肺癌，膀胱癌，前立腺癌，卵巣癌などでも高値を示し，良性疾患ならびに正常者にも，悪性疾患に比べ低値ではあるが存在することが知られるようになった．

測定の有用性
1) 他の検査法と組合わせることにより，癌疾患のスクリーニングの補助的診断に用いる．
2) 癌疾患の経過観察ならびに治療効果の判定
   ① 根治手術が行われた場合には，術後 CEA 値は明確に低下する．
   ② 臨床所見によって発見できる 1〜2 カ月前に CEA 値の上昇を見て再発を予測できた例もある．
3) 転移性肝癌の診断：AFP と組合わせることにより，AFP が高値の場合，原発性肝癌，CEA が高値の場合，転移性肝癌が推測される．

上昇する疾患 閉塞性黄疸，膵炎，肺気腫，乳腺症，乳・肺・胃・膵胆管癌，肉腫，大腸炎，大腸ポリープ，腎不全（透析で上昇），肝硬変，肝炎，悪性腫瘍，潰瘍性大腸炎

●塩基性フェトプロテイン（BFP）

基準値 75 ng/mL 以下

臨床意義 ヒト胎児の血清，腸および脳組織抽出液を用いて同定した分子量 5.5 万の癌胎児性タンパク質．健常ヒト血清や腸などの組織には見いだされないが，泌尿器癌，生殖器癌，消化器癌や肺癌など各種癌組織には広範囲に分布し，血中に移行することから腫瘍マーカーとして用いられている．

付録B（つづき）

- **I 型コラーゲン C 末端テロペプチド（I CTP）**

  基準値 4.5 ng/mL 未満

  臨床意義 I 型コラーゲンは骨基質の 90％ 以上を占めるタンパク質であり，破骨細胞による骨吸収の際には，骨組織の I 型コラーゲンが分解され，その C 末端部分からピリジノリンまたはデオキシピリジノリンによって架橋されたペプチドが血中に放出される．このペプチドが I 型コラーゲン C 末端テロペプチド（ICTP）であり，血中 ICTP 濃度は骨吸収量を反映する指標と考えられている．

  血中 ICTP 濃度は，悪性腫瘍，特に肺癌，乳癌，前立腺癌の骨転移症例において，骨転移のみられない症例に比べ有意に高値を示すことから，悪性腫瘍の骨転移の診断補助および治療効果判定の指標として有用と考えられる．

  上昇する病態・疾患 悪性腫瘍における骨転移，慢性腎不全による副甲状腺機能亢進症，骨パジェット病，悪性腫瘍に伴う高カルシウム血症

- **PIVKA-II**

  基準値 血清 40 mAU/mL 未満

  臨床意義 肝細胞癌で特異的に上昇し，α フェトプロテインとは相関がなく相補的なマーカー．肝細胞癌の治療効果判定マーカーとして，さらに再発の診断補助として有用性が認められている．

  上昇する病態・疾患 ビタミン K の欠乏症，肝細胞癌，転移性肝癌

- **血清 HER2 タンパク質**

  基準値 15.2 ng/mL 以下

  臨床意義 HER2 遺伝子は種々の腺癌，特に乳癌や胃癌などで高頻度に遺伝子増殖や過剰発現が認められる．乳癌では，細胞膜表面に大量の HER2 タンパク質が存在する場合は転移・再発しやすく予後が不良といわれている．HER2 タンパク質測定は，HER2 遺伝子過剰発現乳癌患者における再発乳癌の診断補助および術後再発のモニタリングに有用である． 上昇する疾患 乳癌，胃癌

- **組織ポリペプチド抗原（TPA）**

  基準値 70 U/L 以下

  臨床意義 各種ヒト悪性腫瘍の細胞膜や細胞質内小胞体に存在する共通抗原の単鎖ポリペプチド．悪性腫瘍の増殖活性に相関して，癌周囲組織や血中に増加し，正常組織の肺胞上皮，乳腺，消化管上皮，尿細管上皮，子宮頸管腺，卵胞上皮，汗腺に存在する．血清 TPA は，腫瘍の原発臓器や組織型とは無関係に悪性例で高値を示し，経時的推移が悪性腫瘍の病態を反映している場合が多いので，治療効果の判定，あるいは再発・転移のモニタリング，予後推察の指標としても利用される．

  上昇する疾患（良性疾患） 炎症性疾患，尿路感染症，糖尿病，胆管感染症，呼吸器感染症，肝硬変，インフルエンザ，肝炎

  高値疾患 肺癌，乳癌，前立腺癌，消化器癌，膀胱癌

● **CA125**

　基準値　35.0 U/mL 以下

　臨床意義　早期診断においてこの検査は，特に卵巣癌で陽性率が高く特異的であるため，卵巣癌のマーカーとして有用である．

　上昇する疾患　卵巣癌（特に漿液性卵巣癌），子宮内膜症，類皮嚢胞腫，消化器癌．（妊娠，生理でも上昇．）

● **フェリチン**

　基準値　男性 39.4～340 ng/mL　女性 3.6～114 ng/mL

　臨床意義　内部に鉄を貯蔵する中空部分をもつ分子量約 44 万の可溶性タンパク質．肝臓・脾臓に多量に存在し，腸粘膜・胎盤・心臓・腎臓・赤血球などに広く分布している．体内の貯蔵鉄量との間に一定の関係（成人の血清フェリチン 1 mg/mL ＝ 貯蔵鉄 8 mg/mL）があるので，潜在的鉄欠乏症や鉄過剰症の診断には欠かせない．急性・慢性骨髄性白血病，肝癌，膵癌での治療効果・モニタリングにも有用．

　上昇する疾患　白血病，急性膵炎，骨髄線維症，再生不良性貧血，細網肉腫，腎疾患，多発性骨髄腫，膵癌，急性肝炎，鉄芽球性貧血，慢性肝炎，肝癌，感染症，胃癌，悪性貧血，悪性リンパ腫，ホジキン病，ヘモクロマトーシス，肝硬変

　減少する疾患　真性多血症，妊娠，発作性夜間血色素尿症，鉄欠乏性貧血

● **癌関連ガラクトーストランスフェラーゼ（GAT）**

　基準値　13.6 U/mL 未満

　臨床意義　卵巣癌患者腹水中から発見された分子量約 5 万の癌関連アイソザイム．血中 GAT 濃度は卵巣癌において上昇する．　上昇する疾患　卵巣癌

付録C　癌検診で行われるおもな検査[†]

癌の種類	検査
肝　癌	肝炎ウイルスキャリア検査，腹部超音波検査
膵　癌	腹部超音波検査，腫瘍マーカー検査（CA19-9）
胃　癌	胃X線造影検査，胃内視鏡検査，血清ペプシノーゲン法
大腸癌	便潜血検査，大腸内視鏡検査，注腸X線検査
肺　癌	胸部単純X線検査，喀痰細胞診，ヘリカルCT
乳　癌	乳房視触診，マンモグラフィー，乳房超音波検査
子宮頸癌	子宮頸部細胞診
前立腺癌	腫瘍マーカー検査〔PSA（前立腺癌特異抗原）〕，直腸診

[†] 癌検診は，集団の死亡率減少を目的とした"住民検診型"と，個人の死亡リスク低減を目的とした"人間ドック型"に大別され，目的などの違いにより，行われる検査が異なる場合がある．

付録 D 本書収載医薬品の商品名と一般名の対照表

商品名	一般名	商品名	一般名	商品名	一般名
ア 行		アレビアチン	フェニトイン	ガスター	ファモチジン
		アンカロン	アミオダロン	ガストロゼピン	ピレンゼピン
アーテン	トリヘキシフェニジル	イグザレルト	リバーロキサバン	カタプレス	クロニジン
アービタックス	セツキシマブ	イクセロン	リバスチグミン	カバサール	カベルゴリン
アイエーコール	シスプラチン	イスコチン	イソニアジド	カムリード	エンプロスチル
アイロミール	サルブタモール	イノバン	ドパミン	カルタン	沈降炭酸カルシウム
アキネトン	ビペリデン	イホマイド	イホスファミド	カルデナリン	ドキサゾシン
アクチバシン	アルテプラーゼ	イミドール	イミプラミン	カルビスケン	ピンドロール
アクテムラ	トシリズマブ	イムラン	アザチオプリン	カンプト	イリノテカン
アクトス	ピオグリタゾン	イレッサ	ゲフィチニブ	キシロカイン	リドカイン
アクプラ	ネダプラチン	インダシン	インドメタシン	キプレス	モンテルカスト
アクロマイシン	テトラサイクリン	インテバン	インドメタシン	キュバール	ベクロメタゾン
アコニップ	インドメタシン	インデラル	プロプラノロール	キロサイド	シタラビン
アザクタム	アズトレオナム			グラクティブ	シタグリプチン
アサコール	メサラジン	インビラーゼ	サキナビル	クラビット	レボフロキサシン
アザニン	アザチオプリン	ヴァイデックス	ジダノシン		
アザルフィジン	サラゾスルファピリジン	ウインタミン	クロルプロマジン	クラリシッド	クラリスロマイシン
アセタノール	アセブトロール	ウロナーゼ	ウロキナーゼ	クラリス	クラリスロマイシン
アダラート	ニフェジピン	エクザール	ビンブラスチン		
アデカット	デラプリル	エクセグラン	ゾニサミド	クリアクター	モンテプラーゼ
アドリアシン	ドキソルビシン	エサンブトール	エタンブトール	クリキシバン	インジナビル
アトロベント	イプラトロピウム	エストラサイト	エストラムスチン	グリベック	イマチニブ
				グルコバイ	アカルボース
アバスチン	ベバシズマブ	エバステル	エバスチン	グルトパ	アルテプラーゼ
アビドラ	インスリングルリジン	エピビル	ラミブジン	グルファスト	ミチグリニド
		エビリファイ	アリピプラゾール	クレストール	ロスバスタチン
アプシード	スルファジメトキシン			クロダミン	クロルフェニラミン
アブネカット	テオフィリン	エピレオプチマル	エトスクシミド		
アベマイド	クロルプロパミド	エブトール	エタンブトール	クロロマイセチン	クロラムフェニコール
		5-FU	フルオロウラシル	ケフレックス	セファレキシン
アマリール	グリメピリド	エブランチル	ウラピジル	ケルロング	ベタキソロール
アミサリン	プロカインアミド	エリスロシン	エリスロマイシン	ゲンタシン	ゲンタマイシン
				コアテック	オルプリノン
アムロジン	アムロジピン	エンドキサン	シクロホスファミド	コントミン	クロルプロマジン
アラセナ-A	ビダラビン				
アラバ	レフルノミド	エンブレル	エタネルセプト	サ 行	
アリセプト	ドネペジル	オーアイエフ	インターフェロン		
アリミデックス	アナストロゾール	オダイン	フルタミド	サイトテック	ミソプロストール
アルサルミン	スクラルファート	オメプラール	オメプラゾール	サイメリン	ラニムスチン
アルダクトンA	スピロノラクトン	オメプラゾン	オメプラゾール	ザイロリック	アロプリノール
アルタット	ロキサチジン	オルベスコ	シクレソニド	ザジテン	ケトチフェン
アルドメット	メチルドパ	オンコビン	ビンクリスチン	サモール	ヒドロタルサイト
アルミワイス	合成ケイ酸アルミニウム	カ 行		サラゾピリン	サラゾスルファピリジン
アレジオン	エピナスチン	カイロック	シメチジン		

付　録

商品名	一般名	商品名	一般名	商品名	一般名
サルタノール	サルブタモール	タベジール	クレマスチン	ネシーナ	アログリプチン
ザロンチン	エトスクシミド	タミフル	オセルタミビル	ノーベルバール	フェノバルビタール
サワシリン	アモキシシリン	タルセバ	エルロチニブ		
ザンタック	ラニチジン	炭カル	沈降炭酸カルシウム	ノフロ	ノルフロキサシン
サンディミュン	シクロスポリン				
シオゾール	金チオリンゴ酸ナトリウム	チウラジール	プロピルチオウラシル	ノボ・ヘパリン	ヘパリンナトリウム
シオマリン	ラタモキセフ	チエナム	イミペネム	ノボラピッド	インスリンアスパルト
シグマート	ニコランジル	チラーヂンS	レボチロキシン		
ジゴシン	ジゴキシン	デアメリンS	グリクロピラミド	ノボリン	ヒトインスリン
ジプレキサ	オランザピン			ノルバスク	アムロジピン
シプロキサン	シプロフロキサシン	ディオバン	バルサルタン	ノルバデックス	タモキシフェン
		テオドール	テオフィリン	ハ　行	
ジャヌビア	シタグリプチン	テオロング	テオフィリン		
重　曹	炭酸水素ナトリウム	テグレトール	カルバマゼピン	パーキン	プロフェナミン
		デタントール	ブナゾシン	ハーセプチン	トラスツズマブ
「純生」アルミゲル	乾燥水酸化アルミニウムゲル	テノーミン	アテノロール	ハーフジゴキシンKY	ジゴキシン
		デノシン	ガンシクロビル		
シングレア	モンテルカスト	デパケン	バルプロ酸	パーロデル	ブロモクリプチン
シンビット	ニフェカラント	デプロメール	フルボキサミン		
シンメトレル	アマンタジン	テモダール	テモゾロミド	バイアスピリン	アスピリン
スターシス	ナテグリニド	テルシガン	オキシトロピウム	バイエッタ	エキセナチド
ストメリン	イソプロテレノール			ハイトラシン	テラゾシン
		ドキシル	ドキソルビシン	バクシダール	ノルフロキサシン
スピリーバ	チオトロピウム	ドパストン	レボドパ		
スミフェロン	インターフェロン	ドパゾール	レボドパ	パセトシン	アモキシシリン
		ドプス	ドロキシドパ	パソメッド	テラゾシン
スロービッド	テオフィリン	ドブトレックス	ドブタミン	バソレーター	ニトログリセリン
セイブル	ミグリトール	トフラニール	イミプラミン		
ゼストリル	リシノプリル	トポテシン	イリノテカン	パナルジン	チクロピジン
セタプリル	アラセプリル	トラメラス	トラニラスト	パニマイシン	ジベカシン
セパミット	ニフェジピン	トレミン	トリヘキシフェニジル	ハベカシン	アルベカシン
セファメジン	セファゾリン			パラプラチン	カルボプラチン
ゼフィックス	ラミブジン	ナ　行		パリエット	ラベプラゾール
セルセプト	ミコフェノール酸モフェチル			バリキサ	バルガンシクロビル
		ニチフィリン	アミノフィリン		
セレコックス	セレコキシブ	ニドラン	ニムスチン	バルトレックス	バラシクロビル
セレニカR	バルプロ酸	ニトロール	硝酸イソソルビド	パルミコート	ブデソニド
セレネース	ハロペリドール			パンスポリンT	セフォチアムヘキセチル
ゼローダ	カペシタビン	ニトロダーム	ニトログリセリン		
セロケン	メトプロロール			ハンプ	カルペリチド
ソタコール	ソタロール	ニュートライド	ヒドロクロロチアジド	PSゾロン	プレドニゾロン
ゾビラックス	アシクロビル			ビクシリン	アンピシリン
		ニューロタン	ロサルタンカリウム	ビクトーザ	リラグルチド
タ　行				ヒダントール	フェニトイン
タガメット	シメチジン	ネオーラル	シクロスポリン	ビプラマイシン	ドキシサイクリン
タキソール	パクリタキセル	ネオドパストン	カルビドパ		
タキソテール	ドセタキセル	ネオフィリン	アミノフィリン	ヒューマリンR	ヒトインスリン
タケプロン	ランソプラゾール	ネオペリドール	ハロペリドール	ヒューマログ	インスリンリスプロ
タナドーパ	ドカルパミン	ネクサバール	ソラフェニブ		

付録D（つづき）

商品名	一般名	商品名	一般名	商品名	一般名
ヒュミラ	アダリムマブ	ベハイド	ベンチルヒドロクロロチアジド	ラ 行	
ピラマイド	ピラジナミド	ペプシド	エトポシド	ラクチオン	インドメタシン
ファスティック	ナテグリニド	ベルケイド	ボルテゾミブ	ラステット	エトポシド
ファロム	ファロペネム	ベルサンチン	ジピリダモール	ラニラピッド	メチルジゴキシン
フェノバール	フェノバルビタール	ベルジピン	ニカルジピン	ラピアクタ	ペラミビル
フェブリク	フェブキソスタット	ヘルベッサー	ジルチアゼム	ランダ	シスプラチン
		ペンササ	メサラジン	ランドセン	クロナゼパム
フェマーラ	レトロゾール	ホスカビル	ホスカルネットナトリウム	リーマス	炭酸リチウム
ブスルフェクス	ブスルファン			リウマトレックス	メトトレキサート
フトラフール	テガフール	ホスミシン	ホスホマイシン	リザベン	トラニラスト
プラザキサ	ダビガトラン	ボスミン	アドレナリン	リスパダール	リスペリドン
フラジール	メトロニダゾール	ボララミン	クロルフェニラミン	リッキサン	リツキシマブ
プラビックス	クロピドグレル			リドーラ	オーラノフィン
フランドル	硝酸イソソルビド	マ 行		リバスタッチ	リバスチグミン
		マブリン	ブスルファン	リバロ	ピタバスタチン
ブリカニール	テルブタリン	ミオコール	ニトログリセリン	リピトール	アトルバスタチン
ブリプラチン	シスプラチン	ミケラン	カルテオロール	リファジン	リファンピシン
フルイトラン	トリクロルメチアジド	ミノマイシン	ミノサイクリン	リボトリール	クロナゼパム
		ミリステープ	ニトログリセリン	リポバス	シンバスタチン
フルタイド	フルチカゾン			リュープリン	リュープロレリン
フルダラ	フルダラビン	ミルリーラ	ミルリノン		
フルナーゼ	フルチカゾン	メイロン	炭酸水素ナトリウム	リレンザ	ザナミビル
ブルフェン	イブプロフェン			ルボックス	フルボキサミン
ブレオ	ブレオマイシン	メソトレキセート	メトトレキサート	レキップ	ロピニロール
プレタール	シロスタゾール			レスタミン	ジフェンヒドラミン
プレディニン	ミゾリビン	メタルカプターゼ	ペニシラミン		
プレドニン	プレドニゾロン			レトロビル	ジドブジン
プロ・バンサイン	プロパンテリン	メデット	メトホルミン	レニベース	エナラプリル
		メトグルコ	メトホルミン	レベミル	インスリンデテミル
プログラフ	タクロリムス	メネシット	カルビドパ		
プロパジール	プロピルチオウラシル	メバロチン	プラバスタチン	レミケード	インフリキシマブ
		メプチン	プロカテロール		
プロパデルム	ベクロメタゾン	メマリー	メマンチン	レミニール	ガランタミン
プロプレス	カンデサルタンシレキセチル	メルカゾール	チアマゾール	ロイケリン	メルカプトプリン
		メロペン	メロペネム		
プロミド	プログルミド	モニラック	ラクツロース	ローコール	フルバスタチン
ベイスン	ボグリボース	モノフィリン	プロキシフィリン	ロプレソール	メトプロロール
ヘキストラスチノン	トルブタミド			ロペミン	ロペラミド
		ヤ 行		ロンゲス	リシノプリル
ベクティビックス	パニツムマブ				
		ユニコン	テオフィリン	ワ 行	
ペニシリンGカリウム	ベンジルペニシリン	ユニフィル	テオフィリン	ワーファリン	ワルファリンカリウム
		ユニプロン	イブプロフェン		
ベネシッド	プロベネシド	ユリノーム	ベンズブロマロン	ワイテンス	グアナベンズ
ベネトリン	サルブタモール			ワソラン	ベラパミル

索引*

あ

アイソザイム　176
アカラシア　84
アカルボース　96, 133, 164
悪性症候群　127
悪性貧血　57
悪性リンパ腫　60
悪玉コレステロール　27, 97
アゴニスト　50
アザチオプリン　104, 156
アシクロビル　113, 139
アジスロマイシン　11
アジソン病　101
アジドチミジン　109
亜硝酸アミル　30
アズトレオナム　113
アスパラギン酸アミノトランスフェラーゼ　52, 89, 175, 176
アスピリン　11, 19, 30, 33, 51, 64, 157
アスピリン喘息　34
アセチル CoA　133
アセチルコリン　35, 36, 68
アセチルコリンエステラーゼ阻害薬　70
アセトアミノフェン　11
アセトアルデヒド　84, 85
アセブトロール　50
アダリムマブ　104
アテノロール　29, 50, 52, 55, 56, 131
アテローム血栓性脳梗塞　64
アドリアマイシン　121
アトルバスタチン　99, 133

アドレナリン　26, 34, 36, 53, 54, 55, 101, 131
アドレナリン α 受容体　55
アドレナリン拮抗薬　35
アドレナリン作動薬　35
アドレナリン受容体　35
アドレナリン β 受容体　55
アトロピン　36, 55
アナストロゾール　124, 136
アナフィラキシーショック　148
アヘン剤　39
アヘンチンキ　84
アマンタジン　113, 139
アミオダロン　56
アミカシン　113
アミノグリコシド系抗生物質　113, 137
アミノ酸　25
アミノ酸製剤　25
アミノフィリン　73, 161
アムロジピン　52
アモキシシリン　81, 113
アラセプリル　30, 50, 54, 130
アラニンアミノトランスフェラーゼ　89, 175, 176
アリピプラゾール　127
RNA 合成阻害薬　137
ROS　22
アルカリホスファターゼ　89, 177
アルキル化薬　15, 59, 63, 122, 124, 135, 150
R-CHOP 療法　62
アルツハイマー病　68
アルテプラーゼ　52, 65
アルドステロン　27, 101, 118, 129
RBC　172

α_2 作動薬　50
α 遮断薬　35, 50
α フェトプロテイン　222
アルブミン　117, 178
アルブミン/グロブリン比　179
アルベカシン　113
アレルギー性皮膚炎　111
アログリプチン　95, 164
アロプリノール　97, 134
アロマターゼ　119, 136
アロマターゼ阻害薬　119, 136
アンギオテンシノーゲン　129
アンギオテンシン　129
アンギオテンシン受容体拮抗薬　50
アンギオテンシン変換酵素　129
アンギオテンシン変換酵素阻害薬　30, 50, 52, 53, 129
安静時狭心症　51
アンタゴニスト　13, 50
アントラサイクリン系　92, 124, 135
アンドロゲン　101, 136
アンピシリン　113
アンモニア　88

い

ESR　174
胃潰瘍　80
胃　癌　24, 82
易感染宿主　110
異型肺炎　76
胃　酸　80
胃酸分泌抑制作用　36
胃酸分泌抑制薬　81
移植片対宿主病　59

---

* 本書では，医薬品を一般名で記した．商品名から一般名を検索する場合は，付録 D（p. 226）を利用されたい．

索引

イソニアジド　106, 113
イソプロテレノール　55
I 型コラーゲン C 末端テロ
　　　　　　　ペプチド　224
1 型糖尿病　93
一次性高血圧　49
一重項酸素　22
胃腸障害　157, 164, 165
一過性脳虚血発作　64
一酸化窒素　29, 30
一般名　8
一般用医薬品　12
胃粘膜保護作用　34
EPS　67
イブプロフェン　97, 134
イプラトロピウム　73
イホスファミド　150
イマチニブ　60, 63, 124, 153
イミプラミン　126
イミペネム　113
医薬品　4, 12
医薬部外品　4, 12
イリノテカン　79, 82, 83, 92,
　　　　122, 124, 135, 151, 152
医　療　3
医療機器　4, 12
医療事故　142, 166
　　――の再発防止　145
医療用医薬品　12
イレウス　86
インクレチン　164
インクレチン関連薬　95
インジナビル　109
インスリン　26, 93, 132
インスリン製剤　162
インスリン抵抗性改善薬
　　　　　　　　95, 164
インスリン分泌　162
インスリン分泌促進薬　95
インターフェロン　88, 139
インターフェロン製剤　139
咽　頭　72
インドメタシン　11, 34, 97, 134
院内感染　109
院内肺炎　76
インヒビター　13
インフュージョンリアク
　　　　　　　ション　150
インフリキシマブ　104
インフルエンザ　107, 138

インフルエンザウイルス　107
インフルエンザ脳症　107
インフルエンザワクチン
　　　　　　　　39, 107

う

ウイルス検査　61
ウイルス性肝炎　87
ウイルス性肺炎　76
うつ病　125
ウラピジル　50
ウレアーゼ　80
ウロキナーゼ　52, 65, 160
運動負荷心電図　197

え

ARB　50
エイズ　108, 138
AST　52, 89, 175, 176
AFP　223
ALT　89, 175, 176
ALP　89, 177
A 型肝炎　87
A 型肝炎ウイルス　87
液　剤　9
エキセナチド　95, 165
A 群 β 溶血性連鎖球菌　116
エコー検査　195
ACE 阻害薬　30, 50, 52, 53, 129
ACTH　101
SSRI　126
SNRI　126
SLE　104
SOD　22
SCC　222
S 状結腸癌　83
エストラジオール　27
エストラムスチン　63, 124, 135
エストロゲン　119, 136
エストロゲン製剤　122
エタネルセプト　104
エタンブトール　106, 113
X 線 CT　195
X 線写真撮影　195

HIV　108, 138
HIV 感染症　108
HER2 タンパク質　121, 224
HMG-CoA レダクターゼ　98
HMG-CoA レダクターゼ阻
　　　　　　　　害薬　133
HA ワクチン　88
HCV　180
HCV 抗体　180
H_1 遮断薬　37
H_2 遮断薬　37, 81
Ht　173
HDL　98
HDL コレステロール（HDL-C）
　　　　　　　　27, 189
Hb　172
HbA1c　94, 187
HBs 抗体　180
HBV　180
HPV　120
HB ワクチン　88
H_2 ブロッカー　37, 81
ADH　118
エトスクシミド　71
エトポシド
　　　　79, 92, 124, 135, 151
エナラプリル　52
NSAID　14, 34, 103, 105, 134
エバスチン　111
エピナスチン　37, 111
エピネフリン　34
エピルビシン　122
エフェドリン　73
5-FU　82
MRI　61, 196
MRSA　76
mEq　142
MCH　173
MCHC　173
MCV　173
エムトリシタビン　139
エリスロポエチン　58
エリスロマイシン　77, 113
LAC 療法　81
LHRH 作動薬　120
エルゴメーター法　198
LDH　52, 61, 176
LDL　98
LDL コレステロール（LDL-C）
　　　　　　　　27, 189

索　引

エルロチニブ　153
塩基性フェトプロテイン　223
延　髄　67
エンプロスチル　81

お

横隔膜　72
黄色ブドウ球菌　107
黄体形成ホルモン放出ホルモン作動薬　120
黄体ホルモン　122
嘔　吐　25, 150, 151, 161, 165
OAC療法　81
オキシコドン　38
オキシトシン　26
オキサリプラチン　122
お薬解説書　6
お薬手帳　5
お薬マイノート　5, 6
オセルタミビル　107, 113, 139
OTC薬　12
オーバードーズ　17
オピオイド　39
オメプラゾール　81
オーラノフィン　104
オランザピン　127
オリゴペプチド　25
オルプリノン　54

か

外因性疾患　48
壊血病　25
潰瘍性大腸炎　83
化学伝達物質　35
化学名　8
化学療法　61
下気道　72
核医学検査　196
核酸合成阻害薬　139
核磁気共鳴検査　61, 196
過酸化水素　22
下垂体　67, 93
画像診断　195
脚　気　25

褐色細胞腫　101
活性型ビタミンD_3製剤　116
活性酸素　20
合併症
　　糖尿病の――　96
カテコールアミン　53, 101, 131
カテコールアミン系薬　53
カドミウム　43
カナマイシン　113
カプセル剤　9, 13
カプトプリル
　　　　　　30, 50, 52, 54, 130
かぶれ　111
カペシタビン　121
カベルゴリン　68
神と悪魔の薬　19, 31, 38
ガランタミン　70
カリウム　183
ガリウムシンチグラフィー　61
カリウムチャネル遮断薬　56
顆粒球　59
顆粒球減少　156
顆粒剤　9, 13
カルシウム　184
カルシウム拮抗薬
　　　　　29, 31, 49, 51, 53, 56, 130
カルシウムチャネル　31, 130
カルシニューリン　156
カルテオロール　52
カルバペネム系抗生物質　113
カルバマゼピン　71
カルビドパ　68
カルペリチド　54
カルボプラチン
　　　　　　79, 92, 124, 150
癌
　　――の治療　41
肝炎ウイルス　87
肝癌　90
癌関連ガラクトーストランスフェラーゼ　225
肝機能検査　174
肝機能障害　164
癌検診　225
肝硬変　89
肝細胞癌　90
ガンシクロビル　113, 139
間質性肺炎　76, 154
癌指標　198
肝障害　157, 158, 164

冠状動脈バイパス術　51
関節リウマチ　103
感染症
　　――と治療　106
感染症治療薬　113, 137
感染性大腸炎　83
肝　臓
　　――の検査　89
含嗽剤　10
乾燥水酸化アルミニウムゲル
　　　　　　　　　　　　81
癌胎児性抗原　223
カンデサルタン シレキセチル
　　　　　　　　　　　　50
冠動脈インターベンション手術　51
肝動脈塞栓術　91
間　脳　67
カンピロバクター　107
γ-GT　89, 177
γ-GTP　89, 177
含硫アミノ酸　26

き

期外収縮　55
機械性イレウス　86
気　管　72
気管支　72
気管支拡張薬　73, 75
気管支喘息　72
キサンチンオキシダーゼ　134
キサンチンオキシダーゼ阻害薬　97, 134
拮抗薬　50
キナーゼ阻害薬　63, 124
キニジン　56
機能性イレウス　87
キノロン系抗菌薬　137
気分障害　125
逆転写酵素阻害薬　108, 138
逆流性食道炎　82
急性糸球体腎炎　116
急性腎不全　114
急性白血病　59
急性反応　150
吸入ステロイド薬　75
嗅粘膜　72

橋 67
橋出血 65
狭心症 29, 50
狭心症治療薬 131
強心薬 53, 160
胸部X線検査 61
虚血性心疾患 50
巨赤芽球性貧血 57
去痰薬 75
起立性低血圧 102
金製剤 103
金チオリンゴ酸ナトリウム 104

く

グアナベンズ 50
薬
　——の危なさ 15
　——の外形 9
　——の化学 19
　——の効き方 129
　——の基礎 3
　——の構造式 11
　——の誤使用 166
　——の定義 3
　——の動態 17
　——の名前 8
　——の分類 11
　——のリスク 141
　——のリスクマネジメント 141
　——の歴史 20
　最古の—— 20
口すぼめ呼吸 75
クッシング症候群 101
クッシング病 101
くも膜 66, 67
くも膜下腔 67
くも膜下出血 66
クラブラン酸 113
クラリスロマイシン 77, 81, 113
グリクロピラミド 95, 132
グリコペプチド系抗生物質 113, 138
グリコヘモグロビン 94
グリコヘモグロビンA1c 187

グリメピリド 95, 163
グルカゴン 26
グルカゴン様ペプチド-1受容体作動薬 165
α-グルコシダーゼ 132
α-グルコシダーゼ阻害薬 96, 132, 164
γ-グルタミルトランスフェラーゼ 89, 177
γ-グルタミルトランスペプチダーゼ 89, 177
くる病 25
クレアチニン 182
クレアチンキナーゼ 52
クレマスチン 111
クロナゼパム 71
クロニジン 50
クロピドグレル 51, 158
クロラムフェニコール 57, 113, 137
クロル 184
クロルフェニラミン 37, 111
クロルプロパミド 95, 132
クロルプロマジン 127
クローン病 84

け

経過観察 203
経口活性炭吸着薬 116
経皮的エタノール注入療法 91
経皮的冠状動脈形成術 51
痙攣性イレウス 87
劇症肝炎 88
化粧品 4, 12
血圧 49
血液
　——の成分 59
血液凝固阻止薬 157
血液系
　——の病気と治療 49
血液検査 61, 172
血液生化学検査 182
結核 106
結核菌 106
血管外漏出 149
血管拡張薬 53
血球検査項目 172

血色素量 172
血漿 59
血漿タンパク質 59
血小板 59
血小板数 173
血清浸透圧 186
結石 22
血栓 50, 64
血栓性血小板減少性紫斑病 158
血栓溶解薬 51, 52, 65, 160
血沈 174
血糖 186
ケトプロフェン 111
解熱鎮痛消炎薬 134
ゲフィチニブ 63, 124, 137, 153
下痢 152
原因療法 47
健康食品 4
健康診断 200
検査
　肝臓の—— 89
検査値 171
倦怠感 25
ゲンタマイシン 113
原発性アルドステロン症 101

こ

降圧薬 49, 53, 116
抗アレルギー薬 37
高アンモニア血症 88
抗インフルエンザウイルス薬 113
抗ウイルスタンパク質 139
抗ウイルス薬 77, 113, 138
抗エストロゲン薬 119
抗HER2ヒト化モノクローナル抗体 152
抗HA免疫グロブリン 88
抗HBヒト免疫グロブリン 88
高LDLコレステロール血症 98
好塩基球 59, 173
抗炎症薬 14, 75, 84
抗ガストリン薬 81
高カリウム血症 142, 144

索　引

抗癌剤　14, 59, 121, 135
　　──と副作用　122
　　──の副作用　62
　　──のリスク　147
交感神経　34
抗癌性抗生物質　15, 86,
　　　　91, 92, 122, 124, 135, 152
抗凝固薬　30, 52, 65, 158
抗菌薬　113, 137
攻撃因子　80
高血圧　31, 49, 51
高血圧治療薬　129
抗結核薬　113
抗血小板薬　30, 51, 64, 157
抗血栓薬　34
膠原病　103
抗甲状腺薬　100
抗コリン吸入薬　75
抗コリン薬
　　　　36, 55, 68, 73, 81, 84
合　剤　82, 83, 165
抗サイトメガロウイルス薬
　　　　113
抗酸化剤　65
抗酸化ビタミン　98
好酸球　59, 173
高脂血症　97
高脂血症治療薬　28, 133
抗CD20モノクローナル抗体
　　　　153
抗腫瘍薬　59
甲状腺　93
甲状腺機能亢進症　99
甲状腺刺激ホルモン　99
甲状腺刺激ホルモン放出ホル
　モン　99
甲状腺ホルモン　99
甲状腺ホルモン薬　100
硬　水　21
合成ケイ酸アルミニウム　81
合成抗菌薬　113
抗生物質　14, 106, 113
合成麻薬　38
酵素阻害薬　13
抗体医薬　19
好中球　59, 173
抗dsDNA抗体　104
後天性免疫不全症候群　108
喉　頭　72
高トリグリセリド血症　98

抗二本鎖DNA抗体　104
高尿酸血症　96
高濃度塩化カリウム製剤　142
後発医薬品　15
後発薬　15
抗ヒスタミン薬　37, 111
抗不整脈薬　55
抗ヘルペスウイルス薬　113
高ホモシステイン血症　25
硬　膜　66, 67
高密度リポタンパク質　98
抗ムスカリン薬　36
絞扼性イレウス　86
抗利尿ホルモン　118
誤嚥性肺炎　77
コカイン　19, 28, 38
呼吸器系
　　──の構造　72
　　──の病気と治療　72
こころ
　　──の病気と治療　125
誤処方　167
骨髄異形成症候群　60
骨髄移植　58, 59
骨髄検査　61
骨髄抑制
　　　　110, 149, 150, 154, 156
骨軟化症　25
コデイン　84
誤投与　167
コメディカル　148
コリン　36
コリンエステラーゼ　177
コリンエステラーゼ阻害薬　36
コリン作動薬　36
コリンテオフィリン　73
コルチゾール　101
コルヒチン　97, 134
コレステロール　27, 97, 133
混　注　143
コンピューター断層撮影　61, 195
コンプライアンス　165
コンプロマイズドホスト　110

さ

再灌流療法　51
細気管支　72
細菌性肺炎　76

サイクリックGMP　30
剤　形　9, 12
再生不良性貧血　57
サイトカイン　103, 116
サイトメガロウイルス性肺炎
　　　　77
細胞外液　118
細胞内液　118
細胞壁合成阻害薬　138
サキナビル　109
坐　剤　10, 13
殺細胞薬　150
作動薬　50
ザナミビル　107, 113, 139
サプリメント　4
作用メカニズム　13
サラゾスルファピリジン　84
サリドマイド　19, 31
サルファ薬　113, 137
サルブタモール　55, 73
サルモネラ菌　107
三環系抗うつ薬　126
散　剤　9
酸　素　20
酸素吸入　73
三方活栓　144

し

シアノコバラミン　57
Cr　182
CRP　61, 174
CEA　223
CA125　225
CA19-9　222
ChE　177
CHOP療法　62
GAT　225
ジェネリック医薬品　15
GFR　115
GLP-1受容体作動薬　95, 165
塩　20
CO_2ナルコーシス　73, 75
GOT　89
COPD　73, 74
C型肝炎　88
C型肝炎ウイルス　88, 180
C型肝炎ウイルス抗体　180

索引

ジギタリス製剤　53, 160
ジギタリス中毒　53
子宮癌　119, 136
子宮頸癌　119
子宮頸癌ワクチン　39, 123
子宮体癌　119
糸球体沪過速度　115
死菌ワクチン　40
シクレソニド　73
シクロオキシゲナーゼ　34, 134
シクロスポリン　156
シクロホスファミド
　　63, 121, 122, 124, 135, 150, 156
CK　52
ジゴキシン　53, 160
自己抗体　58, 94, 99
自己免疫疾患　99, 103, 104, 154
自己免疫性溶血性貧血　58
cGMP　30
脂　質
　　——の検査　186
脂質異常症　97
視床下部　93
視床出血　65
シスプラチン
　　79, 86, 92, 122, 124, 150
　　——の副作用　79
市井肺炎　76
自然毒　107
シタグリプチン　95, 164
ジダノシン　109, 139
シタラビン　59, 63, 124
市中肺炎　76
実質性肺炎　76
CT　61, 195
ジドブジン　109, 139
C反応性タンパク質　174
GPT　89
ジヒドロピリジン　31
ジピリダモール　30, 52
GVHD　59
ジフェンヒドラミン　37, 111
シプロフロキサシン　113
ジベカシン　113
ジペプチジルペプチダーゼ-4
　　　　　　　　阻害薬　164
シメチジン　37, 81
弱毒生ワクチン　40
遮断薬　13, 50
縦　隔　72

十二指腸潰瘍　80
12誘導心電図　197
従来型抗癌剤　150
主気管支　72
出　芽　139
出芽阻害薬　139
シュミット症候群　101
受容体拮抗薬　13
腫瘍マーカー　91, 198, 222
循環器
　　——の病気と治療　49
消化管検査　61
消化器系
　　——の病気と治療　80
消化性潰瘍　34, 36, 80
松果体　93
上気道　72
小球性低色素性貧血　57
小球性貧血　56
錠　剤　9, 13
常在菌　110
硝酸イソソルビド　29, 30, 52
硝酸薬　29, 51
脂溶性ビタミン　24
小脳失調　25
小脳出血　65
商標名　8
商品名　8
小葉性肺炎　76
食中毒　107
食道癌　84, 85
植物アルカロイド　29, 31, 38
女性ホルモン　26
処方せん　144
処方せん医薬品　12
徐　脈　55
自律神経系　35
ジルチアゼム
　　　　　29, 49, 52, 56, 130
シルデナフィル　30
シロスタゾール　51, 65, 158
シロップ剤　9, 13
心機能検査　195
腎機能検査　180
心筋梗塞　50
神経伝達物質　30
心原性脳梗塞　64
腎障害　154, 157
新生児遷延性肺高血圧症　30
腎性貧血　58, 115

腎　臓　93
心電図　197
シンバスタチン　28, 99, 133
腎・泌尿器系
　　——の病気と治療　114
心負荷軽減薬　53
心不全　53, 144
腎不全　114
じん麻疹　159

す

膵　臓　93
膵臓ランゲルハンス島 β 細胞
　　　　　　　　　　　132
錐体外路症状　67
膵島抗体　94
水溶性ビタミン　24
スクラルファート　81
スタチン系薬　28, 65, 98, 133
ステロイド性抗炎症薬　14
ステロイドパルス療法　105
ステロイドホルモン　26
ステロイド薬
　　　84, 103, 105, 111, 117
　　——の副作用　75
ストレプトマイシン　113
スーパーオキシド　22
スピロノラクトン　101
スルバクタム　113
スルファジメトキシン　113
スルファピリジン　84
スルファメトキサゾール　113
スルホニル尿素受容体　132
スルホニル尿素薬　95, 131, 163

せ

正球性正色素性貧血　57, 58
制酸薬　81
生殖器系
　　——の病気と治療　119
精　巣　93
生体アミン　26, 36

索　引

生物学的製剤　19, 62
成分名　8
赤　沈　174
舌下錠　10, 13, 29, 131
セツキシマブ　63, 83, 124, 153
赤血球　59
赤血球数　172
赤血球沈降速度　174
セファゾリン　113
セファレキシン　113
セフェム系抗生物質　113
セフォチアム ヘキセチル　113
Seldin 分類　115
セレコキシブ　97, 134
セロトニン　26
セロトニン・ノルアドレナリン再取込み阻害薬　126
線条体　67
全身性エリテマトーデス　104
選択的アロマターゼ阻害薬　120
選択的セロトニン再取込み阻害薬　126
善玉コレステロール　27, 97
先発薬　15
前立腺癌特異抗原　223

そ

躁うつ病　125
双極性障害　125
造血幹細胞移植　59
造血障害　57
総合失調症　127
総コレステロール　188
総タンパク質　178
躁　病　125
総ビリルビン　89, 179
側管注　144
塞　栓　64
塞栓症　66
組織プラスミノーゲン活性化因子　52, 65, 160
組織ポリペプチド抗原　224
ソタロール　56
卒　中　66
ゾニサミド　71
ソラフェニブ　153

た

第一類医薬品　12
体　液　118
大球性貧血　56
第三類医薬品　12
代謝拮抗薬　15, 59, 63, 91, 124, 135, 151
代謝系
　——の病気と治療　93
代謝性アシドーシス　115
帯状疱疹　111
対症療法　47
大腸癌　83
第二類医薬品　12
大　脳　67
大脳皮質下出血　65
大葉性肺炎　76
ダカルバジン　63, 135
タキサン系　82, 92, 124
タクロリムス　157
多剤併用 (化学) 療法　109, 122
タゾバクタム　113
脱　殻　139
脱殻阻害薬　138
脱　毛　151
たばこ　43
多発性神経炎　25
ダビガトラン　160
WBC　172
タモキシフェン　119, 122, 124
単　球　59, 173
炭酸カルシウム　116
炭酸水素ナトリウム　81, 116
炭酸リチウム　19, 126
単純性イレウス　86
男性ホルモン　26
タンパク質　25
タンパク質合成阻害薬　137
タンパク質同化ステロイド　58
ダンピング症状　82

ち

チアジド系利尿薬　49, 54

チアゾリジン薬　95, 164
チアノーゼ　74, 75
チアマゾール　100
チオトロピウム　73
チクロピジン　30, 51, 64, 158
チャネル遮断薬　55
中性脂肪　188
チューブリン　92, 135
腸炎ビブリオ　107
超音波検査　195
腸管出血性大腸菌　107
腸管麻痺　36
調剤エラー　167
貼付剤　9
腸閉塞　86
直腸癌　83
治療関連性白血病　60
チロキシン　26, 99
チロシンキナーゼ　60
チロシンキナーゼ阻害薬　153
沈降炭酸カルシウム　81
鎮痛薬　33, 38

つ

痛　風　22, 96, 134
痛風治療薬　134

て

TIA　64
TRH　99
TSH　99
TS-1　83
低 HDL コレステロール血症　98
DNAトポイソメラーゼ　135
DNA複製阻害薬　137
低カリウム血症　101
低血糖　162, 164
TC　188
TG　188
T-Cho　188
TB　179
TP　178

TPA 224
t-PA 52, 160
t-PA 製剤 52, 65
DPP-4 阻害薬 95, 164
低分子酵素阻害薬 63, 124
低密度リポタンパク質 98
テオフィリン 54, 73, 111, 161
テオフィリン製剤 73, 75, 161
テガフール 63, 124
テガフール配合剤 82
テストステロン 27, 58, 119
鉄 56
鉄欠乏性貧血 57
鉄 剤 57
テトラサイクリン 113
テトラサイクリン系抗生物質
　　　　　　　14, 77, 113, 137
デヒドロエピアンドロステロ
　　　　　　　　　　ン 101
テモゾロミド 63, 150
テラゾシン 50
デラブリル 30, 50, 54, 130
テルブタリン 73
電解質 183
電解質バランス
　　――に関する検査 183
てんかん 71

と

糖
　　――の検査 186
動 悸 161
透析療法 116
糖尿病 93
　　――の合併症 96
　　――の判定基準 94
糖尿病性神経障害 96
糖尿病性腎症 96
糖尿病性網膜症 96
糖尿病治療薬 132, 162
動脈硬化 27, 51, 64, 98
ドカルパミン 54
ドキサゾシン 50
ドキシサイクリン 113
ドキソルビシン
　　91, 92, 121, 122, 124, 149, 152

特定健診
　　――の検査項目 200
トシリズマブ 104
ドセタキセル
　　79, 92, 121, 124, 149, 151
ドネペジル 70
ド パ 53
ドパミン 53, 54, 55, 67, 127
ドパミン作動薬 68
ドパミン放出促進薬 68
ドパミン補充薬 68
とびひ 111
ドブタミン 54, 55
トポイソメラーゼ阻害薬
　　　　15, 79, 92, 124, 135, 151
ドライシロップ剤 9, 13
トラスツズマブ
　　　　　63, 121, 137, 152, 153
トラニラスト 111
トリアゼン 63
トリアゼン類 15
トリグリセリド 188
トリクロルメチアジド 49
トリヘキシフェニジル 68
トリメトプリム 137
トリヨードチロニン 99
トルブタミド 95, 132
トレッドミル法 198
ドロキシドパ 68
トローチ剤 9

な

ナイアシン 25, 99
内因子 57
内因性疾患 48
ナイトロジェンマスタード
　　　　　　　　　63, 124
ナイトロジェンマスタード類
　　　　　　　　　　　15
内分泌系
　　――の病気と治療 93
ナテグリニド 95, 164
ナトリウム 183
ナトリウムチャネル遮断薬 56
生ワクチン 40
軟膏剤 13
軟 水 21
軟 膜 66, 67

に

2 型糖尿病 93
ニカルジピン 49, 130
ニコチン 28, 31, 43
ニコチン酸 99
ニコランジル 29, 52
二次性高血圧 49
ニトログリセリン
　　　10, 11, 29, 30, 51, 131
ニトロソ尿素 15, 63
ニフェカラント 56
ニフェジピン 29, 49, 52, 130
日本薬局方 4
ニムスチン 63
乳 癌 119, 136
乳酸アシドーシス 164
乳酸デヒドロゲナーゼ 52, 176
ニューキノロン系抗菌薬
　　　　　　　14, 77, 84, 113
ニューモシスチス肺炎 77
尿ウロビリノーゲン 181
尿ケトン体 181
尿 酸 22, 96, 134, 190
尿酸産生抑制薬 97, 134
尿酸値
　　――の検査 186
尿酸排泄促進薬 97
尿潜血 181
尿 素 22
尿素呼気検査 23
尿素窒素 182
尿タンパク 181
尿中一般検査 181
尿沈渣 181
尿 糖 181, 187
尿毒症 115
尿 pH 181
尿比重 181
尿ビリルビン 181
認知症 68

ね

ネオスチグミン 36
ネダプラチン 79, 122
ネフローゼ症候群 117

索　引

粘　液　80
粘膜血流　80

の

脳
　——の構造　67
濃グリセリン・果糖注射液　65
脳血管性認知症　69
脳血栓症　64
脳梗塞　64, 160
脳出血　65
脳循環改善薬　70
脳・神経系
　——の病気と治療　64
脳卒中　66
脳代謝改善薬　70
脳動脈瘤　66
脳　梁　67
ノルアドレナリン　53, 101, 131
ノルフロキサシン　113
ノロウイルス　108
ノンコンプライアンス　165

は

肺
　——の構造　72
肺　炎　76
肺炎球菌性肺炎　77
肺　癌　78
肺気腫　73
敗血症　30
肺高血圧症　30
配合剤　165
肺真菌症　76
バイタルサイン　149
肺　胞　72
ハイリスク薬　147, 166
吐き気　150, 152, 165
パーキンソニズム　127
パーキンソン病　67
パクリタキセル
　　79, 92, 121, 124, 135, 149, 151
バセドウ病　99
バソプレッシン　26, 118
白金製剤
　　15, 79, 83, 92, 124, 150

バッグ製剤　143
白血球　59, 134, 173
白血球減少　156
白血球数　172
白血球分類　173
白血病　59
ハーディ手術　101
パニツムマブ　63, 83, 124
バラシクロビル　113
バルガンシクロビル　113
バルサルタン　50
バルプロ酸　71
バレット食道　84
ハロペリドール　127
パンコースト症候群　78
バンコマイシン　113
パントテン酸　25

ひ

PIVKA-Ⅱ　224
PET　61, 196
PSA　223
BFP　223
PMDA医療安全情報　145
PLT　173
ピオグリタゾン　95, 164
ビオチン　25
被殻出血　65
B型肝炎　88
B型肝炎ウイルス　88, 180
B型肝炎ウイルス外被抗原
　　　　　　　　　　　　180
非加熱製剤　109
ビグアナイド薬　163
鼻　腔　72
BCG　39
微小管　92, 135
微小管阻害薬
　　15, 79, 92, 124, 135, 151
ヒスタミン　26, 36
ヒスタミン受容体　37
非ステロイド性抗炎症薬
　　　　10, 14, 34, 97, 103, 105, 134
ピタバスタチン　99, 133
ビタミン　5, 24
　——過剰症　24
　——欠乏症　5, 24
　——の生理作用　25

ビタミンA　25
ビタミンB_1　25
ビタミンB_{12}　57
　——B_{12}製剤　57
ビタミンC　25
ビタミンD　25
ビタミンE　25
ビタミンK　25, 90
　——欠乏性出血症　25
ビタミン剤　99
ビダラビン　113
必須アミノ酸　26
必須栄養素　5, 24
PDE阻害薬　54
非定型抗精神病薬　127
ヒトパピローマウイルス　120
ヒト免疫不全ウイルス　108
ヒドロキシルラジカル　22
ヒドロクロロチアジド　49
ヒドロタルサイト　81
PPI　81
皮膚炎　25
皮膚感染症　111
ビペリデン　68
非ホジキンリンパ腫　60
ヒヤリハット報告　167
BUN　182
病　気　3
　——の原因　47
病原性微生物　107
病　識　69
日和見感染　77, 109, 110
ピラジナミド　106, 113
ピリジン　31
ピレンゼピン　81
ピロカルピン　36
ピロリ菌　23
ピロリ菌除菌薬　81
ビンカアルカロイド　124
ビンクリスチン　92, 124, 135
貧　血　56
ピンドロール　29, 52, 55
ビンブラスチン　92, 124, 135
頻　脈　55

ふ

ファモチジン　37, 81
ファロペネム　113

索引

フィブリン 52
風疹ワクチン 39
フェニトイン 71
フェニルブタゾン 34
フェノチアジン系薬 127
フェノバルビタール 71
フェブキソスタット 97, 134
フェリチン 225
不活化ワクチン 40
副交感神経 35
副交感神経遮断薬 55
副甲状腺 93
複雑性イレウス 86
副作用
　抗癌剤と── 122
　抗癌剤の── 62
　シスプラチンの── 79
　ステロイド薬の── 75
副腎 93, 100
副腎疾患 100
副腎髄質 101
副腎髄質ホルモン 35
副腎皮質 101
副腎皮質刺激ホルモン 101
副腎皮質ステロイド薬 58, 73
副腎皮質ホルモン 26, 101, 118
ブスルファン 59
不整脈 55
ブチルスコポラミン 36
ブチロフェノン系薬 127
ブデソニド 73
ブドウ糖吸収阻害薬 96, 164
ブトキサミン 55
ブトロピウム 36
ブナゾシン 50
プラスミノーゲン 52
プラスミン 52
プラバスタチン 28, 99, 133
プリフィニウム 36
プリン体 22, 96
フルオロウラシル 63, 82,
　83, 86, 91, 122, 124, 135, 151
フルタミド 124
フルダラビン 63, 124, 135
フルチカゾン 73, 111
フルバスタチン 99
フルボキサミン 126
ブレオマイシン
　86, 92, 122, 124, 135, 152
プレドニゾロン 84

プロカインアミド 56
プロカテロール 73
ブロキシフィリン 73
ブログルミド 81
プロゲステロン 119
プロゲステロン製剤 120
プロスタグランジン
　　　　　　　　34, 80, 134
プロスタグランジン E_2
　　　　　　　　(PGE_2) 34
プロスタグランジン製剤 81
ブロッカー 13, 50
プロテアーゼ阻害薬 108
プロトンポンプ阻害薬 81
プロパンテリン 81
プロピルチオウラシル 100
プロフェナミン 68
プロプラノロール
　　　　　29, 50, 52, 55, 56, 131
プロベネシド 97
ブロモクリプチン 68
分子標的薬
　　60, 62, 63, 83, 124, 136, 152

へ

平均赤血球ヘモグロビン濃度
　　　　　　　　　　　173
平均赤血球ヘモグロビン量
　　　　　　　　　　　173
平均赤血球容積 173
閉塞性イレウス 86
ベクロメタゾン 73, 111
ベスナリノン 54
βアミロイド 68
ベタキソロール 50, 131
β作動薬 53, 55, 73
β刺激吸入薬 75
β遮断薬
　　　29, 35, 50, 51, 53, 55, 56, 131
β受容体 131
β受容体刺激薬 55
PET 196
ペニシラミン 103, 104
ペニシリン系抗生物質 113
ペネム系抗生物質 113
ベバシズマブ
　　　　63, 83, 124, 137, 153

ヘパリン 29
ヘパリンナトリウム
　　　　　　　30, 52, 65, 159
ヘパリンロック 160
ペプシン 80
ペプチド 25
ペプチドホルモン 26
ヘマトクリット 58
ヘマトクリット値 173
ヘモグロビン 56, 58
ヘモグロビン量 172
ペラグラ 25
ベラパミル 29, 49, 52, 56
ペラミビル 113
ヘリコバクター・ピロリ
　　　　　　　　　　23, 80
ヘロイン 28
ベンジルペニシリン 77
ベンズブロマロン 97
ベンゼン 43
ペンタゾシン 34
ベンチルヒドロクロロチアジ
　　　　　　　　　　ド 49
ベンツピレン 78

ほ

防御因子 80
放射線療法 41, 61, 85
ボグリボース 96, 133, 164
乏尿 114
ホジキンリンパ腫 60
ポジトロンCT 61, 196
ホスカルネットナトリウム
　　　　　　　　　113, 139
ホスホジエステラーゼ阻害薬
　　　　　　　　　　　 53
ホスホマイシン 113, 138
ボツリヌストキシン 33
ボツリヌス毒素 19, 33
ボトル製剤 144
ポリオワクチン 39
ホルター心電図 198
ボルテゾミブ 137, 153
ホルマリン 19, 22
ホルムアルデヒド 19, 22
ホルモン 26, 93
　主要な── 102

索　引

ホルモン関連抗癌剤　15, 124
ホルモン分泌器官　93
ホルモン療法　120
本態性高血圧　49

ま

マイコプラズマ肺炎　77
マイトマイシンC
　　　　91, 92, 124, 135, 149, 152
マイレポート　6
マグネシウム　185
マクロファージ　30, 59
マクロライド系抗生物質
　　　　14, 77, 81, 113, 137
マスター法　198
麻痺性イレウス　87
麻　薬　38
麻薬及び向精神薬取締法　39
慢性気管支炎　73
慢性腎不全　115
慢性白血病　59
慢性閉塞性肺疾患　73, 74
マンモグラフィー　120

み

ミグリトール　96, 133
ミコフェノール酸モフェチル
　　　　157
水　20
水　虫　111
ミソプロストール　81
ミゾリビン　104
ミチグリニド　95
ミネラル　5, 21
ミノキシジル　30
ミノサイクリン　113
ミリ当量　142
ミルリノン　54

む

無顆粒球症　158

無機医薬品　4
無機化合物　4
むくみ　151
無　尿　114

め

名称類似薬　166
メサラジン　84
メタボリックシンドローム
　　　　201
メチシリン耐性黄色ブドウ球
　　　　菌　76
メチルジゴキシン　54, 161
メチルドパ　50
メック　142
メトトレキサート　59, 63,
　　　　103, 104, 124, 135, 151, 154
メトプロロール　50, 131
メトホルミン　163
メトロニダゾール　84
メフェナム酸　34
メマンチン　70
メルカプトプリン
　　　　59, 63, 124, 135, 151
メロペネム　113
免疫学的検査　180
免疫グロブリン製剤　77
免疫系
　　——の病気と治療　103
免疫調節薬　103
免疫複合体　104, 116
免疫抑制薬
　　　　58, 59, 103, 105, 154
免疫抑制療法　58

も

モノクローナル抗体　63, 124
モノバクタム系抗生物質　113
モルヒネ　19, 28, 38
モンテプラーゼ　52, 65
モンテルカスト　111

や〜よ

薬害エイズ問題　109

薬事法　12
薬事法違反　4
薬事法第2条　4
薬物治療　47
薬物動態　17
薬理学　129
夜盲症　25
有機医薬品　4
有機化合物　4
UA　190
輸液ボトル　143
US　195
陽イオン交換樹脂　116
溶血性貧血　25
葉　酸　25, 57, 137
葉酸合成阻害薬　137
腰椎穿刺　61
溶連菌　116
予防薬　39

ら

β-ラクタマーゼ阻害薬　113
β-ラクタム系抗生物質
　　　　14, 77, 81, 113, 138
ラクツロース　88
ラクナ梗塞　64
ラジオ波焼灼術　91
ラタモキセフ　113
ラニチジン　81
ラニムスチン　63, 135, 150
ラパチニブ　137
ラベプラゾール　81
ラミブジン　109, 139
ランゲルハンス島 β 細胞　93
卵　巣　93
ランソプラゾール　81

り

リシノプリル　50
リスク
　　薬の——　141
　　抗癌剤の——　147
リスクマネジメント
　　薬の——　141

リスペリドン　127
リチウムイオン　19
リチウム中毒　126
リツキシマブ
　　　　　62, 63, 124, 137, 153
リドカイン　56
利尿薬　54, 116
リバスチグミン　70
リバーロキサバン　160
リファンピシン　106, 113, 137
リマンタジン　139
略名　8
リュープロレリン　124
緑内障　36
リラグルチド　95, 165
リン　185
リン結合薬　116
臨床検査　171
　——の基準値　191
　——の検査項目　191
リンパ球　59, 60, 173

る〜ろ

ループ利尿薬　54

レジオネラ肺炎　77
レジメン　149
レトロゾール　124
レニン　118, 129
レニン-アンギオテンシン-
　　　アルドステロン系　129
レビー小体型認知症　69
レフルノミド　104
レボチロキシン　100
レボドパ　68
レボフロキサシン　84, 113
連続携行式腹膜透析　116
レントゲン写真撮影　195

ロイコトリエン　34
ロイコトリエン阻害薬　111
労作性狭心症　51
ロキサチジン　81
ロキソプロフェンナトリウム
　　　　　　　　　　　34
ロサルタンカリウム　50
ロスバスタチン　99
ロタウイルス　108
ロートエキス　36
ロピナビル　109
ロピニロール　68
ロペラミド　84

わ

ワクチン　19, 39
ワルファリンカリウム
　　　　　　　52, 65, 158

【編著】
とりさわ やす ひろ
鳥澤保廣
- 1951年　静岡県に生まれる
- 1976年　千葉大学薬学部 卒
- 1978年　千葉大学大学院薬学研究科
　　　　　　　　　　　　　修士課程 修了
- 現　高崎健康福祉大学 特任教授
- 専攻　創薬科学, 有機化学
- 薬学博士

【編著】
はち や まさ ひろ
蜂谷正博
- 1960年　東京都に生まれる
- 1982年　星薬科大学薬学部 卒
- 1995年　埼玉大学大学院経済科学研究科
　　　　　　　　修士課程(医療経済学) 修了
- 2005年　早稲田大学社会科学部(医事法学) 卒
- 現　メビウス教育研究所 代表
- 専攻　薬理学
- 修士(経済学)

【執筆】
せき づか まさ ゆき
関塚雅之
- 1954年　群馬県に生まれる
- 1976年　東京薬科大学薬学部 卒
- 現　高崎健康福祉大学薬学部 教授
- 専攻　調剤学, 臨床薬剤学, 薬品管理,
　　　　医薬品情報, 薬剤経済学

【執筆】
おか だ ゆう こ
岡田裕子
- 1972年　福島県に生まれる
- 1995年　北海道医療大学薬学部 卒
- 1997年　北海道大学大学院薬学研究科
　　　　　　　　　　　博士前期課程 修了
- 現　高崎健康福祉大学薬学部 准教授
- 専攻　薬剤疫学, 臨床薬学
- 博士(医学)

第1版 第1刷 2013年9月10日 発行

看護・医療系のための
くすりと治療の基礎知識

Ⓒ 2013

編　者	鳥　澤　保　廣
	蜂　谷　正　博

発行者　小　澤　美　奈　子

発　行　株式会社東京化学同人

東京都文京区千石 3-36-7(☎ 112-0011)
電話 03-3946-5311・FAX 03-3946-5316
URL: http://www.tkd-pbl.com/

印　刷　中央印刷株式会社
製　本　株式会社 青木製本所

ISBN978-4-8079-0764-9
Printed in Japan
無断複写, 転載を禁じます.

本書姉妹編

看護・医療系のための
からだと病気の基礎知識

鳥澤保廣・蜂谷正博 編
A5判　2色刷　224ページ　本体価格2400円＋税

高校レベルの基礎知識を病気の原因や症状と正しくリンクさせ，健康を守る人が健康であるための基礎をしっかりと学習できる看護・医療系学部の1，2年生向けテキスト．医療に必要な化学の知識をコンパクトに整理し簡単な練習問題も収載している．将来の国家試験準備書としても十分活用できる．

主要目次 からだを知るための基礎（医療系学部で学ぶことと職種／知っておきたい生物と化学の基礎知識）　知っておきたい病気（知っておきたい病気の基礎／循環器・血液系の病気／脳・神経系の病気／消化器系の病気／呼吸器系の病気／感染症／生殖器の病気／代謝・内分泌・免疫系の病気／こころの病気）／巻末問題

薬学生・薬剤師に必須の薬学用語全般をカバー
薬学用語辞典

日本薬学会 編
B6判上製箱入　552ページ　本体価格4200円＋税

モデル・コアカリキュラムに沿って学習するときに初めて出会う薬学の専門用語を簡潔に解説した用語辞典．薬剤師としても必携の一冊である．収録語数8000，略号・欧文索引数10000．

- ◆ 初学生が理解できるレベルの平易な解説
- ◆ 他の関連項目との相互参照が充実
- ◆ 豊富な同義語，関連語を見出し語として収録しているので，検索が容易
- ◆ 薬学用語簡易英和・和英辞典としても便利
- ◆ 医薬品の基本骨格，STEM，臨床検査値など付録も充実

日本薬学会 編

知っておきたい薬物治療

B6判　440ページ　本体価格 2800円＋税

薬学生・薬剤師を対象に，処方鑑査，服薬指導などの薬剤師業務，および適正な薬物治療を推進するために最低限必要な薬物治療の知識をまとめたハンドブック．各病気ごとに"分類，病態，診断／治療／医薬品の選択／使用上の注意"などを記載．

薬学生・薬剤師のための
知っておきたい病気100 第2版

B6判　340ページ　本体価格 2800円＋税

薬学生に学んでほしい疾患をコンパクトにまとめたハンドブックの改訂版．薬剤師としても必携の一冊である．病態・症候・薬剤性障害の三部構成．それぞれの疾患は分類・定義，病因，症状，病態，診断，薬物治療などの項目が簡潔にまとめられている．今回，新ガイドラインや新薬，新知見を考慮して全面改訂された．

知っておきたい臨床検査値

B6判　264ページ　本体価格 2600円＋税

医・薬・看護教育に必要な臨床検査について解説する．各臨床検査について，基準値／測定値の意義／高値になるとき／測定法・原理などを記載する．実務実習期間中，常に携行でき，役立つハンドブックであり，卒業後の臨床業務にも活用できる．

薬学生・薬剤師のための
知っておきたい生薬100 第2版
― 含 漢方処方 ―

B6判　208ページ　本体価格 2600円＋税

薬学教育モデル・コアカリキュラムの実践に必要な生薬のハンドブック．一般漢方および医療用漢方処方に汎用される約100種類の生薬について，基原植物，主要成分，確認試験，薬効・薬理，用途・配合処方などをわかりやすく収載．第16局方改正に伴い改訂．

看護・医療系学生のための基礎テキストシリーズ

インテグレーテッドシリーズ
B5判　カラー

1 生化学
J. W. Pelley 著／堅田利明・金保安則 訳
256 ページ　本体価格 3800 円＋税

2 免疫学・微生物学
J. K. Actor 著／大沢利昭・今井康之 訳
200 ページ　本体価格 3400 円＋税

3 解剖学・発生学
B. I. Bogart, V. H. Ort 著
依藤 宏・大谷 修・小澤一史・村上 徹 訳
432 ページ　本体価格 6200 円＋税

4 薬理学
M. Kester, K. E. Vrana, S. A. Quraishi, K. D. Karpa 著
中畑則道・石井邦明・吉田 真・守屋孝洋 訳
268 ページ　本体価格 4200 円＋税

5 生理学
R. G. Carroll 著
鯉淵典之・瀬尾芳輝・岡田隆夫・本間生夫 訳
268 ページ　本体価格 4200 円＋税

6 神経科学
J. Nolte 著／白尾智明 監訳
268 ページ　本体価格 4200 円＋税

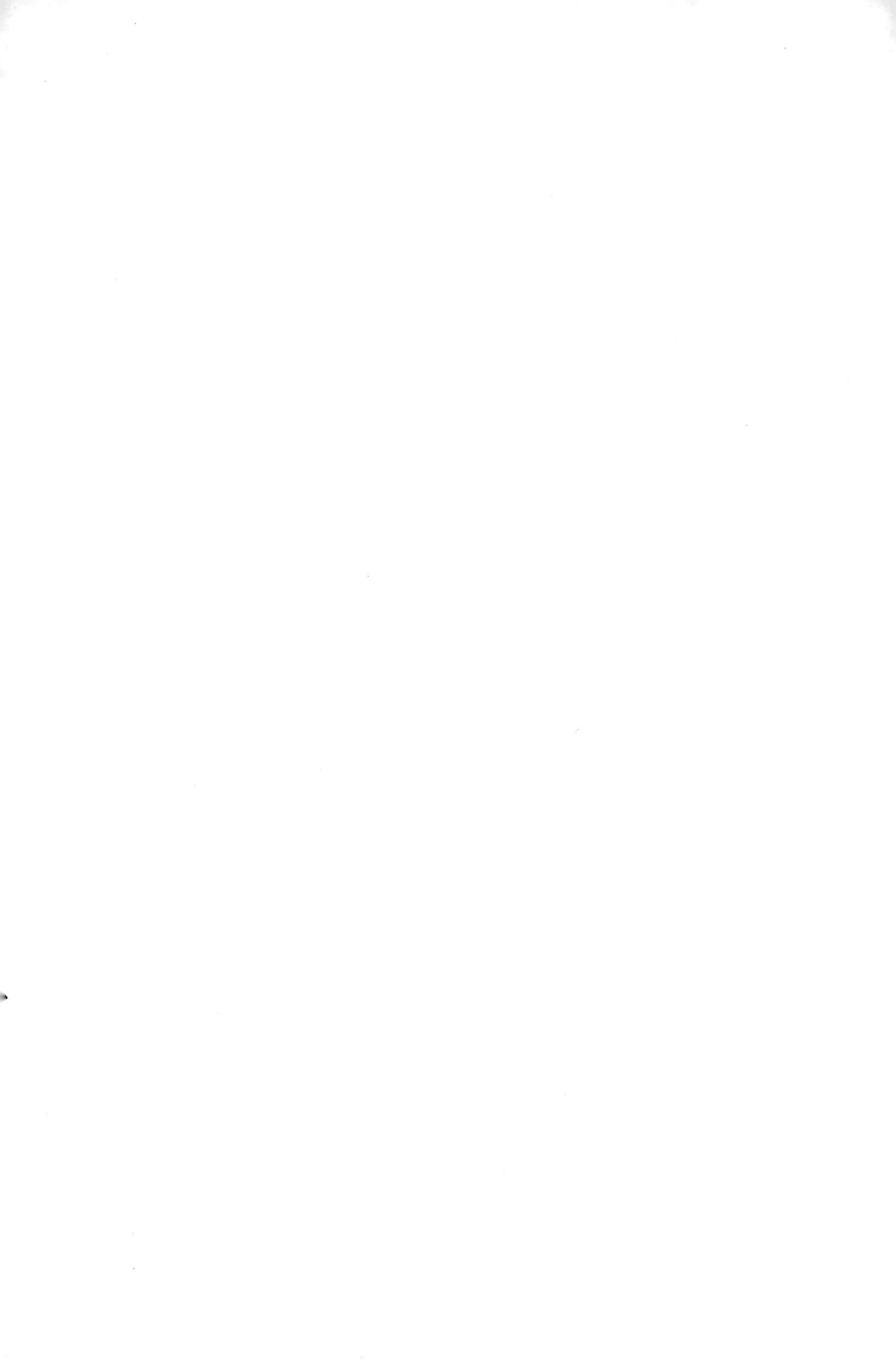